国家精品资源共享课程教材

预防、临床、口腔、妇幼、卫管、医学检验、全科专业使用

流行病学实习指导

第5版

主　编　叶冬青

副主编　黄　芬　姚应水　毛　琛

中国科学技术大学出版社

内 容 简 介

本书注重培养学生的独立思考能力、知识创新能力和实际工作能力。书中大部分内容以典型的流行病学研究实例为课题进行讨论和案例分析，让学生掌握流行病学的思维方式。此外，还增加了公共卫生实践技能实训内容，以培养学生的实验操作能力和实际工作能力。本书共分基础知识训练、公共卫生技能实训和流行病学案例分析 3 个模块，包括 21 个实习和 1 个新冠肺炎疫情防控课题自学内容以及复习思考题，可供预防医学、临床医学、口腔医学、妇幼保健医学、公共卫生管理、医学检验等专业的学生使用，还可以作为非预防医学专业研究生的流行病学课程实习用书。

图书在版编目(CIP)数据

流行病学实习指导/叶冬青主编. —5 版. —合肥：中国科学技术大学出版社，2020. 8(2022. 5 重印)

ISBN 978-7-312-05003-9

Ⅰ. 流…　Ⅱ. 叶…　Ⅲ. 流行病学—实习—医学院校—教学参考资料　Ⅳ. R18-45

中国版本图书馆 CIP 数据核字(2020)第 131119 号

流行病学实习指导

LIUXINGBINGXUE SHIXI ZHIDAO

出版　中国科学技术大学出版社
安徽省合肥市金寨路 96 号，230026
http://press. ustc. edu. cn
https://zgkxjsdxcbs. tmall. com

印刷　安徽省瑞隆印务有限公司

发行　中国科学技术大学出版社

开本　787 mm×1092 mm　1/16

印张　15. 5

字数　388 千

版次　2002 年 8 月第 1 版　2020 年 8 月第 5 版

印次　2022 年 5 月第 14 次印刷

印数　102001—106000 册

定价　42. 00 元

编写委员会

主　编　叶冬青

副主编　黄　芬　姚应水　毛　琛

编　委（以姓氏笔画为序）

毛　琛　文育锋　叶冬青　朱凤才　苏　虹

李　杰　杨林胜　芈　静　吴学森　吴娴波

冷瑞雪　沈　冲　张　勤　张志华　张秀军

陈　清　陈　燕　金岳龙　胡贵方　姚应水

袁　慧　黄　芬　喻荣彬　谢　虹　潘海峰

秘　书　李　杰　张　勤

第5版前言

时光流逝，转眼间《流行病学实习指导》出版已近20年，发行量已近10万册。2001年底，根据流行病学教学的需求，结合各校的实际情况，我牵头组织了南京医科大学、安徽医科大学、蚌埠医学院、皖南医学院和安徽中医学院（现为安徽中医药大学）五所学校合编了《流行病学实习指导》。从第1版开始，一直深受使用单位和各校师生的喜爱，促进了教学相长，推动了流行病学课程教学改革。

2018年，为全面推进公共卫生实践教学改革，创新实践教学体系，加强大学生公共卫生基础理论、基本技能、实践能力的培养和团队合作意识，首届全国大学生公共卫生综合技能大赛在江苏南京举办。2020年庚子鼠年，新型冠状病毒肺炎全球大流行，流行病学在此次疫情防控中发挥了至关重要的作用。根据公共卫生技能大赛的要求和各使用单位及学者们所提的建议，结合近年来流行病学研究的进展和教学中遇到的问题，为进一步推进后疫情时代公共卫生人才培养，加强流行病学实践教学改革，联合南方医科大学教学团队，决定对《流行病学实习指导》（第4版）内容进行较大的修改和补充。

呈献给读者的第5版《流行病学实习指导》，设计了基础知识训练、公共卫生技能实训和流行病学案例分析3个教学模块，包括21个实习和1个新冠肺炎疫情防控课题自学内容以及复习思考题。实习1～11是在前4版的基础上适当修改的流行病学基础知识训练，并首次邀请了疾控一线的专家撰写了疫苗的流行病学评价；实习12～15是结合公共卫生技能大赛的技能实训，包括临床基本技能，流行病学现场样品采集、保存和检测，流行病学现场个体防护、疫区现场消毒及效果评价；实习16～21为流行病学的案例分析，包括食源性疾病、肠道传染病、呼吸道传染病及慢性非传染病等。考虑到职业医师考试和研究生考试的需求，本版继续保留前4版中的流行病学思考题，并进行了修改和补充，供参加上述考试的读者参考。

本书以预防医学专业学生为主要授课对象，兼顾非预防医学专业(临床、口腔、妇幼、公共卫生管理、医学检验等专业)学生的使用。各个学校可根据各自的实际情况，酌情增减学习内容。

在本书的审稿和定稿过程中，我们特别邀请了宁波市疾病预防控制中心许国章主任指导，他的丰富专业知识和严谨的科学态度使书稿增色许多。此外，本书的编写得到了中国科学技术大学出版社的大力支持，在此一并表示感谢。

尽管各位编委做了最大的努力，力求把本书打造成流行病学教材百花园中的上品之作，以进一步推动流行病学学科发展，为探索流行病学高端人才培养的新模式作出努力，但是限于知识视野和不断变化的未知世界，在编写过程中难免有不尽如人意和疏漏之处，敬请同行学者、各院校老师和同学提出宝贵意见，不胜感激。

叶冬青

2020年5月于合肥

前　言

20世纪80年代初，我刚从事流行病学教学工作。当时用的《流行病学实习指导》是由安徽医学院、天津医学院、南京医学院、山东医学院等院校流行病学教研室协编的内部教材。一晃20年过去了，原有的医学院都已更名为医科大学，我也从一名助教成为教授和博士生导师，看着许多年轻教师仍在沿用多年的实习指导，深感不安，毕竟教材的许多内容，亟须更新，所以我放下手头工作，牵头组织南京医科大学、安徽医科大学、蚌埠医学院、皖南医学院、安徽中医学院的年轻教师编写实习教材，与此同时，在得到安徽省教育厅重点建设课程项目基金资助和中国科学技术大学出版社的支持下，《流行病学实习指导》正式出版。参加编写的作者多数是近年从事流行病学教学工作的老师，尽管他们年轻，教龄亦不长，但他们勤奋好学，善于思考，勇于开拓、创新。本书内容基本上是针对各校实际情况确定的，相信本书的出版，有益于教学相长，对各校的流行病学课程教学改革起到一定的推动作用。

本书编写以突出“三基”为主，注重培养学生独立思考和独立工作的能力，书中除编排少量必须掌握的基础知识外，大多数以典型的流行病学研究实例为课题进行讨论、分析，使学生由浅入深、由表及里地掌握流行病学的思维方式。在强调重视现场工作的同时，还加强对学生实验操作动手能力的培养，使学生不仅能了解现场工作方法，而且能熟练掌握实验室基本技能，满足培养21世纪“复合人才”的需要。

本书共设18个实习内容，以预防医学专业为主，兼顾临床、口腔、护理、全科、妇幼、卫生管理等专业的使用。鉴于执业医师资格考试中有流行病学内容，我们增加了一些流行病学测试题，供报考研究生和执业医师的同志参考。各学校可根据实际情况酌情增减学习内容。另外，本书还可以作为非预防专业研究生的流行病学课程实习用书。

本书在编写过程中得到了南京医科大学公共卫生学院、安徽医科大学教务处和公共卫生学院的支持，也得到了安徽省重点建设课程基金的资助，我在此深表谢意。

由于主编水平有限，书中可能存在很多缺陷和不足，诚恳地希望流行病学界同仁给予批评和指正。

安徽医科大学教授、博士生导师　叶冬青　博士

2002年4月于安徽医科大学

目　录

实习 1　疾病频率的测量

【目的】 掌握流行病学研究中疾病频率测量的概念、常用指标、应用条件和具体计算方法。

【时间】① 3 学时。

课题 1　某人群某病发病频率

某单位有 1 500 人，在 2017～2019 年三年中发生某病 20 例，此 20 人中有 5 人是 2016 年底发病的，病后可获得持久免疫力。三年中某病的发病情况如图 1.1 所示。

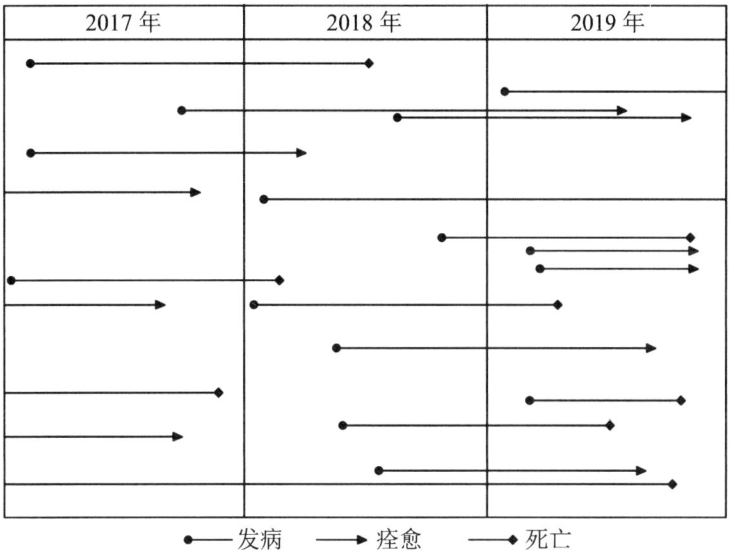

图 1.1　某单位 2017～2019 年某病发病情况

问题 1.1　根据图 1.1 的疾病资料，请计算各年的发病率、各年的期间患病率、各年年初时点患病率，并填入表 1.1 中。

问题 1.2　患病率与发病率的分子、分母有何区别？试描述其在流行病学研究中的意义。

① 为建议教学时间。

问题 1.3 此例为何不用罹患率而用发病率？

表 1.1 某单位 2017～2019 年三年中某病各年的发病率、期间患病率及各年年初时点患病率

年份	发病率(%)	期间患病率(%)	年初时点患病率(%)
2017			
2018			
2019			

课题 2 2013～2018 年某市人感染 H7N9 禽流感病死率

2013 年 3 月，我国报告了全球首例人感染 H7N9 禽流感病例。某市自 2013 年 3 月 24 日首次确诊人感染 H7N9 禽流感病例起，截至 2018 年 11 月 20 日累计报告确诊病例 96 例，死亡 33 例，病例发病和死亡情况列于表 1.2。

表 1.2 2013～2018 年某市人感染 H7N9 禽流感病例基本特征

组别	发病数	死亡数	病死率(%)	χ^2 值	P 值
性别					
男性	64	21			
女性	32	12			
年龄(岁)					
<60	49	10			
≥60	47	23			
地区					
城市	47	14			
农村	49	19			
职业					
离退休人员	30	15			
农民	28	9			
个体经营者	13	4			
其他	25	5			
基础疾病					
有	53	26			
无	43	7			
合计	96	33			

问题 2.1　请计算表 1.2 中不同特征病例的病死率和总病死率。

问题 2.2　比较不同基本特征病例的病死率，并说明其意义。

课题 3　2015～2017 年某地乙型肝炎监测情况

乙型肝炎（简称“乙肝”，HB）是严重威胁人类健康的世界性疾病，也是我国流行最为广泛、危害性最严重的疾病之一。为科学评价乙型肝炎防治规划实施现状，及时准确地对疫情监测相关数据进行分析和总结，为制定更加有效的防治对策提供科学依据，现对 2015～2017 年某地乙型肝炎监测试点数据进行简要分析，其结果列于表 1.3。

表 1.3　某地 2015～2017 年乙型肝炎报告发病与死亡情况

年份	平均人口数	原登记病例数	新登记病例数	总病例数	死亡数
2015	4 985 875	82 561	2 799	85 360	91
2016	5 050 940	82 869	2 505	85 374	53
2017	5 058 315	83 421	2 974	86 395	32

问题 3.1　计算监测试点乙型肝炎 2015～2017 年各年的发病率、死亡率、患病率，填入表 1.4。

表 1.4　监测试点乙型肝炎 2015～2017 年各年的发病率、死亡率、患病率

年份	发病率[1/(10 万)]	死亡率[1/(10 万)]	患病率[1/(10 万)]
2015			
2016			
2017			

问题 3.2　上述各指标对控制乙型肝炎有何启示？

为了解城市和农村乙型肝炎发病与死亡的差异，该地对 2017 年报告的乙型肝炎病例按城市及农村发病和死亡情况监测结果进行统计分析，资料列于表 1.5。

问题 3.3　请计算 2017 年该地城市和农村人群乙型肝炎报告的发病率、死亡率、病死率，将结果填入表 1.5 中相应栏内，并进行比较。

表 1.5　某地 2017 年城市和农村乙型肝炎报告的发病率、死亡率和病死率

地区	平均人口数	新登记病例数	原登记病例数	发病率[1/(10 万)]	死亡数	死亡率[1/(10 万)]	病死率(‰)
城市	3 022 111	1 604	40 356		12		
农村	2 036 204	1 370	43 065		20		
合计	5 058 315	2 974	83 421		32		

为评价乙型肝炎疫苗(hepatitis B vaccine，Hep B)引入以来乙型肝炎防控效果，该地区疾病预防控制中心开展了1～29岁人群乙型肝炎血清学流行病学调查，采集该人群个体静脉血各3 ml，采用ELISA法检测血清中HBsAg、Anti-HBs、Anti-HBc三项指标，指标中任何一项或一项以上阳性者判定为HBV感染者。结果列于表1.6。

表1.6　不同年龄人群HBV感染情况

年龄(岁)	检测人数	阳性人数	感染率(%)
1～	166	1	
5～	197	4	
15～29	170	64	
合计	533	69	

问题3.4　请计算不同年龄感染率，并填入表1.6。

为了解乙型肝炎在人群中的危害程度和造成的疾病负担，该地区对2015年40岁以上人群因乙型肝炎造成的生命损失进行了调查，结果列于表1.7。

表1.7　某地2015年40岁以上人群因乙型肝炎造成的生命损失

年龄(岁)	组中值	男性		女性		总PYLL
		死亡数	PYLL	死亡数	PYLL	
40～		7		5		
50～		10		10		
60～		13		15		
≥70		14		17		
合计		44		47		

【注】　期望寿命为70岁；PYLL：潜在减寿年数。

问题3.5　请计算各年龄组的PYLL，并说明其意义。

课题4　城乡家庭急性细菌性痢疾续发率

某防疫部门对城乡急性细菌性痢疾续发率进行了调查，对每个研究病例接诊后及时做家庭访视，并定期随访，对家庭密切接触者观察有无发病并留粪便做志贺氏分离，分析家庭中续发率情况，资料见表1.8。

问题4.1　请计算城乡家庭急性细菌性痢疾续发率，填入表1.8中，并进行比较。

表 1.8 城乡家庭急性细菌性痢疾续发率

		染病家庭及人口								
		1	2	3	4	5	6	7	8	合计
城市	A. 家庭数	2	9	108	76	21	5	2	0	223
	B. 人口数	2	18	324	304	105	30	14	0	797
	C. 原发病例数	2	9	108	76	21	5	2	0	223
	D. B−C 值									
	E. 续发病例数	0	0	5	3	0	1	0	0	
	F. 续发率(%)									
农村	A. 家庭数	3	35	151	93	26	11	2	1	322
	B. 人口数	3	70	453	372	130	66	14	8	1 116
	C. 原发病例数	3	35	151	93	26	11	2	1	322
	D. B−C 值									
	E. 续发病例数	0	4	9	6	4	2	0	1	
	F. 续发率(%)									

课题 5 不同空腹血糖水平与心血管疾病死亡的队列研究

为了探讨空腹血糖水平与心血管疾病(cardiovascular disease,CVD)死亡的关联,某项研究随访了 16 625 名年龄≥18 岁的研究对象,发生 CVD 死亡 484 例,相关资料见表 1.9。

表 1.9 不同空腹血糖水平与 CVD 死亡的队列研究

空腹血糖水平	CVD 死亡人数	随访人数	随访人·年	发病密度[1/(10 万人·年)]	累计发病率[1/(10 万)]
LFG	12	566	3631.04		
NFG	243	10 237	62 148.66		
IFG	135	4 417	25 451.06		
DM	94	1 405	8 037.00		
合计	484	16 625	99 267.76		

【注】 LFG:低空腹血糖水平;NFG:正常空腹血糖水平;IFG:空腹血糖受损;DM:糖尿病。

问题 5.1 试计算参加此项研究的不同空腹血糖水平的人群 CVD 死亡的发病密度和累积发病率。

(蚌埠医学院 吴学森 黄 晴)

实习2　疾病的分布

【目的】 掌握描述疾病分布的基本方法，熟悉分析疾病分布影响因素的基本思路。

【时间】 3～6学时。

课题1　居民慢性病调查①

2013年8～9月，国家卫生和计划生育委员会（现国家卫生健康委员会）组织实施了第五次国家卫生服务调查。调查涉及全国31个省（自治区、直辖市），共覆盖156个县（市、区）、780个乡镇（街道）、1 560个村（居委会），调查住户93 613个、常住人口273 688人。

此次开展居民慢性病患病率的调查结果列于表2.1、表2.2和表2.3。

表2.1　2013年我国15岁及以上人口慢性病患病率调查

指　标	城　市				农　村				合　计
	东部	中部	西部	小计	东部	中部	西部	小计	
慢性病患病人数	11 017	10 063	9 218	30 298	9 525	8 422	8 172	26 119	56 417
慢性病患病例数	15 285	13 934	12 995	42 214	12 297	11 039	10 543	33 879	76 093
按人数计算患病率(%)	27.9	26.2	24.8	26.3	24.7	23.1	20.5	22.7	24.5
按例数计算患病率(%)	38.7	36.2	35.0	36.7	31.8	30.3	26.4	29.6	33.1

【注】 慢性病患病率的定义：15岁及以上调查对象中，慢性病患病人数或例数的百分比。

① 资料来源：国家卫生健康委员会统计信息中心.2013第五次国家卫生服务调查分析报告[R/OL],2016. http://www.nhc.gov.cn/mohwsbwstjxxzx/s8211/201610/9f109ff40e9346fca76dd82cecf419ce.shtml,2019-12-10.

表 2.2　2013 年我国 15 岁及以上人口不同性别慢性病患病率调查

性 别	城 市				农 村				合 计
	东部	中部	西部	小计	东部	中部	西部	小计	
男性	37.8	35.4	33.2	35.5	29.5	27.5	23.1	26.6	31.0
女性	39.5	37.0	36.6	37.7	34.1	33.1	29.7	32.3	35.0

【注】 慢性病患病率的定义:15 岁及以上调查对象中,慢性病患病人数或例数的百分比。

表 2.3　2013 年我国 15 岁及以上人口不同年龄慢性病患病率调查

年龄组（岁）	城 市				农 村				合 计
	东部	中部	西部	小计	东部	中部	西部	小计	
15～	2.0	1.4	2.0	1.8	0.9	1.6	1.5	1.3	1.6
25～	4.2	3.7	4.7	4.2	3.8	4.6	4.1	4.1	4.2
35～	12.2	13.3	14.0	13.2	13.0	14.3	14.0	13.8	13.5
45～	30.1	32.3	29.7	30.7	28.2	29.5	27.9	28.5	29.5
55～	56.6	58.3	54.3	56.4	50.7	48.9	46.4	48.8	52.6
≥65	92.2	86.5	89.2	89.4	70.3	64.0	61.8	65.6	78.4

【注】 慢性病患病率的定义:15 岁及以上调查对象中,慢性病患病例数的百分比。

问题 1.1　从表 2.1 中能得到什么信息?

问题 1.2　制作合适的统计图以综合表达表 2.2 和表 2.3 中的资料。

问题 1.3　表 2.2 和表 2.3 中的资料提供了什么信息? 对疾病防治与公共卫生服务有何指导作用?

问题 1.4　若要全面地了解我国人群慢性病患病状况及特征,还需要哪些信息?

课题 2　居民健康和营养调查[①]

Jaacks 等利用“中国健康和营养调查”(China Health and Nutrition Survey, CHNS)的数据,对 1991～2009 年中国人群体质指数(BMI)和超重情况进行了分析,部分主要结果如图 2.1 和图 2.2 所示。

问题 2.1　图 2.1 和图 2.2 采用的是什么分析方法? 如何分析?

问题 2.2　采用这些分析得到的信息有何流行病学意义? 适用于哪些种类疾病分析?

① 资料来源:Jaacks L M, et al. Age, Period and Cohort Effects on Adult Body Mass Index and Overweight from 1991 to 2009 in China: the China Health and Nutrition Survey[J]. Int J Epidemiolog, 2013, 42:828-837.

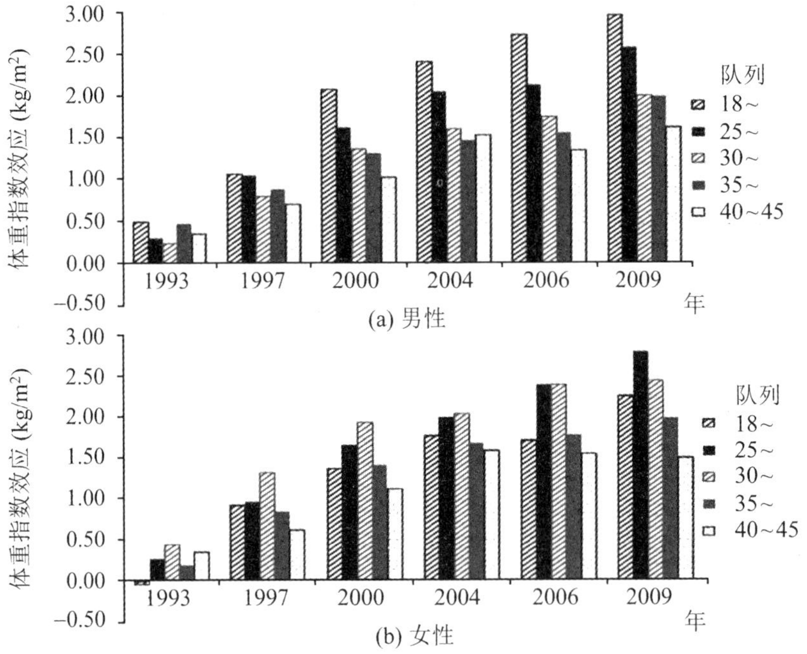

图 2.1　六个调查年份中 1 269 名调查对象按年龄分组的体质指数效应

(资料来源:Jaacks L M, et al. International Journal of Epidemiology,2013.)

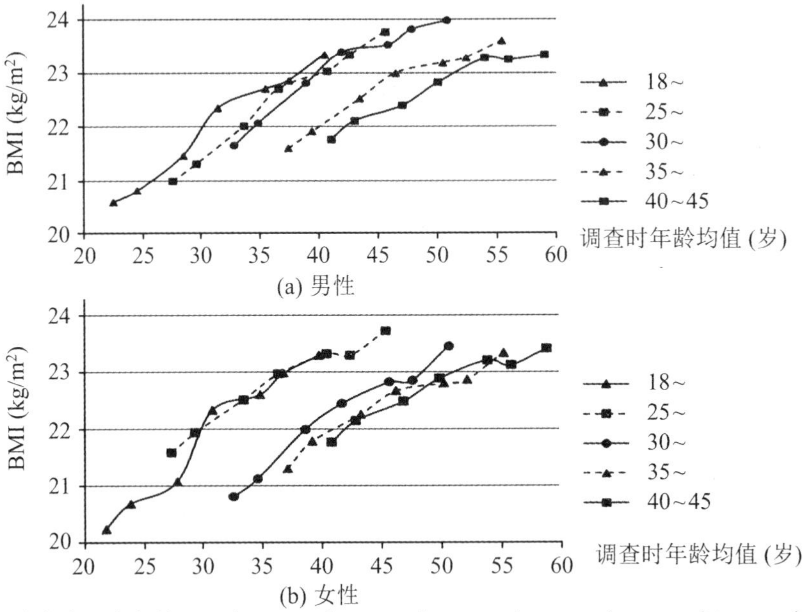

【注】 点代表调查年份(1991年, 1993年, 1997年, 2000年, 2004年, 2006年, 2009年)每个队列平均年龄(岁)的平均BMI值。

图 2.2　按基线年龄分组(队列)7 次随访调查 BMI 结果

(资料来源:Jaacks L M, et al. International Journal of Epidemiology,2013.)

课题 3　传染病监测资料

疾病的时间分布特征有助于探索疾病流行因素。表 2.4、表 2.5 和表 2.6 分别为某单位一起疑似食物中毒事件、2018 年某国登革热病例监测结果以及 2009～2018 年我国疾病监测报告 9 种重要传染病的监测结果。

表 2.4　某单位一起疑似食物中毒 20 例患者的发病时间

患者编号	发病时间	患者编号	发病时间
1	2018 年 7 月 12 日 23 时 10 分	11	2018 年 7 月 13 日 6 时 40 分
2	2018 年 7 月 12 日 23 时 50 分	12	2018 年 7 月 13 日 7 时 10 分
3	2018 年 7 月 12 日 23 时 10 分	13	2018 年 7 月 13 日 7 时 30 分
4	2018 年 7 月 12 日 23 时 30 分	14	2018 年 7 月 13 日 7 时 40 分
5	2018 年 7 月 13 日 24 时 20 分	15	2018 年 7 月 13 日 8 时 20 分
6	2018 年 7 月 13 日 3 时 50 分	16	2018 年 7 月 13 日 8 时 30 分
7	2018 年 7 月 13 日 4 时 30 分	17	2018 年 7 月 13 日 8 时 50 分
8	2018 年 7 月 13 日 4 时 30 分	18	2018 年 7 月 13 日 10 时 30 分
9	2018 年 7 月 13 日 5 时 20 分	19	2018 年 7 月 13 日 11 时 30 分
10	2018 年 7 月 13 日 6 时 30 分	20	2018 年 7 月 13 日 14 时 50 分

表 2.5　2018 年某国登革热新发病数的月分布

月份	新发病数总数	输入病例	本地病例
1 月	165	165	0
2 月	78	78	0
3 月	52	50	2
4 月	142	138	4
5 月	330	150	180
6 月	788	450	338
7 月	1 260	840	420
8 月	3 310	1 790	1 520
9 月	8 006	4 860	3 146

表 2.5(续)

月份	新发病数总数	输入病例	本地病例
10 月	6 120	4 800	1 320
11 月	650	630	20
12 月	220	220	0

表 2.6　2009～2018 年我国疾病监测报告 9 种传染病的发病率

传染病	发病率[1/(10 万)]									
	2018 年	2017 年	2016 年	2015 年	2014 年	2013 年	2012 年	2011 年	2010 年	2009 年
病毒性肝炎	92.15	93.02	89.11	89.47	90.25	92.45	102.48	102.34	98.74	107.3
肺结核	59.27	60.53	61	63.42	65.63	66.8	70.62	71.09	74.27	81.09
艾滋病	4.62	4.15	3.97	3.69	3.33	3.12	2.93	1.53	1.2	1
狂犬病	0.03	0.04	0.05	0.06	0.07	0.09	0.11	0.14	0.15	0.17
流行性乙型脑炎	0.13	0.08	0.09	0.05	0.06	0.16	0.08	0.12	0.19	0.29
钩端螺旋体病	0.01	0.01	0.03	0.03	0.04	0.03	0.04	0.03	0.05	0.04
炭疽	0.02	0.02	0.03	0.02	0.02	0.01	0.03	0.02	0.02	0.03
流行性脑脊髓膜炎	0.01	0.01	0.01	0.01	0.01	0.02	0.02	0.02	0.02	0.05
登革热	0.37	0.43	0.15	0.28	3.46	0.34	0.01	0.01	0.02	0.02

数据来源：国家统计局(http://data.stats.gov.cn/easyquery.htm? cn=C01).

问题 3.1　请根据表 2.4 给出的资料，制作流行曲线图来反映该起疑似食物中毒的时间分布特征。该特征对这起突发事件的诊断和原因探索有何帮助？

问题 3.2　请根据表 2.5 给出的资料，制作流行曲线图来反映该国登革热的时间分布特征。该特征对该国登革热流行原因的探索和预防控制(简称“防控”)有何启示？

问题 3.3　利用表 2.6 中的资料，比较分析我国 9 种传染病的流行趋势。

问题 3.4　表 2.6 的分析结果对我国传染病防控工作有何指导意义？

课题 4　疟疾的地区分布

图 2.3 所示为 2000 年、2010 年和 2015 年全球疟疾发病的地区分布情况示意图。

问题 4.1　全球疟疾地区分布有何特征？

问题 4.2　全球疟疾地区分布特征随时间变化情况可能受哪些因素影响？

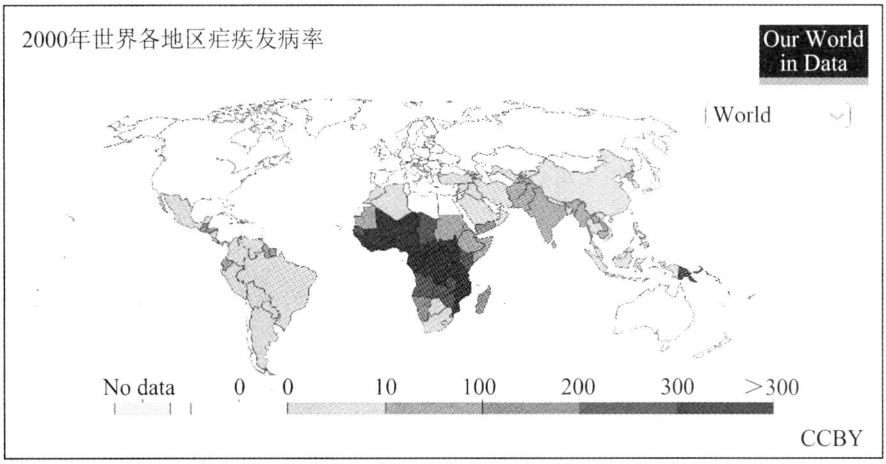

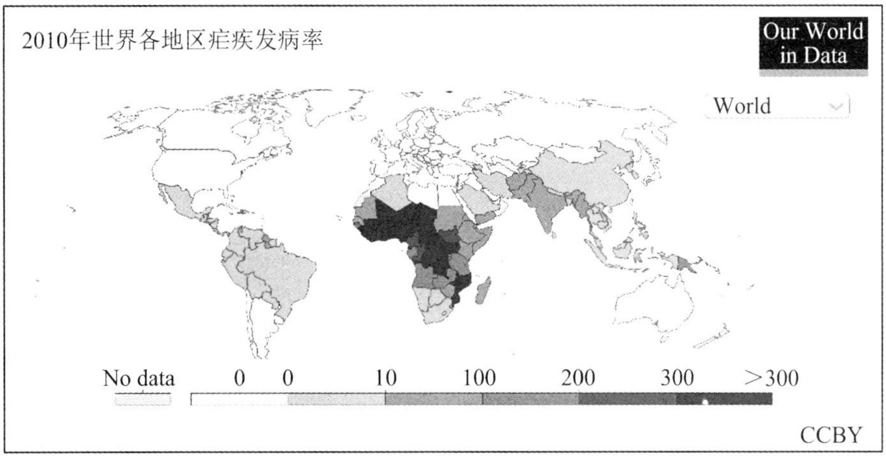

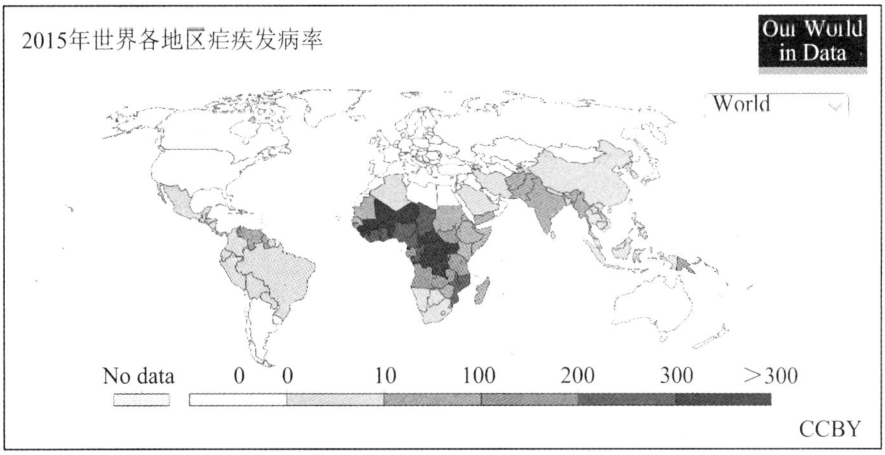

【注】 发病率是指某一特定国家或地区和年份每1000人新增疟疾感染人数。

图 2.3　全球疟疾发病趋势的地区分布情况示意图

（资料来源：https://ourworldindata.org/malaria,2019－12－16.）

课题 5　某市水痘监测资料

水痘是由水痘-带状疱疹病毒引起的急性传染病，主要通过患者飞沫和皮肤接触传播，有高度传染性，常见于儿童，在学校和托幼机构容易引起暴发。我国 2004 年将水痘纳入疾病监测信息报告管理系统。2009～2018 年，某市共报告水痘病例 90 899 例，其中男性 52 269 例，女性 38 630 例，男女比例为 1.35∶1。表 2.7、表 2.8、表 2.9 和表 2.10 所列数据为该市 2009～2018 年疾病监测报告管理系统中的水痘病例报告情况。

表 2.7　2009～2018 年某市水痘发病报告情况

年份	病例数	发病率[1/(10 万)]
2009	3 630	40.03
2010	4 820	51.18
2011	6 595	70.17
2012	7 850	82.35
2013	6 678	71.56
2014	8 965	90.56
2015	9 523	110.78
2016	12 326	139.15
2017	14 462	145.22
2018	16 050	171.02

表 2.8　2009～2018 年某市水痘发病的月份分布

月份	报告病例数
1 月	8 920
2 月	1 810
3 月	9 310
4 月	11 365
5 月	14 652
6 月	11 227
7 月	1 926

表 2.8(续)

月份	报告病例数
8 月	980
9 月	2 532
10 月	7 156
11 月	9 820
12 月	11 200

表 2.9　2009～2018 年某市水痘发病的年龄分布

年龄(岁)	发病率[1/(10 万)]
<1	110.25
1～	118.12
2～	120.03
3～	250.56
4～	420.25
5～	526.31
6～	650.26
7～	630.30
8～	506.20
9～	450.21
10～	250.55
15～	140.54
20～	52.23
25～	60.21
30～	30.56
40～	5.22
50～	0
60～	0
≥70	0

表 2.10　2009～2018 年某市水痘暴发事件报告情况

年份	暴发事件数	病例数	罹患率(%)
2009	154	3 566	1.02
2010	186	3 529	0.94
2011	219	3 481	1.08
2012	162	3 655	1.11
2013	142	3 877	0.98
2014	227	4 088	1.12
2015	212	3 992	1.15
2016	218	4 325	1.21
2017	346	4 422	0.92
2018	366	6 025	0.97

问题 5.1　该市水痘发病的流行病特征有哪些?

问题 5.2　上述特征对该市水痘防控工作有何启示?

课题 6　恶性肿瘤登记资料

我国国家癌症中心是国家卫生健康委员会的下属部门,其主要职责之一是承担国家肿瘤登记等信息收集工作,建立和完善医院肿瘤病例信息监测体系,定期发布肿瘤相关信息。本课题选取了该中心发布的我国肿瘤登记地区报告的癌症发病和死亡信息,详见表 2.11～表 2.15。

表 2.11　2010～2015 年我国肿瘤登记地区癌症发病率[1/(10 万)]

地区	性别	2010 年		2011 年		2012 年		2013 年		2014 年		2015 年	
		发病率	中标率	发病率	中标率	发病率	中标率	发病率	中标率	发病率	中标率	发病率	中标率
全国	合计	236.89	186.59	250.28	186.34	264.85	191.89	270.59	190.17	278.07	190.63	285.83	190.64
	男性	274.69	221.77	277.77	213.66	289.30	216.17	293.79	212.30	301.67	210.00	305.47	207.99
	女性	197.24	153.06	221.37	161.47	239.15	170.08	246.21	170.38	253.29	173.01	265.21	175.47

表 2.11(续)

地区	性别	2010 年		2011 年		2012 年		2013 年		2014 年		2015 年	
		发病率	中标率	发病率	中标率	发病率	中标率	发病率	中标率	发病率	中标率	发病率	中标率
城市	合计	221.95	190.05	261.38	189.89	277.17	195.56	283.79	193.53	302.13	196.58	304.96	196.09
	男性	240.40	214.70	281.81	211.88	292.31	212.68	299.49	209.81	323.81	211.77	319.82	209.14
	女性	202.65	168.25	240.09	170.79	261.39	181.30	267.43	179.95	279.87	183.30	289.47	185.42
农村	合计	243.38	185.12	238.60	182.10	251.20	187.10	255.27	185.42	248.94	182.64	261.40	182.70
	男性	289.57	224.58	273.57	215.54	286.00	220.03	287.24	215.07	275.52	207.50	287.30	206.04
	女性	194.88	146.74	201.49	150.57	214.28	156.14	221.34	157.71	220.23	158.99	233.92	161.27

【注】 中标率:中国人口标化率,所采用的标准人口为中国 2000 年人口构成。

表 2.12 2014 年全国城市肿瘤登记地区前 10 位癌症发病情况

顺位	男性				女性			
	部位	发病率 ($1/10^5$)	构成 (%)	中标率 ($1/10^5$)	部位	发病率 ($1/10^5$)	构成 (%)	中标率 ($1/10^5$)
1	气管、支气管、肺	56.47	23.54	36.05	乳腺	42.82	19.08	30.22
2	胃	29.31	12.22	18.90	气管、支气管、肺	31.01	13.82	18.63
3	结直肠肛门	28.01	11.68	18.13	结直肠肛门	22.05	9.83	13.44
4	肝	26.63	11.10	17.84	甲状腺	21.54	9.60	17.46
5	食管	15.93	6.64	10.21	胃	13.21	5.89	8.23
6	前列腺	9.92	4.14	6.04	子宫颈	13.07	5.83	9.69
7	膀胱	8.81	3.67	5.57	肝	9.84	4.39	6.00
8	甲状腺	7.07	2.95	5.98	子宫体及子宫部位不明	9.19	4.09	6.24
9	肾及泌尿系统	6.47	2.70	4.36	卵巢	7.42	3.31	5.33
10	淋巴瘤	6.42	2.68	4.51	脑、神经系统	6.32	2.82	4.49
前 10 位统计		195.04	81.31	127.58		176.47	78.65	119.75

【注】 中标率:中国人口标化率,所采用的标准人口为中国 2000 年人口构成。

资料来源:国家癌症中心. 中国肿瘤登记工作报告[R]. 2014.

表 2.13　2014 年全国城市肿瘤登记地区前 10 位癌症死亡情况

顺位	男性				女性			
	部位	发病率 (1/10⁵)	构成 (%)	中标率 (1/10⁵)	部位	发病率 (1/10⁵)	构成 (%)	中标率 (1/10⁵)
1	气管、支气管、肺	46.15	30.99	28.67	气管、支气管、肺	23.35	24.67	13.02
2	肝	22.45	15.08	14.77	结直肠肛门	9.11	9.62	4.98
3	胃	19.21	12.90	12.00	胃	9.09	9.61	5.18
4	结直肠肛门	11.75	7.89	7.16	肝	8.91	9.42	5.20
5	食管	10.89	7.31	6.79	乳腺	7.34	7.75	4.59
6	胰腺	5.69	3.82	3.55	胰腺	4.60	4.87	2.57
7	前列腺	3.37	2.26	1.81	食管	3.91	4.13	2.09
8	淋巴瘤	3.34	2.24	2.18	子宫颈	3.29	3.48	2.19
9	白血病	3.10	2.02	2.16	卵巢	2.80	2.96	1.79
10	脑、神经系统	3.01	2.02	2.16	脑、神经系统	2.64	2.79	1.75
前 10 位统计		128.96	86.60	81.39		75.04	79.30	43.36

【注】 中标率：中国人口标化率，所采用的标准人口为中国 2000 年人口构成。

资料来源：国家癌症中心. 中国肿瘤登记工作报告[R]. 2014.

表 2.14　2014 年全国农村肿瘤登记地区前 10 位癌症发病情况

顺位	男性				女性			
	部位	发病率 (1/10⁵)	构成 (%)	中标率 (1/10⁵)	部位	发病率 (1/10⁵)	构成 (%)	中标率 (1/10⁵)
1	气管、支气管、肺	52.83	24.42	37.8	气管、支气管、肺	25.85	15.67	17.19
2	胃	34.53	15.96	24.65	乳腺	24.15	14.64	18.66
3	肝	31.18	14.41	23.21	胃	14.69	8.91	9.94
4	食管	28.04	12.96	19.77	结直肠肛门	13.73	8.32	9.44
5	结直肠肛门	18.18	8.40	13.26	子宫颈	12.73	7.72	9.94
6	膀胱	4.83	2.23	3.42	食管	12.65	7.67	8.18
7	脑、神经系统	4.62	2.13	3.72	肝	11.20	6.79	7.58

表 2.14(续)

顺位	男性				女性			
	部位	发病率($1/10^5$)	构成(%)	中标率($1/10^5$)	部位	发病率($1/10^5$)	构成(%)	中标率($1/10^5$)
8	胰腺	4.43	2.05	3.16	甲状腺	7.01	4.25	5.92
9	前列腺	3.82	1.76	2.58	子宫体及子宫部位不明	6.57	3.98	4.92
10	白血病	3.79	1.75	3.33	脑、神经系统	4.99	3.03	3.84
前 10 位统计		186.25	86.09	134.69		133.56	80.97	95.61

【注】 中标率:中国人口标化率,所采用的标准人口为中国 2000 年人口构成。
资料来源:国家癌症中心. 中国肿瘤登记工作报告[R]. 2014.

表 2.15　2014 年全国农村肿瘤登记地区前 10 位癌症死亡情况

顺位	男性				女性			
	部位	发病率($1/10^5$)	构成(%)	中标率($1/10^5$)	部位	发病率($1/10^5$)	构成(%)	中标率($1/10^5$)
1	气管、支气管、肺	46.88	28.86	32.95	气管、支气管、肺	21.30	23.44	13.54
2	肝	31.65	19.48	23.26	胃	12.03	13.25	7.61
3	胃	25.18	15.50	17.64	肝	11.64	12.81	7.66
4	食管	20.33	12.51	14.12	食管	8.61	9.48	5.23
5	结直肠肛门	8.68	5.34	6.12	结直肠肛门	6.26	6.89	3.98
6	胰腺	3.86	2.37	2.72	乳腺	5.40	5.95	3.89
7	脑、神经系统	3.61	2.22	2.82	子宫颈	3.84	4.22	2.73
8	白血病	2.75	1.69	2.32	胰腺	2.86	3.15	1.82
9	淋巴瘤	2.41	1.48	1.80	脑、神经系统	2.79	3.07	2.05
10	膀胱	1.91	1.18	1.27	白血病	2.15	2.36	1.75
前 10 位统计		147.26	90.64	105.01		76.87	84.62	50.25

【注】 中标率:中国人口标化率,所采用的标准人口为中国 2000 年人口构成。
资料来源:国家癌症中心. 中国肿瘤登记工作报告[R]. 2014.

问题 6.1 请分析 2010～2015 年我国的肿瘤的发病趋势。

问题 6.2 我国城市与农村的肿瘤分布有何差异？导致其差异的可能原因有哪些？

问题 6.3 男性与女性肿瘤分布有何差异？导致其差异的可能原因有哪些？

问题 6.4 肿瘤发病率与死亡率的顺位不一致的可能原因有哪些？

问题 6.5 我国肿瘤的分布特征对肿瘤防控工作有何指导意义？

（南方医科大学　陈　清）

实习3 现况调查

【目的】 了解现况调查的特点和应用，掌握抽样调查的基本原理、设计、实施和资料分析以及调查表的设计和应用。

【时间】 3学时。

【概述】 现况调查(prevalence study)是指在某一特定时间内，对一定范围内的人群，以个人为单位收集和描述人群的特征以及疾病的分布。由于所获得的描述性资料是在某一时点或一个短暂时间内收集的，客观地反映了这一时点的疾病分布以及人们的某些特征与疾病之间的关联，好像时间上的一个横断面，故又称为横断面调查(cross-sectional study)。

课题1 某省部分地区自然人群乙型肝炎的现况调查

一、研究背景

病毒性肝炎是由肝炎病毒引起的、以肝脏损害为主要特征的一组传染性疾病。病原学研究表明，目前比较肯定的病毒性肝炎类型有甲型(HA)、乙型(HB)、丙型(HC)、丁型(HD)和戊型(HE)5种。乙型肝炎(hepatitis B，HB，简称乙肝)是由乙型肝炎病毒(hepatitis B virus，HBV)引起的一种严重危害人群健康的疾病。乙型肝炎病毒感染已成为我国非常严重的公共卫生问题之一。据估计，全世界HBV感染者约3/4在亚洲，我国是HBV感染高发区。近年来，通过大规模接种乙肝疫苗，我国HBsAg流行率及HBV流行率均有所下降，通过某省部分地区的乙肝流行病学调查，并与全国乙肝流行特征进行比较，了解该地区自然人群的HBV感染状况、流行特征及免疫情况。

问题1.1 这是一种什么性质的流行病学调查？是普查还是抽样调查？是描述性的还是分析性的？本次调查的目的是什么？

问题1.2 该种研究有何特点？应用领域有哪些？

二、调查设计

（一）调查方法及对象

以该省2个地级市为研究现场，采用分层整群抽样方法对2个城市小区、7个农村行政村的自然人群开展以家庭为单位的问卷调查，即以2个地级市为现场，按农村、城市分层，对抽取到的家庭中的每个成员进行问卷调查，并抽取其3 ml肘静脉血标本，最终共采集血标本2 282份。

问题1.3 抽样调查的基本原理是什么？其一般步骤包括哪些？

问题1.4 抽样调查的方法有几种？它们各有何优缺点？

问题1.5 为什么本次调查采用分层整群抽样？

问题1.6 如何保证样本具有足够的代表性？

问题1.7 决定抽样调查样本大小的因素有哪些？

（二）调查过程及内容

根据研究目的和相关文献自行设计调查问卷，编制调查表初稿，经预调查后形成正式调查表。由经过培训的调查员对研究对象以直接询问的方式填写调查表，遵循知情同意原则，每名调查对象在调查前自愿填写知情同意书。调查问卷内容包括：

（1）一般人口学资料：姓名、性别、年龄、学历、职业等内容。

（2）乙肝相关知识：关于乙肝传播途径的常识问题。

（3）医源性接触史：注射史、住院史、手术史、输血史等。

（4）免疫史：免疫接种时间、接种针次。

（5）生活接触史：共用牙刷、牙杯、剃须刀，以及外出聚餐情况等。

血标本保存在0～6 ℃条件下，6小时内送至某大学进行血清学检测。用ELISA方法检测HBV感染标志（HBV M）：HBsAg、HBsAb、HBeAg、HBeAb、HBcAb五项，采用深圳华康生物医学工程有限公司生产的试剂盒和上海安泰分析仪器有限公司生产的AT-828型自动酶标仪，严格按照说明书的要求操作，对可疑的阳性标本进行重复实验确证。乙肝五项标志物（不包括单独抗-HBs阳性且有乙肝疫苗接种史的标本）任何一项阳性即定义为HBV感染，计算乙肝总感染率（即HBV流行率）。

问题1.8 为什么要进行预调查？调查前为什么需要调查对象填写知情同意书？

问题1.9 现况调查的内容如何确定？调查项目如何选择？

问题1.10 本调查中可能会遇到哪些影响调查质量的因素？应如何控制调查资料的质量？

问题1.11 有哪些方法可以提高调查对象的依从性？

三、统计分析方法

采用EpiData 3.1建立数据库，由专业人员双录入资料，用SPSS 13.0软件进行统计分析。数据统计分析是以所收集到的2 282份血标本为样本依据的。流行率的比较首先以2002年全国人口构成为标准人口分布，用直接法进行率的标化，然后进行比较。各组间流行率的比较用χ^2检验。

问题1.12 目前常用的数据录入软件有哪些？常用数据分析软件有哪些？

问题 1.13 在录入数据过程中可能出现哪些偏倚？如何控制？

四、结果分析

（一）HBV 感染一般情况

在 2 282 例血清标本中，HBsAg、HBsAb、HBeAg、HBeAb、HBcAb 及 HBV 总阳性数分别为 224 人、993 人、22 人、178 人、235 人和 926 人，阳性率分别为 9.8%，43.5%，1.0%，7.8%，10.3%和 40.6%。以 2002 年全国人口构成为标准人口分布，用直接法计算标化率，标化 HBsAg、HBsAb、HBeAg、HBeAb 及 HBcAb 流行率分别为 9.3%，41.8%，1.1%，6.8%，9.6%；标化 HBV 流行率为 35.4%。

问题 1.14 上述 HBsAg、HBsAb、HBeAg、HBeAb、HBcAb 及 HBV 的阳性率是如何计算得到的？

问题 1.15 按全国人口构成计算标化流行率的意义何在？

问题 1.16 为什么在现况研究中通常只能进行患病率或感染率的计算，而不能进行发病率的计算？

（二）HBV 感染分布特征

本调查共调查男性 878 人、女性 1 404 人，男性和女性 HBsAg 阳性数分别为 100 人和 124 人，HBV 阳性数分别为 342 人和 584 人。HBsAg 阳性构成比以 20～岁年龄组最高，为 12.4%(20/161)，其次是 30～岁年龄组，为 12.3%(54/438)，10 岁以下年龄组最低，为 1.3%(1/79)；城市 HBsAg 流行率为 10.0%(69/692)，农村 HBsAg 流行率为 9.7%(155/1 590)，城乡差异无统计学意义($\chi^2=0.027, P>0.869$)。

问题 1.17 什么是疾病的三间分布特征？从以上疾病的分布特征能得到哪些线索？试进行分析。

问题 1.18 完成表 3.1 的计算，并对结果进行解释。

表 3.1 某省部分地区不同性别自然人群 HBV 感染率(%)分布

性别	人数	HBsAg				HBV			
		例数	感染率	χ^2 值	P 值	例数	感染率	χ^2 值	P 值
男	878	100				342			
女	1 404	124				584			
合计	2 282	224	9.8			926	40.6		

【注】 采用 χ^2 检验进行男性和女性感染率差异的比较。

问题 1.19 对该地区年龄和 HBV 感染率之间的关系进行关联性分析，结果列于

表 3.2,得出年龄和 HBV 感染率之间关联性有统计学意义,高年龄组比低年龄组 HBV 感染率高,请分析其可能的原因。

表 3.2　年龄和 HBV 感染率(%)之间的关系

年龄(岁)	人数	HBV	
		例数	感染率
0～	79	2	2.5
10～	420	77	18.4
20～	161	51	31.7
30～	438	200	45.4
40～	424	213	50.3
≥50	760	394	51.7
χ^2 趋势检验		$\chi^2_{趋势}=178.184$,	$P=0.001$

问题 1.20　该资料是否可以用 χ^2 趋势检验? χ^2 趋势检验的结果能否说明年龄是 HBV 感染的影响因素?

课题 2　调查表的设计

调查表,又称问卷、调查问卷。它是调查者根据特定的调查目的和要求,按照一定的理论假设设计出来的,由一系列问题、调查项目、备选答案及说明所组成的"答卷"。调查表是流行病学研究资料收集的最主要的工具之一,如何设计调查表取决于研究目的和分析手段。在设计阶段,应重点考虑调查实施过程中如何保证所获得信息的准确性和可靠性。

一、调查表的类型

(1) 信访调查表:是通过邮寄或直接送给被调查对象,由被调查对象自行填写的一种问卷。

(2) 电话访问调查表:是采用电话询问调查内容,获得研究信息的一种方法。

(3) 面访调查表:通过调查员对被调查对象采用面对面方式进行询问,以获取研究信息。

(4) 网上访问式调查表:在互联网上制作,并通过互联网来进行调查的问卷类型。

问题 2.1　课题 1 研究使用的调查表属于哪种类型?

问题 2.2　讨论上述 4 种调查表各自的优点和缺点。

二、问题设计的形式

（1）开放式：只提问题或要求，不给具体答案，要求被调查者根据自身实际情况自由作答，调查者没有对被调查者的选择进行任何限制。对于职业、收入、年龄等变量可以采用如职业______；家庭年人均收入______元；年龄______岁等。也可以用于调查受访者的一些主观想法或者意见等。

（2）封闭式：指在设计调查问题的同时，还设计各种可能答案，让被调查者从中选定自己认为合适的答案，包括单选题和多选题。如：乙肝疫苗接种史（有=1，无=0）______；疾病史（①红斑狼疮；②类风湿性关节炎；③硬皮病；④皮肌炎；⑤风湿热；⑥干燥综合征；⑦多发性肌炎；⑧结节性多动脉炎；⑨高血压；⑩没有）______。

（3）混合式：在一张调查表上同时包括开放式问题和封闭式问题。通常情况下，绝大部分调查表为混合式。

问题 2.3 讨论开放式问题和封闭式问题设计的应用和特点。

三、调查表的内容和结构

调查表的内容和项目选定主要取决于调查目的和分析手段的需要。

（1）调查表的名称、编号：如“自然人群 HBV 流行病学调查表”。

（2）一般项目：如姓名、性别、出生日期、出生地、民族、文化程度、婚姻状况、职业等。

（3）研究项目：即研究变量，包括基本知识、医源性接触史、疾病史、感染状况及检测史、免疫接种史、生活接触史、体格检查和实验室检查等项目。

（4）结尾部分：包括调查员签名、调查日期、调查所需时间，验收人签名、验收时间等。

四、调查表编写的基本原则

（1）在项目选定上，需要的项目一个不能少，暂时不需要的项目要酌情选用。

（2）语言要准确、简练、通俗易懂，易于回答。

（3）项目选项的设计必须有严密的逻辑性。

（4）选项设计尽量使用客观、定量的指标。

五、调查表使用的注意事项

（1）调查表的使用必须伴有使用手册（manual）或操作指南（protocol），并严格按其中的规定和要求执行。

（2）必须对调查员进行统一的培训和考核。

（3）填写的字迹要工整、清楚，不能缺项。

（4）调查员要签名，并注明调查日期。

六、调查表设计示例

现拟“自然人群 HBV 流行病学调查表”如下，请仔细阅读，然后回答问题。

自然人群 HBV 流行病学调查表

编号 □□□□□□□□□□□□

一、一般情况

1. 姓名__________
2. 性别　①男　②女
3. 年龄__________岁
4. 民族　①汉族　②维吾尔族　③回族　④其他
5. 家庭所在地　　①农村　②乡镇　③县城　④市郊　⑤市区
6. 文化程度　　①小学　②初中　③高中、中专　④大专、本科　⑤研究生

二、生活习惯及基本知识

7. 您是否吸烟？是＝1　否＝0(如否，跳至 8)
　(1) 您开始吸烟的年龄？__________岁
　(2) 通常您每天吸多少烟？①很少　②较多　③很多
8. 您是否喜欢运动？①不喜欢　②一般　③喜欢
9. 您是否喜欢吃肉？①不喜欢　②一般　③喜欢
10. 您的口味　①淡　②一般　③咸
11. 乙型肝炎是传染病。　①正确　②不正确
12. 慢性乙型肝炎是可以治愈的。　①正确　②不正确
13. 乙肝病毒可以通过血液传播。　①正确　②不正确

三、医源性接触史

14. 是否有过肌肉注射？①是　②否(若否，转向 15)
　(1) 是否使用过非一次性针管针头(玻璃针管)？①是　②否 ③不清楚
　(2) 一般在哪里肌肉注射？(医院)①省市级　②县级　③乡(社区)级
15. 是否有过静脉注射？①是　②否(若否，转向 17)
　(1) 是否使用过非一次性输液器？①是　②否　③不清楚
　(2) 一般在哪里静脉注射？(医院)①省市级　②县级　③乡(社区)级

四、既往慢病史及慢病接种史

16. 您以前被诊断过患有如下疾病吗？
　①红斑狼疮　②类风湿性关节炎　③硬皮病　④皮肌炎　⑤风湿热
　⑥干燥综合征　⑦多发性肌炎　⑧结节性多动脉炎　⑨高血压

17. 您是否经常服用下列药物?

(1) 糖皮质激素:①泼尼松 ②泼尼松龙 ③氢化可的松

(2) 免疫抑制剂:①环磷酰胺 ②苯丁酸氮芥 ③硫唑嘌呤 ④甲氨蝶呤 ⑤环孢菌素 ⑥霉酚酸酯 ⑦来氟米特

五、体格检查

18. 身高__________cm 19. 体重__________kg

20. 腰围__________cm 21. 臀围__________cm

22. 血压__________kPa(或__________mmHg)

问题 2.4 上述调查表在每个项目的设计上存在哪些问题?应如何修改?

问题 2.5 试根据该调查表编写一份操作指南(或使用手册)。

问题 2.6 在学习了上述知识后,请设计一份调查表,调查所在学校学生 HBV 流行情况。

(安徽医科大学 张秀军)

实习 4　筛检试验及其评价

【目的】 掌握筛检和诊断试验真实性、可靠性及效益各项评价指标的计算方法和意义；了解串联、并联方法对筛检和诊断试验真实性、收益的影响。

【时间】 3 学时。

【概述】 筛检是运用快速简便的试验或其他手段，从表面健康的人群中去发现那些未被识别的可疑病人或有缺陷者，是早期发现疾病的有效手段。筛检不是诊断，仅是一个初步检查，对筛检阳性和可疑阳性的人必须进行确诊检查，再对确诊后的病人进行治疗。

诊断是正确判断疾病的手段，是医疗服务的基础。诊断试验评价也是临床流行病学的核心内容之一，应用流行病学方法对新的诊断试验进行评价，有助于临床医师正确选用各种诊断试验，科学解释诊断试验的结果，从而提高诊断水平。

随着科学技术的发展，新的筛检和诊断技术层出不穷，应用中需对每一项技术的真实性、可靠性和收益进行评价。

课题 1　糖尿病筛检试验

某医生采用尿糖试验开展一次糖尿病的筛检，共检查 1 000 人。其中糖尿病患者 50 人，非糖尿病患者 950 人，检查结果真阳性 45 人，假阳性 50 人，假阴性 5 人，真阴性 900 人。

表 4.1　1 000 名糖尿病患者和非糖尿病患者尿糖试验结果

尿糖试验	糖尿病		合计
	有	无	
+	45	50	95
−	5	900	905
合计	50	950	1 000

问题 1.1　什么是筛检？

问题 1.2　筛检的类型包括哪些？

问题 1.3　筛检的目的是什么？

问题 1.4　开展筛检时应遵循哪些原则？

课题 2　脑血管血液动力学测定对脑卒中预警能力的筛检试验评价

血液动力学因素被认为是动脉粥样硬化发生的一个关键因素。现抽取某地区人群 20 333 例，全部接受脑血管血液动力学测定，并对诸项指标的检测结果进行总积分，随访该人群脑卒中发病情况，以随访中临床脑卒中的发生（随访 1～4 年，病史资料完整并经过头颅 CT 扫描或 MRI 成像确诊）为金标准，用筛检试验方法评价脑血管血液动力学检测积分（CVHI 积分）对临床脑卒中发生的预警效能。以总积分 75 分为筛检的截断值（cut-off value），将受试者的脑血液动力学指标积分与随访脑卒中是否发病的诊断结果进行比较，其结果列于表 4.2。

表 4.2　CVHI 积分与随访脑卒中发病对比结果

CVHI 积分	金标准		合计
	脑卒中	非脑卒中	
＜75 分	147	6 514	6 661
≥75 分	21	13 651	13 672
合计	168	20 165	20 333

问题 2.1　何为“金标准”？金标准是如何制定的？

问题 2.2　筛检试验阳性结果截断值的确定方法有哪些？

课题 3　宫颈癌筛检试验的评价指标

采用液基薄层细胞制片技术（TCT）筛检宫颈癌，结果列于表 4.3。

表 4.3　TCT 筛检宫颈癌的结果

TCT 试验	病理活检（金标准）		合计
	患病	未患病	
阳性	125	40	165
阴性	8	320	328
合计	133	360	493

问题 3.1　筛检试验的真实性指标有哪些？

问题 3.2　筛检试验的可靠性指标有哪些？

问题 3.3　请计算该试验方法的灵敏度、特异度、阳性预测值、阴性预测值和一致率。

问题 3.4 简述预测值的影响因素。

课题 4 冠状动脉狭窄筛检试验的评价指标

现有一批成年男性准备参加运动锻炼，来医院做体格检查。其中 286 例过去曾有心前区疼痛史。经冠状动脉造影与心电图运动试验检查，获得如下结果：在 162 例显示冠状动脉狭窄（≥75%）者中，心电图运动试验阳性为 134 例，阴性为 28 例；在未显示冠状动脉狭窄的 124 例中，心电图运动试验阳性为 15 例，阴性为 109 例。

问题 4.1 心电图运动试验对诊断冠状动脉狭窄有何意义？

问题 4.2 心电图运动试验的真实性如何？

问题 4.3 影响心电图运动试验可靠性的因素有哪些？

问题 4.4 心电图运动试验的预测值如何？

课题 5 Hpsa 检测对儿童 HP 感染的筛检试验评价

某医生对“粪便标本 HP 抗原（Hpsa）检测儿童 HP 感染”的应用价值进行了探讨，选择有消化道症状的 90 例儿童为研究对象，以快速尿素酶试验、组织学切片联合检测为金标准，研究结果列于表 4.4。

表 4.4 Hpsa 检测儿童 HP 感染

Hpsa 试验	HP 联合检测（金标准）		合计
	阳性	阴性	
阳性	38	5	43
阴性	2	45	47
合计	40	50	90

问题 5.1 试对 Hpsa 检测方法的真实性进行评价。

问题 5.2 据调查，在发展中国家中，10 岁以内人群 HP 感染率已达 50%，30 岁时继续上升至 75%以上并趋于稳定。假设用 Hpsa 检测方法在 HP 感染率为 50%的2 000 名儿童中筛查，可导致多少人误诊？

问题 5.3 根据上述资料，Hpsa 检测方法对在 10 岁以内人群的诊断价值如何？

课题 6 AFP 对肝癌筛检试验的评价

AFP 是临床上经常用来诊断肝癌的主要指标之一，其灵敏度和特异度均为 99%。如用这种方法来筛查 10 万人群中的肝癌病人，假定该人群肝癌的患病率为

10/(10 万)。

问题 6.1　试根据该方法的假阳性人数和阳性预测值来考虑能否在该人群中开展肝癌的筛查？为什么？

问题 6.2　假设在另一地区 50 岁以上的人群中用同样的方法进行筛检，人口数为 5 万，其肝癌的患病率为 1 000/(10 万)，请计算在该人群的阳性预测值和阴性预测值。

问题 6.3　以上两种不同人群预测值的差异说明了什么？

课题 7　糖尿病筛检试验判断标准的确定

图 4.1 中，(a)是理想的正常人与糖尿病病人血糖分布，(b)是现实的正常人与糖尿病病人血糖分布。

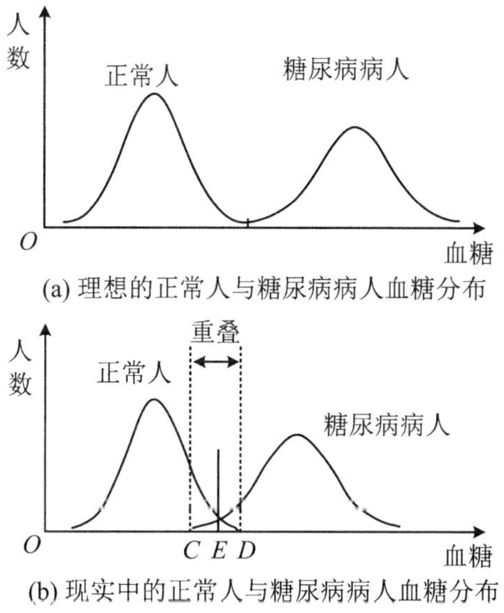

图 4.1　正常人与糖尿病病人的血糖分布

问题 7.1　请根据图 4.1 说明不同的判断标准对假阳性和假阴性的影响。

问题 7.2　请简要说明确定判断标准的原则。

课题 8　受试者工作特征曲线的概念及诊断价值

问题 8.1　什么是 ROC 曲线？它如何反映试验的诊断价值？

问题 8.2　图 4.2 所示的五种诊断方法哪种最好？为什么？

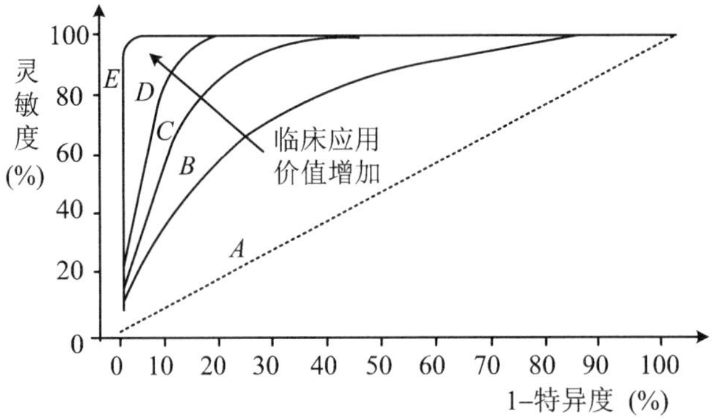

图 4.2 五种不同的方法对某病诊断的 ROC 曲线

课题 9 大肠癌的联合筛检试验

某医生采用粪便隐白蛋白(OA)和粪便隐血(OB)试验对大肠癌进行联合筛检，相关资料列于表 4.5。

表 4.5 OA 试验和 OB 试验筛检大肠癌的结果

试验		大肠癌患者	非大肠癌患者
OA	OB		
−	+	19	3
+	−	23	16
+	+	27	2
−	−	6	69
合计		75	90

问题 9.1 请完成表 4.6。

表 4.6 OA 试验和 OB 试验联合筛检大肠癌患者的结果

试验方法	灵敏度(%)	特异度(%)	阳性预测值(%)	阴性预测值(%)
OA 试验				
OB 试验				
并联试验				
串联试验				

问题 9.2 请说明联合试验对灵敏度、特异度和预测值有何影响。

问题 9.3 增加筛检试验收益的方法有哪些?

(皖南医学院 陈 燕 姚应水)

实习 5　病例对照研究

【目的】 通过研究实例，掌握病例对照研究的设计要点、实施方法、资料的统计分析方法（包括成组和配对设计的资料分析、分级分析、分层分析）和分析结果的解释。了解混杂作用和效应修饰作用的不同。熟悉 Logistic 回归分析原理及其在病例对照研究中的初步应用。

【时间】 6 学时。

课题 1　吸烟和肺癌关系的病例对照研究

20 世纪 20 年代，许多工业发达国家相继报道肺癌死亡率逐年升高，具体数值如下：1901～1920 年男性为 1.1/(10万)，女性为 0.6/(10万)，1936～1939 年上升到男性 10.6/(10万)，女性 2.5/(10万)。

关于肺癌的病因，当时有人提出过吸烟、大气污染等危险因素，但也有人提出肺癌死亡率升高的原因是人口寿命延长、人口老化的结果，同时，对肺癌的诊断手段的改进，使肺癌的检出率与死因诊断水平提高，也可致肺癌的死亡率升高。

问题 1.1 如何提出病因假设？

问题 1.2 为验证上述因素和肺癌之间是否存在因果关系，可采用哪些流行病学研究方法？

英国学者 Doll 和 Hill 于 1948 年 4 月～1952 年 2 月开展了吸烟和肺癌关系的专题研究。在 4 年间，搜集了伦敦及其附近 20 多所医院确诊为肺癌的病人作为调查对象，上述医院在此期间凡新收入肺癌、胃癌、肠癌及直肠癌等患者时，即派调查员前往调查。每调查一例肺癌病人，同时配一例同医院同期住院的其他肿瘤病人作为对照。

问题 1.3 此为何种流行病学研究方法？简述该研究方法的设计原理。

问题 1.4 简述该种研究方法的特点和应用。

问题 1.5 简述该种研究中病例和对照的选择原则。

问题 1.6 病例和对照的来源有哪些？

问题 1.7 该研究选择住院病人作为调查对象是否有代表性？

肺癌病人大都经病理组织学或痰细胞学检查确诊，少部分病人依据肺部 X 线检查或支气管镜检查确诊。事先规定 75 岁以上的病人不作为调查对象，并去除了误诊为肺癌最后修订诊断的病人 80 例、因故未能调查的肺癌病人 408 例（包括调查时出院者 189 例，病危者 116 例，死亡者 67 例，耳聋者 24 例，不会英语者 11 例），这样被调查的肺癌病人约占当时这些医院里肺癌病人总数的85%,共计1 465例。

问题1.8 试述严格制定病例、对照诊断和排除标准的重要性。

问题1.9 缺失因故未能调查的病例资料对研究结果有何影响?

对照组和肺癌组的匹配因素是:

(1) 年龄相差少于5岁,性别相同。

(2) 居住地区相同。

(3) 家庭经济条件相似。

(4) 同期入院并住同一医院。

表5.1为肺癌组与对照组性别、年龄的均衡性比较。

表5.1 肺癌组与对照组性别、年龄的均衡性比较

年龄(岁)	肺癌组		对照组	
	男	女	男	女
25~	17	3	17	3
35~	116	15	116	15
45~	493	38	493	38
55~	545	34	545	34
≥65	186	18	186	18
合计	1 357	108	1 357	108

问题1.10 病例组和对照组匹配的目的是什么?匹配的注意事项有哪些?

肺癌组和对照组病人均详细询问既往和现在的情况,并填入统一的调查表。调查工作是由具备四年该种调查研究经验的调查员来完成的。研究者对各项调查内容均有明确规定,其中吸烟者的定义是:一个人每日吸一支或一支以上纸烟,且持续一年之久者,不足此标准列为非吸烟者。为检验调查对象对吸烟史回答的可靠性,研究者随机抽查了50例,问过吸烟史后,间隔6个月后第二次重新询问,两次回答的结果见表5.2。

表5.2 两次询问50人吸烟量(支/日)的一致性

第一次询问	第二次询问						合计
	0~	1~	5~	15~	25~	≥50	
0~	8	1	0	0	0	0	9
1~	0	4	1	0	0	0	5
5~	0	1	13	3	0	0	17
15~	0	0	4	9	1	0	14
25~	0	0	0	1	3	0	4
≥50	0	0	0	0	1	0	1
合计	8	6	18	13	5	0	50

问题 1.11　调查病例和对照“既往”暴露情况时，对“既往”如何界定？

问题 1.12　在进行病例对照研究时，进行调查可靠性检验的目的是什么？

问题 1.13　根据表 5.2，计算第一次询问和第二次询问结果的一致性，即调查的可靠性，并对结果进行评价。

$$\text{两次调查结果的一致性} = \frac{\text{两次结果一致的例数}}{\text{总调查例数}}$$

研究者对男性调查结果进行了下列两种分析，见表 5.3 和表 5.4。

表 5.3　男性肺癌患者与对照组中吸烟者的吸烟习惯比较

组别	吸烟	不吸烟	合计
肺癌组	1 350	7	1 357
对照组	1 296	61	1 357
合计	2 646	68	2 714

表 5.4　男性肺癌患者与对照组中吸烟者的吸烟情况比较

病例组	对照组		合计
	吸烟	不吸烟	
吸烟	1 289	61	1 350
不吸烟	7	0	7
合计	1 296	61	1 357

问题 1.14　根据表 5.3，计算下列指标：

肺癌组中吸烟者所占的比例＝

对照组中吸烟者所占的比例＝

$\chi^2=$　　　　　　$P=$

$OR=$　　　　　　OR 95%的可信区间$=OR^{(1\pm 1.96/\sqrt{\chi^2})}$

下限＝　　　　　　上限＝

问题 1.15　根据表 5.4，计算下列指标：

$\chi^2=$　　　　　　$P=$

$OR=$　　　　　　OR 95%的可信区间$=OR^{(1\pm 1.96/\sqrt{\chi^2})}$

下限＝　　　　　　上限＝

问题 1.16　表 5.3 和表 5.4 的设计、数据整理和分析原理有何不同？该研究资料采用哪一种分析方法更合理？为什么？

研究者进一步对每日吸烟量和肺癌之间的关系进行了分析，结果见表 5.5。

表 5.5　男性每日吸烟量与肺癌的关系

吸烟剂量（支/日）	肺癌组		对照组		OR 值	χ^2 值
	例数	%	例数	%		
0	7	0.5	61	4.5	1.000	0.000
1～	49	3.6	91	6.7		
5～	516	38.0	615	45.3		
15～	445	32.8	408	30.1		
25～	299	22.1	162	11.9		
≥50	41	3.0	20	1.5		
合计	1357	100.0	1 357	100.0		

总 $\chi^2=113.70$，$df=5$，$P=0.001$（df，degree of freedom，自由度）；趋势性 $\chi^2=104.94$，$df=5$，$P=0.001$。

问题 1.17　计算表 5.5 中各行的 OR 值和 χ^2 值。

研究者另将调查对象中已吸烟总量与肺癌的关系进行统计分析，结果见表 5.6。

表 5.6　已吸烟总量与肺癌的关系

患者组别	各吸烟总量(支)的病例数					χ^2 值
	365～	50 000～	150 000～	2 500 000～	≥5 000 000	
男性：肺癌患者	19	145	183	225	75	$\chi^2=30.60$ $df=4$ $P<0.001$
非肺癌患者	36	190	182	179	35	
女性：肺癌患者	10	19	5	7	0	$\chi^2=12.97$ $df=3$ $P<0.001$
非肺癌患者	19	5	3	1	0	

问题 1.18　从表 5.5 和表 5.6 的资料分析中可以看出什么趋势？呈何种关系？

问题 1.19　从该研究中可以得出什么结论？尚需做何种研究以进一步验证吸烟和肺癌之间的因果关系？

课题 2　分层分析：病例对照研究中混杂作用和交互作用的识别及分析

一、概述

为了有效和准确地揭示某一暴露因素与疾病的联系及其联系强度，就必须考虑是否存在着制约其联系的外部因素。外部因素对暴露与疾病联系产生的作用有两个方面:一是混杂作用,二是交互作用。两者可以共存,或存在其中之一,或两者都不存在。

当研究某一暴露因素与疾病的联系时,由于一个或多个既与疾病有联系又与暴露因素密切相关的外来因素的影响,掩盖或夸大了所研究的暴露因素与疾病的联系,称之为混杂(confounding)。

当两种以上暴露因素同时存在,所致的效应不等于它们单个作用相联合的效应时,则称因素之间存在交互作用。

混杂作用是由于混杂因子(confounding factor)歪曲了暴露因素与疾病之间的真实联系所产生的,因此需要采取措施加以控制;而交互作用则是由于效应修饰因子(effect factor)对暴露因素效应的影响,是在病因研究过程中需要积极探求与说明的一种情况,以便对研究因素与研究疾病之间的关系做出正确的估计。

二、分层分析

分层分析可用来控制混杂因素的混杂作用,也可以用来判断分层因素对暴露因素是否存在因效应修饰而产生的交互作用。

分层分析就是把样本按照某一个或多个外部因素的暴露有无或暴露程度而划分为若干个组,即“层”(stratum),再分别在每一组内分析暴露与疾病之间的联系,即计算 χ^2 值和 OR 值。每一层均可归纳成一个四格表进行分析。具体方法如下:

(1) 数据资料的整理。首先按表 5.7 格式将数据资料整理成四格表。

表 5.7　第 *i* 层内病例与对照按暴露有无分组

组别	病例	对照	合计
暴露	a_i	b_i	n_{1i}
未暴露	c_i	d_i	n_{0i}
合计	m_{1i}	m_{0i}	t_i

(2) 先计算总的 χ^2 值和 cOR 值(crude odds ratio,即粗 OR 值),然后计算各层的 χ^2 值和 OR_i 值。

(3) 判定各层之间的 OR_i 值是否一致,进行各层 OR_i 值的一致性检验,即齐性检验或同质性检验(test of homogeneity)。Woolf χ^2 值一致性检验公式如下:

$$\chi^2_{\mathrm{w}} = \sum_{i=1}^{k} W_i(\ln OR_i - \ln OR_{\mathrm{w}})^2$$

其中,W_i 为第 i 层的权重,

$$W_i = \left(\frac{1}{a_i} + \frac{1}{b_i} + \frac{1}{c_i} + \frac{1}{d_i}\right)^{-1}$$

$$\ln OR_{\mathrm{w}} = \frac{\sum_{i=1}^{k} W_i \ln OR_i}{\sum_{i=1}^{k} W_i}, \quad df = \text{层数} - 1$$

(4) 如果各层 OR_i 值相差不大，具有一致性，则用 Mantel-Haenszel 法计算 OR_{MH} 值和 χ^2_{MH} 值，OR_{MH} 值作为校正混杂作用后的 aOR（adjust odds ratio）值。

$$\chi^2_{MH} = \frac{[\sum a_i - \sum E(a_i)]^2}{\sum V(a_i)}, \qquad OR_{MH} = \frac{\sum(a_i d_i / n_i)}{\sum(b_i c_i / n_i)}$$

式中

$$\sum E(a_i) = \sum(m_{1i} n_{1i} / t_i) \quad (a_i \text{ 的期望值})$$

$$\sum V(a_i) = \sum m_{1i} m_{0i} n_{1i} n_{0i} / [t^2(t_i - 1)] \quad (a_i \text{ 的方差})$$

如果各层 OR_i 值相差较大，不具有一致性，即分层资料不同质，则应计算标准化死亡比 SMR（standard mortality ratio）或标准化率比 SRR（standard rate ratio），以估计暴露对疾病的效应。公式如下：

$$SMR = \frac{\sum a_i}{\sum(b_i c_i / d_i)}$$

$$SRR = \frac{\sum(a_i d_i / b_i)}{\sum c_i}$$

(5) 混杂作用和交互作用的识别办法。

按某外部因素进行分层分析：

① 如果 $cOR \neq aOR$，则表明此外部因素对结果产生混杂作用。

② 如果各层 OR_i 相互不等，不具有同质性，则表明此外部因素对结果产生交互作用。

③ 如果 $cOR \neq aOR$，且各层 OR_i 相互不等，则表明既存在混杂作用，又存在交互作用。

三、例题

Brinton 等人于 1988 年对月经因素与乳腺癌的关系进行了病例对照研究，选择病例 2 866 人，对照 3 141 人，分别调查两组人群既往的月经情况（见表 5.8）。

表 5.8　月经因素与乳腺癌关系的病例对照研究

组别	未绝经	绝经	合计
病例组	887	1 979	2 866
对照组	868	2 273	3 141
合计	1 755	4 252	6 007

问题 2.1　根据表 5.8 计算 χ^2 值、OR 值及 OR95%CI 值。

问题 2.2　该计算结果能否说明绝经与乳腺癌之间的真实联系程度？为什么？

本次调查病例组和对照组的年龄分布及各年龄组暴露状况见表 5.9。

表 5.9　乳腺癌病例组与对照组的年龄分布及各年龄组的暴露率

年龄(岁)	病例组	暴露率(%)	对照组	暴露率(%)	未绝经(暴露)			
					病例组	暴露率(%)	对照组	暴露率(%)
40～	343	12.0	397	12.6	278	81.0	314	79.1
45～	483	16.9	520	16.6	334	69.2	323	62.1
50～	631	22.0	660	21.0	240	38.0	193	29.2
≥55	1 409	49.1	1 564	49.8	35	2.5	38	2.4
合计	2 866	100.0	3 141	100.0	887	31.0	868	27.6

问题 2.3　从表 5.9 资料中可以看出不同年龄组人群的乳腺癌患病和暴露情况有何规律？是否怀疑年龄是该研究的一个混杂因素？如果年龄是该研究的混杂因素之一，那么如何在分析时调整其混杂作用呢？

根据表 5.9 所给出的数据，按照病例与对照在不同年龄组是否绝经得到表 5.10 资料。

表 5.10　按年龄分层后绝经与乳腺癌的关系

年龄(岁)		病例组	对照组	χ^2 值	*OR* 值	*OR*95%CI 值
40～	否	278	314			
	是	65	83			
45～	否	334	323			
	是	149	197			
50～	否	240	193			
	是	391	467			
≥55	否	35	38			
	是	1 374	1 526			
合计		2 866	3 141			

问题 2.4　计算表 5.10 中各层的 χ^2 值、*OR* 值和 *OR*95%CI 值。将各层 *OR* 值和 *cOR* 值进行比较，并判断年龄是否为混杂因素。

问题 2.5　进行各层 *OR* 值的一致性检验，将数据填入表 5.11。计算 χ^2_w 值，并对计算结果进行解释。

表 5.11 ***OR*** 一致性检验数据归纳整理表

年龄(岁)	OR_i	$\ln OR_i$	W_i	$W_i \ln OR_i$	$W_i(\ln OR_i - \ln OR_w)^2$
40～					
45～					
50～					
≥55					
合计					

表 5.11 中:

$$W_i = \left(\frac{1}{a_i} + \frac{1}{b_i} + \frac{1}{c_i} + \frac{1}{d_i}\right)^{-1}$$

$$\ln OR_w = \frac{\sum_{i=1}^{k} W_i \ln OR_i}{\sum_{i=1}^{k} W_i}$$

$$\chi_w^2 = \sum_{i=1}^{k} W_i(\ln OR_i - \ln OR_w)^2, \quad df = 层数 - 1$$

问题 2.6 计算年龄调整的 χ_{MH}^2 和 OR_{MH} 及 OR_{MH} 的 95%CI,并与 cOR 值进行比较,以进一步理解年龄混杂作用调整的意义。

问题 2.7 该研究中年龄对结果是否存在交互作用?为什么?

问题 2.8 在病例对照研究中还可以用哪些方法来预防和控制混杂作用?

课题 3 Logistic 回归模型及其在流行病学研究中的应用

一、概述

病例对照研究的难点之一是混杂因素不易控制,即使简单的暴露与疾病联系,也常受年龄、性别、种族、社会经济水平及其他多种暴露因素的影响。因此,常用的计算相对危险度或比值比的方法,不能适用于混杂因素较多的复杂情况。通常有两种办法可以解决上述问题。一种是用 Mantel-Haenszel 提出的分层分析方法,分别处理有关协变量,但随着分层的增多,每层各个格子的观察数量必然减少,甚至可能为零,这会给计算带来困难或使综合分析结果不可靠。另一种方法是用多元回归方程来分析各种疾病发生与多个可能危险因素之间的定量关系,但疾病的发病概率不同于多元线性回归方程中的结局变量,它的取值只能是 1 或 0,是两分类变量。因此,各种疾病的发病概率对多个因素(自变量)的多元回归方程,不会是多元线性回归方程,而将是多元非线性回归方程。

统计学家经过研究和实践发现，Logistic 多元非线性回归方程是最适合拟合各种疾病发病概率对多个危险因素的多元回归方程。Logistic 回归模型可用来估计各因素的独立或联合作用，它能够从分层或分组的邻近等级中获得信息，而使相对危险度或比值比的计算更为可靠。

二、Logit 变换与 Logistic 回归模型

设研究人群任意一人在某段研究时期发生某种疾病的概率为 p，危险因素（自变量）有 m 个，$x_1, x_2, x_3, \cdots, x_m$，$m$ 个危险因素的线性组合为

$$y = \beta_0 + \sum_{i=1}^{m} \beta_i x_i$$

$$p = \frac{\exp y}{1 + \exp y}$$

即 $\frac{p}{1-p} = \exp y$ 或 $y = \ln \frac{p}{1-p}$，定义 $\text{Logit } p = \ln \frac{p}{1-p}$，此为 Logit 变换，则有

$$\text{Logit } p = \ln \frac{p}{1-p} = \beta_0 + \sum_{i=1}^{m} \beta_i x_i$$

此为 Logistic 多元线性回归方程，即 Logistic 回归模型（Logistic regression model）。

Logistic 回归模型中各项的意义如下：

（1）$x_1, x_2, \cdots, x_m$ 表示各危险因素、混杂因素或它们之间的交互项。

（2）$p/(1-p)$ 为发病与不发病之比，称为比值或比数（odds）。

（3）β_0 为常数项，表示所有自变量都不存在时正常人群中该病的基准发病率。

（4）$\beta_1, \beta_2, \cdots, \beta_m$ 为需要估计的各自变量的偏回归系数，反映危险因素、混杂因素及交互项的效应。

三、Logistic 回归模型的流行病学意义

举例说明：假定研究糖尿病与肥胖（x_1，取值 1 表示“肥胖”，0 表示“不肥胖”）、体力活动（x_2）和糖尿病家族史（x_3，取值 1 表示“有”，2 表示“无”）的关系，则所拟合的糖尿病与三个自变量之间关系的 Logistic 回归方程为

$$\ln \frac{p}{1-p} = \beta_0 + \beta_1 x_1 + \beta_2 x_2 + \beta_3 x_3$$

现只考虑肥胖（x_1）和糖尿病的关系：

$$x_1 = 1 \text{ 时} \quad \ln \frac{p_1}{1-p_1} = \beta_0 + \beta_1 + \beta_2 x_2 + \beta_3 x_3$$

$$x_1 = 0 \text{ 时} \quad \ln \frac{p_0}{1-p_0} = \beta_0 + \beta_2 x_2 + \beta_3 x_3$$

两式相减得 $\ln \frac{p_1/(1-p_1)}{p_0/(1-p_0)} = \beta_1$，即 $\frac{p_1/(1-p_1)}{p_0/(1-p_0)} = e^{\beta_1}$，而

$$\frac{p_1/(1-p_1)}{p_0/(1-p_0)}=\frac{odds_1}{odds_0}=OR_1$$

所以

$$OR_1=e^{\beta_1}$$

由此可见,Logistic 回归模型的意义在于其偏回归系数 β_i 可以用来计算 OR 值,偏回归系数 β_i 表示自变量 x_i 每变化一个单位,所引起的 OR 值自然对数的改变量。

四、Logistic 回归模型的作用、应用范围及应用条件

(一) Logistic 回归的作用

(1) 衡量危险因素与疾病间的关系。

(2) 估计 OR 值。

(3) 筛选自变量。

(4) 反映自变量之间的关系。

(二) 应用范围

(1) 病例对照研究资料。

(2) 队列研究资料(封闭队列)。

(3) 横断面研究资料。

探讨各种疾病发生的原因,可推广到探讨各种事件发生的原因,只要调查或实验得到的结果或结局是某种事件"发生-不发生"的两分类变量,如阳性-阴性、治愈-未愈、死亡-存活等,都可用 Logistic 回归分析去探讨其发生的原因。

(三) 应用条件

(1) 各个体的结局变量取值应该相互独立、互不影响。

(2) 各观察对象的观察时间应该相同。

五、Logistic 回归的类型及应用

根据研究设计的不同,Logistic 分析有两种方式处理明显混杂因子的作用,即所谓的非条件方式与条件方式。在理论上,非条件方式以二式项分布理论作为基础,而条件方式则以条件概率作为基础。

非条件 Logistic 回归模型适用于非配比(成组)病例对照研究资料分析,即不强调在调查过程中采用配对方式消除混杂因子作用。这种方式的主要优点是计算快速,适用于处理大样本,且结果可靠。缺点是如果分层过细,则所得联系强度偏离实际情况较大,容易做出比值比偏高的估计。

条件 Logistic 回归模型适用于个体匹配病例对照研究,主要混杂因子作为配对条件在收集资料过程中即加以控制和消除。

Logistic 回归分析的统计运算比较复杂，可用计算机统计软件（如 SAS、SPSS、STAT 等）进行分析。

六、实例分析

现举一非条件 Logistic 回归模型分析实例，在 SPSS 13.0 统计软件上实现。

（一）建立数据库

现开展一项病例对照研究，分析糖尿病的危险因素，研究数据库如图 5.1 所示。

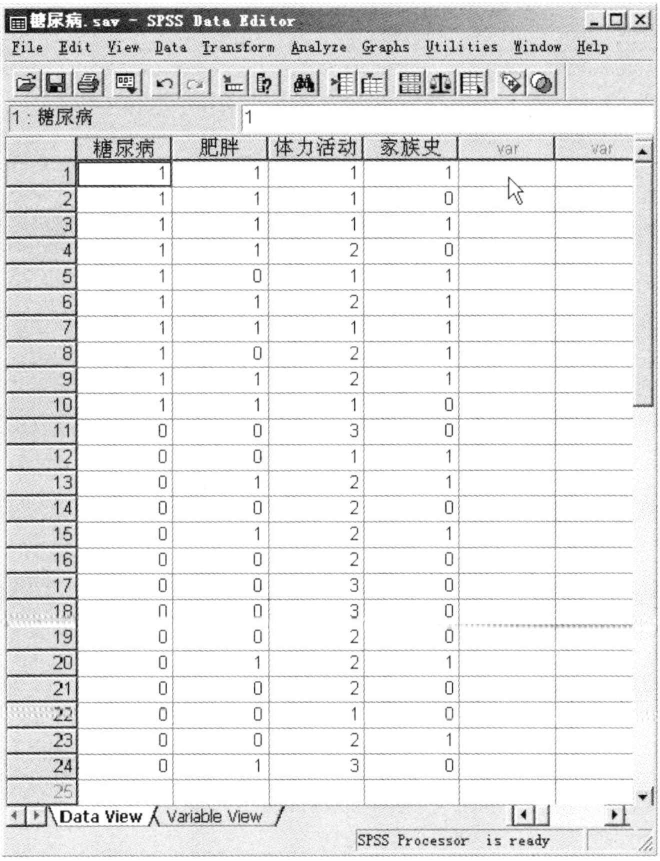

	糖尿病	肥胖	体力活动	家族史	var	var
1	1	1	1	1		
2	1	1	1	0		
3	1	1	1	1		
4	1	1	2	0		
5	1	0	1	1		
6	1	1	2	1		
7	1	1	1	1		
8	1	0	2	1		
9	1	1	2	1		
10	1	1	1	0		
11	0	0	3	0		
12	0	0	1	1		
13	0	1	2	1		
14	0	0	2	0		
15	0	1	2	1		
16	0	0	2	0		
17	0	0	3	0		
18	0	0	3	0		
19	0	0	2	0		
20	0	1	2	1		
21	0	0	2	0		
22	0	0	1	0		
23	0	0	2	1		
24	0	1	3	0		
25						

图 5.1　糖尿病危险因素病例对照研究模拟 SPSS 数据文件

说明：图 5.1 中的数据库为模拟数据库，病例组 10 例，对照组 14 例。编码说明：糖尿病（1=有，0=无），肥胖（0=正常体重，1=超重或肥胖），体力活动（1=不太活动，2=轻度活动，3=中重度活动），（糖尿病）家族史（0=无，1=有）。

问题 3.1　讨论结局变量和自变量编码的意义以及如何编码。

问题 3.2　根据上述数据库，将糖尿病和肥胖、糖尿病家族史的关系整理成四格表，分别计算 χ^2 值和 *OR* 值。

（二）进行非条件 Logistic 回归分析

按图 5.2 所示，进行非条件 Logistic 回归分析。

（1）单因素非条件 Logistic 回归分析：

糖尿病为因变量（dependent），也即结局变量，将三个自变量肥胖、体力活动和糖尿病家族史一一进行分析，即为单因素非条件 Logistic 回归分析，如图 5.3 所示。

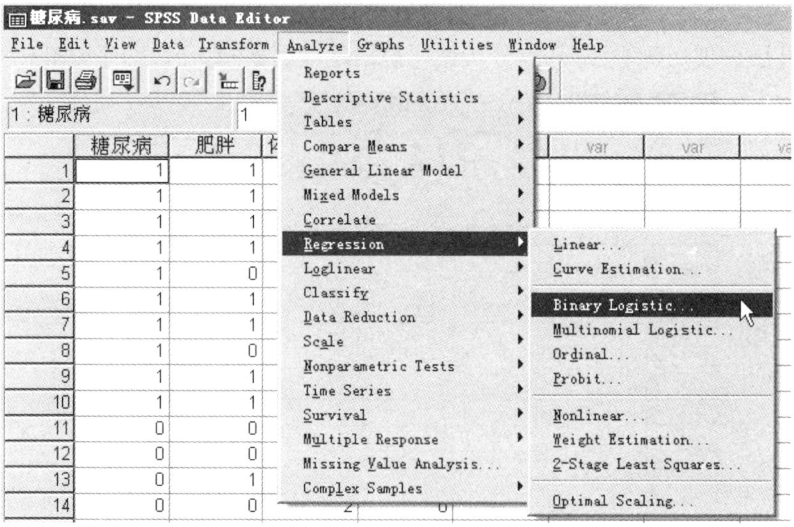

图 5.2　SPSS13.0 软件 Logistic 回归分析菜单

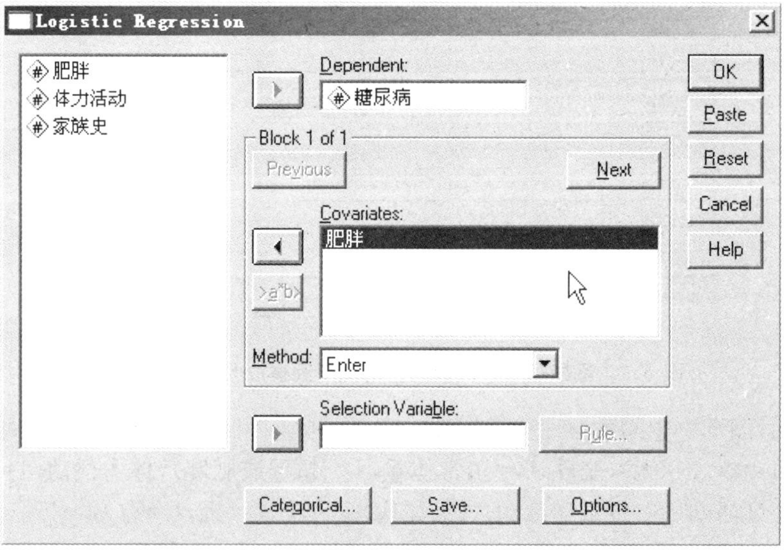

图 5.3　SPSS13.0 软件单因素 Logistic 回归分析过程窗口

肥胖和糖尿病家族史的单因素非条件 Logistic 回归分析主要结果列于表 5.12

和表 5.13。

表 5.12　Variables in the Equation

		B	S. E.	Wald	df	Sig.	Exp(B)	95.0% CI for EXP(B)	
								Lower	Upper
Step 1①	肥胖	2.303	0.987	5.438	1	0.020	10.000	1.444	69.262
	Constant	−1.609	0.775	4.317	1	0.038	0.200		

① Variable(s) entered on step 1：肥胖。

表 5.13　Variables in the Equation

		B	S. E.	Wald	df	Sig.	Exp(B)	95.0% CI for EXP(B)	
								Lower	Upper
Step 1①	肥胖	1.435	0.887	2.616	1	0.106	4.200	0.738	23.907
	Constant	−1.099	0.667	2.716	1	0.099	0.333		

① Variable(s) entered on step 1：家族史。

说明：B 为偏回归系数，S. E. 为 B 的标准误，Wald 为 Wald χ^2 值，df 为自由度，Sig. 为对应 χ^2 值的 P 值，Exp(B)为 e^{β}(即 OR 值)，Constant 为常数项。

问题 3.3　请比较单因素非条件 Logistic 回归分析和四格表分析结果。

(2) 多因素非条件 Logistic 回归模型分析：

将三个自变量全部选入协变量(covariates)框，按似然比前进法逐步选入回归方程，如图 5.4 所示。

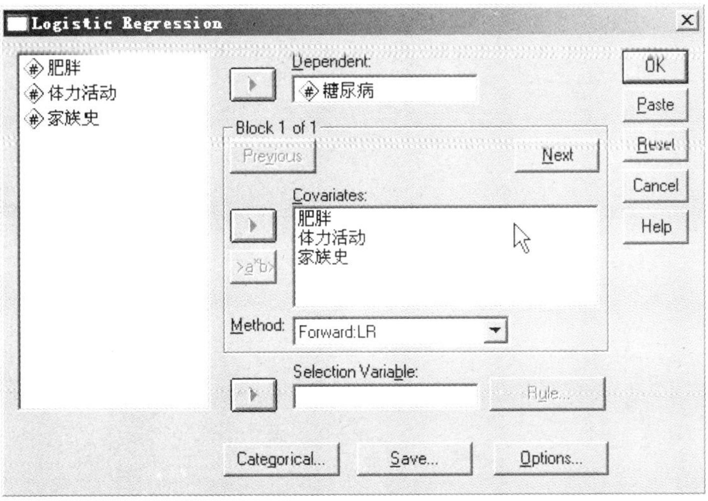

图 5.4　SPSS 13.0 软件多因素 Logistic 回归分析过程窗口

主要分析结果列于表 5.14。

表 5.14 Variables in the Equation

		B	S. E.	Wald	df	Sig.	Exp(B)	95.0% Cl for EXP(B)	
								Lower	Upper
Step 1[a]	体力活动	−2.087	0.900	5.370	1	0.020	0.124	0.021	0.725
	Constant	3.325	1.614	4.241	1	0.036	27.790		
Step 2[b]	肥胖	2.585	1.277	4.100	1	0.043	13.266	1.086	161.990
	体力活动	−2.387	1.166	4.193	1	0.041	0.092	0.009	0.903
	Constant	2.362	1.874	1.589	1	0.207	10.617		

【注】 a. Variable(s) entered on step 1：体力活动。

b. Variable(s) entered on step 2：肥胖。

问题 3.4 根据上述分析结果(见表 5.12～表 5.14)，进入模型的变量分析结果和单因素分析结果有何不同，请予以解释。

（南京医科大学　　喻荣彬）

实习6 队 列 研 究

【目的】 通过研究实例，进一步理解队列研究的基本原理，掌握队列研究的设计原则、资料的整理方法以及常用指标的计算和应用。

【时间】 3学时。

课题 Framingham心脏研究

20世纪40年代，心血管疾病（CVD）取代肺炎、流感、结核和腹泻等传染病而成为美国人的主要死因，几乎占总死亡数的一半。每三位美国男性中就有一位在60岁之前罹患心血管疾病。然而传统的探索传染病病因的实验研究和临床研究方法无法解释CVD病因和发病机制。并且由于缺乏有效的治疗和预防方法，人群的预期寿命并没有因传染病的有效控制而增加。针对CVD这一类慢性生活方式疾病病因研究需要探索新的研究方法。

有学者提出采用流行病学方法寻找心血管疾病的病因。区别于基础实验和临床对发病机制的研究，流行病学方法更注重探索疾病的表现，并识别可以解释这些表现以及和疾病的发展有关的因素。而这正是心血管疾病病因研究的迫切需求——研究者急需弄清楚心血管疾病患者和健康人有哪些因素不同。

问题1 为探讨心血管疾病的病因，你认为应该采用哪种（或哪些）流行病学方法？

1948年，美国国立卫生研究院（NIH）在马萨诸塞州Framingham小镇启动了一项心血管病研究，目的是研究在正常人群中冠心病的“表现”及其决定因素。Framingham邻近波士顿的几个医学中心，小镇居民失业率低，人口稳定，当地医生较为配合，这些都是进行长期随访研究的前提条件。Framingham研究的初始队列由5 209名28～62岁的男女组成，每两年随访一次。1971年启动Offspring研究，对象为初始队列的子女和配偶，共计5 124人，每三年随访一次。1995年开始Omni研究，观察比较拉丁裔与亚、非、拉美裔人群新发CVD的异同。

问题2 上述研究属于哪种流行病学研究？

问题3 试述该种研究方法的特点和应用。

在1948～1950年进行的第一部分研究中，研究者对年龄为20～70岁且自愿进行CVD检测的健康成年人进行了体格检查和实验室检查，总计2 941名志愿者接受了检测。研究者初步决定随访时间定为两年。根据对志愿者调查获得的数据，研究者估算两年随访样本量应在 6 000 例左右，而在这 6 000 例中，研究者推测应有5 000多人是健康者。研究者将 Framingham 小镇分为 8 个区域，每个区域根据家庭规模和地址顺序编号。研究者通过系统抽样，将每三个家庭中的两个家庭作为样本，每个家庭中符合条件的成员都被邀请参与调查。第一次调查共有 6 507 人参与，两年后，有 4 469 人再次参与调查，在这 4 469 人中，共 4 393 人为健康者。为了获得5 000例的目标人群，研究者额外从第一次参与体检的志愿者中选择了 888 人，邀请他们进行第二次检查，有 740 人进行了第二次检查。最终 Framingham 队列研究的初始队列由 5 209(即 4 469＋740)人构成。其中 5 127 人为健康人群，包括 2 283 名28～62岁的健康男性和 2 844 名 28～62 岁的健康女性。

问题 4 Framingham 心脏研究人群的选择有哪几种？上述研究中的人群属于哪一种？为什么选择这一类人群进行心血管疾病病因研究？

问题 5 Framingham 心脏研究人群如何进行分组？选择的对照人群属于哪一种对照？在进行队列研究时，对对照人群有何要求？

问题 6 你认为应该采用哪些指标描述暴露人群和对照人群的发病危险？

问题 7 影响队列研究样本量的因素有哪些？队列研究计算样本量时还需要考虑哪些问题？

研究者定义研究结局为确诊 CVD。CVD 的确诊包含几个方面：

(1) 有历史和(或)现在明确的心电图证据显示心肌梗死。

(2) 明确的心绞痛。

(3) 由心脏疾病引起的突然死亡。

Framingham 研究选择一些简便易行的生物学和行为学指标进行随访，例如血压、身高、体重、血生化、吸烟、饮酒、受教育水平和居住地等。

问题 8 什么是研究结局？队列研究对研究结局有何要求？

自 1948 年起，Framingham 研究的工作人员对初始队列的参与者每两年进行一次详细的体格检查、实验室检查和问卷调查。所有调查工作是由当地的医生和 Framingham 心脏研究所的工作人员共同完成的。研究者不但要获得生理健康指标，而且详细地记录了参与者的起居、饮食、生活习惯。在工作中，Framingham 研究的工作人员与研究对象建立了良好的关系，他们并没有把研究对象视为获取资料的对象，而是把他们视为研究的重要参与者，共同为心血管疾病的防治做贡献。即使 Framingham 研究已经进行了数十年，许多参与者已经迁移至美国其他地方，甚至是国外，但他们依旧不远千里返回 Framingham 进行体格检查和实验室检测。正是得益于这种良好的“医患”关系，使得数十年来 Framingham 研究长期保持着低于 4% 的失访率，提高了研究质量。

问题 9 什么是失访？失访的原因有哪些？失访会对队列研究的结果有什么影响？

问题 10 如何控制因失访而引起的偏倚？

为了研究父母患有间歇性跛行是否是子代跛行的危险因素，研究者在 Framingham 研究 Offspring 队列中选取了三次 12 年随访研究数据，参与者每三年接受一次体检和问卷调查。表 6.1 为 6 306 名参与者随访 12 年的情况。

表 6.1 6 306 名参与者 12 年的随访情况

进入队列时间(年)	观察人数	失访人数	新发跛行人数
1971～1975	2 039	68	35
1983～1987	2 242	156	36
1995～1998	2 025	284	30

问题 11 假设所有失访人群，平均随访时间均为 6 年，计算所有观察者的总人数时，并计算跛行的发病密度。

问题 12 如果本研究不考虑失访情况(本研究失访率为 8.05%)，即当队列研究观察人口比较稳定时，不论观察时间长短，都以观察时的总人数为分母进行计算，以观察期内新发病例数为分子，计算累积发病率，请重新计算上述人群随访 12 年的跛行累积发病率。

问题 13 累积发病率与发病密度都是发病指标，两者有何区别?

1950 年，研究者调查了 Framingham 初始队列中 1 037 名 45～62 岁健康男性的吸烟状况，并根据吸烟状况分为四组，研究者对他们随访 6 年并记录下 CVD 的发生情况，相关资料见表 6.2。

表 6.2 45～62 岁健康男性不同吸烟状况的 CVD 发病情况

吸烟史	观察人数	病例数
从不吸烟	141	14
过去吸烟	115	8
抽雪茄或烟斗	177	14
吸纸烟	594	57
合计	1 027	94

问题 14 该队列研究属于哪一种类型的队列研究?

问题 15 以从不吸烟组作为参照组，分别计算各暴露组的 *RR*、*RR* 95%可信区间、*AR* 以及 *AR*%，并解释各个指标的意义。

研究者对吸烟者每天吸烟量进行了详细统计，获得不同组别 CVD 发病人数列于表 6.3。

表 6.3 每天吸烟不同支数的 45～62 岁男性 CVD 发病状况

每天吸烟支数	暴露水平	观察人数	病例数	*RR*	*RR*95%CI	*AR*	*AR*%
<10	0	79	3				
10	1	39	2				
11～19	2	56	8				
20	3	238	21				
21～39	4	116	12				
≥40	5	66	11				
合计		594	57				

提示：多个样本率比较 χ^2 检验

$$\chi^2 = n\left(\sum \frac{A^2}{n_R n_C} - 1\right)$$

$$\nu = (n_R - 1)(n_C - 1)$$

问题 16 以每天吸烟支数<10 为对照组，计算各暴露水平 *RR* 及其 95%可信区间、*AR* 以及 *AR*%，并填入表 6.3 中。根据表 6.3 中的结果，能否认为随着每天吸烟支数增多，研究人群 CVD 发病危险增加？

在 Framingham 研究中提供了该地区 30～59 岁男性人群中几种冠心病危险因素的相对危险度和人群暴露比例的资料，完成表 6.4 并回答问题。

表 6.4 30～59 岁男性人群中几种危险因素的 *RR* 和 *PAR*%

危险因素	*RR*	P_e	*PAR*%
左室肥厚	2.7	0.1	
血清胆固醇水平≥260 mg/dl	4.3	0.06	
收缩压≥24 kPa(180 mmHg)	2.8	0.02	

【注】 *PAR*%为归因危险度。

问题 17 *PAR*%和 *AR*%有何区别？它们的意义有何不同？

问题 18 相对危险度、人群暴露比例和人群归因危险度 *PAR*%之间有什么关系？对于决策部门制定公共卫生政策有什么指导意义？

问题 19 队列研究常见的偏倚有哪几种？试述队列研究常见偏倚的控制方法。你认为 Framingham 队列研究可能存在哪些偏倚？

（南京医科大学　沈　冲）

实习 7　疫苗临床评价

【目的】 掌握疫苗临床评价的研究设计，包括目标人群和地区的选择、随机化、盲法、对照组的设置、评价指标的确定、统计分析方法等。

【时间】 3 学时。

课题　肠道病毒 71 型疫苗临床评价①

一、研究背景

肠道病毒 71 型(EV71)是一种单股正链小 RNA 病毒，属于小 RNA 病毒科肠道病毒属，1969 年首次在美国被分离而得，具有高传染性，其引起的疾病主要包括手足口病(HFMD)、疱疹性咽峡炎(HA)以及脑炎、脑干脑炎、脑脊髓炎、脊髓灰质炎综合征、格林巴利综合征、无菌性脑膜炎、急性出血性结膜炎、肺水肿(肺出血)、心肺功能衰竭、严重脑功能衰竭等并发症，统称为 EV71 感染所致疾病。

世界多地曾报道 EV71 感染所致 HFMD 的暴发流行，例如澳大利亚、保加利亚、中国、匈牙利、印度、日本、韩国、马来西亚、美国和越南等国家，以及我国香港、台湾等地区。近十几年来，EV71 引起 HFMD 的流行主要集中在亚太地区，也成为该地区一个重大的公共卫生问题。针对手足口病，目前缺乏有效治疗药物，主要是对症治疗。临床前的动物研究结果提示 EV71 灭活疫苗具有较好的免疫原性，能在小鼠中诱导广泛的中和反应，并且有着较好的安全性，能够保护小鼠耐受，是较为理想的 EV71 候选疫苗。在人群中开展 EV71 疫苗临床试验是评价 EV71 疫苗安全性和免疫原性的关键。

问题 1　疫苗临床评价中如何正确选择地区？

问题 2　疫苗临床评价中设置对照组的目的是什么？

问题 3　疫苗保护率如何计算？

---

① Zhu F C, Meng F Y, Li J X, et al. Efficacy, safety, and immunology of an inactivated alum-adjuvant enterovirus 71 vaccine in children in China: a multicentre, randomised, double-blind, placebo-controlled, phase 3 trial [J]. Lancet, 2013, 381(9882): 2024-2032.

二、疫苗保护效力研究设计

（一）目标人群和地区的选择

根据前期流行病学数据显示，目前 6～35 月龄婴幼儿缺乏 EV71 保护性抗体是这个年龄段高感染率和高病死率的主要原因，因此确定 6～35 月龄婴幼儿为 EV71 灭活疫苗免疫的目标人群。以监护人知情同意自愿参加为原则，招募满 6 月龄至不满 36 月龄的常住健康儿童，无 HFMD 病史及其接种禁忌证者。在评价疫苗的保护效力研究中，因需要监测 EV71 所致疾病病例，因而选择过去两年内 HFMD 流行水平较低，且研究期间预期可能会有较大规模的 EV71 流行的地区。根据 HFMD 的流行率、基线感染水平来综合考虑选择研究现场。研究地区必须有足够的人口资源，确保有足够的研究人群数量。以乡镇为研究地区的单位，则乡镇内符合 6～35 月龄范围的人群基数至少应为招募接种人数的 2.5～3.0 倍。接种乡镇内各村按研究人群基数的比例分配招募志愿者数量，保证各村接种率基本一致。

（二）随机化、盲法、对照组的设置

本研究采用多中心、随机、双盲、安慰剂对照的优效性设计。试验疫苗是由北京微谷生物医药有限公司研制的含佐剂 320U EV71 疫苗，系用 EV71 病毒株接种 Vero 细胞。该疫苗为注射剂型，规格为 0.5 ml/针，每针含 320U 抗原和 0.18 mg 铝佐剂。安慰剂对照每剂仅含 0.18 mg 铝佐剂而无 EV71 抗原成分。试验组和对照组按 1∶1 比例随机分配。受试者按 0 和 28 天的免疫程序接种两针次试验疫苗或安慰剂。

（三）评价指标的确定

在研究中选择 EV71 所致 HFMD 和 EV71 所致疾病作为主要终点事件。EV71 所致 HFMD 定义为：出现临床上诊断的 HFMD，包括在手掌、脚底、膝盖、手肘或臀部出现丘疹水疱性皮疹或斑丘疹，伴或者不伴发热，口腔内有或没有小水泡（溃疡）；并有病原学证据支持由 EV71 感染所致。EV71 所致疾病定义为：出现临床上诊断 HFMD、HA、神经系统症状（如无菌性脑炎和脑膜脑炎）伴或不伴后遗症，以及非特异性的疾病症状，例如单纯性发热、腹泻、呼吸感染症状等；并有病原学证据支持由 EV71 感染所致。通过建立的肠道病毒病监测系统，对受试者第 56 天至第 14 月进行 12 个月的监测随访，确定在监测期内发生的 EV71 所致 HFMD 和 EV71 所致疾病。保护效力评价的主要终点指标是疫苗抗 EV71 所致疾病的保护率和抗 EV71 所致 HFMD 的保护率。次要终点指标是疫苗抗 EV71 所致重症（住院疾病）的保护率。

（四）统计分析方法

1. 基本资料的一般统计方法

对 EV71 疫苗组和安慰剂组受试人群的基本资料等进行描述，并比较组间均衡性，在计量资料服从正态分布或经对数转换后服从正态分布时采用方差分析；若不满足正态分布，则采用秩和检验；分类资料比较采用卡方检验或 Fisher 精确概率法检验；等级资料比较采用 CMH 卡方检验。除非特别说明，所有假设检验均为双侧检验，检验水准 α 为 0.05。若卡方检验多组率间差别有统计学意义，则进行率两两比较，其检验水准 α 调整为 $\alpha'=1-\sqrt[m]{1-\alpha}$，$m$ 为两两比较的次数。若方差分析多组间差别有统计学意义，则需进一步用 Student-Newman-Keuls 检验对多个组间进行两两比较。统计分析软件为 SAS 9.1（SAS Institute Inc.，Cary，NC，USA）。

问题 4　比较疫苗组与安慰剂组基本资料的目的是什么？

问题 5　疫苗组与安慰剂组所比较的基本资料通常包括哪些？

2. 保护效力资料的统计方法

保护效力资料主要包括：保护效力监测数据和交叉保护监测数据。

主要统计指标：

$$\text{发病密度}=\frac{\text{全程接种的发病人数}}{\text{全程接种者有效观察人年数}}$$

$$\text{分母的观察人年数}=\frac{\sum\text{合格受试者观察天数}+\sum\text{发病者截止发病的观察天数}}{365.25}$$

$$\text{合格受试者观察天数}=\text{研究结束日期}-\text{观察开始日期}+1$$

$$\text{发病者截止发病的观察天数}=\text{受试者发病日期}-\text{观察开始日期}+1$$

按下列公式计算试验疫苗的保护率和效果指数：

$$\text{保护率}=\frac{\text{对照组发病密度}-\text{试验疫苗组发病密度}}{\text{对照组发病密度}}\times 100\%$$

发病的受试者为确诊的 EV71 所致疾病病例。泊松分布精确概率法计算保护率及其 95%CI，或者使用 Cox 比例风险回归模型计算风险比例比和 95% CI。

问题 6　一种新型疫苗在上市前一般需要经过哪几个阶段（期）的临床研究，通常在第几个阶段（期）进行效力评价。

三、研究结果

EV71 疫苗保护效力研究中，共招募 6～35 月龄受试者 10 245 名，其中 EV71 疫苗组 5 120 人，安慰剂对照组 5 125 人。至少完成一针次免疫，并进入免疫后第 1 年病例监测期的受试者均纳入疫苗保护效力的分析中，EV71 疫苗组 5 111 人，安慰剂组 4 939 人。进入分析的受试者按 6～11 月龄和 12～35 月龄分为婴儿组和幼儿组，分别为 2 496 人和 7 730 人。

(一) 预防EV71感染所致HFMD保护率

在12个月的监测期内,共确诊EV71所致HFMD病例36例,其中疫苗组3例,安慰剂组33例。根据随访不同时间节点,计算3个月、6个月、9个月和12个月EV71疫苗预防EV71感染所致HFMD保护率分别为86.39%(95% CI:54.53%~95.93%)、88.91%(95% CI:63.46%~96.64%)、90.65%(95% CI:69.45%~97.14%)和90.93%(95% CI:70.42%~97.22%),EV71疫苗组的EV71所致HFMD发病密度显著低于安慰剂组,且差异有统计学意义(见表7.1)。

表7.1 不同时间EV71疫苗预防EV71感染所致HFMD保护率

随访时间(月)	试验分组	接种人数	人年	发病人数	发病密度[1/(1000人·年)]	保护率%(95% CI)	P值
3个月	试验组	5 111	1 255.23	3			
	对照组	5 115	1 253.31	22			
6个月	试验组	5 111	2 503.84	3			
	对照组	5 115	2 496.46	27			
9个月	试验组	5 111	3 740.73	3			
	对照组	5 115	3 730.41	32			
12个月	试验组	5 111	4 915.50	3			
	对照组	5 115	4 903.50	33			

问题7 请计算表7.1中的发病密度,并进行分析。

问题8 请计算表7.1中的保护率,并进行分析。

(二) 预防EV71感染所致疾病保护率

在12个月的监测期内,EV71疫苗组中确诊EV71感染所致疾病8例,其中HFMD 3例,上感3例,腹泻2例;安慰剂对照组中确诊EV71感染所致疾病44例,其中HFMD 33例,上感11例。EV71疫苗组与安慰剂组EV71感染所致疾病发病密度分别为1.63/(1000人·年)和8.97/(1000人·年),两组间比较差异有统计学意义,疫苗针对EV71感染所致疾病的保护率为81.85%(95% CI:61.46%~91.46%)(见表7.2)。

在12个月监测期内,婴儿EV71疫苗组中确诊EV71感染所致疾病1例,安慰剂组11例;幼儿EV71疫苗组中确诊EV71感染所致疾病7例,安慰剂组33例。婴儿组EV71疫苗抗EV71所致疾病的保护率为90.87%(95% CI:29.29%~98.82%);幼儿组EV71疫苗抗EV71所致疾病的保护率为78.87%(95% CI:52.23%~90.65%)(见表7.3)。

表 7.2 EV71 疫苗预防 EV71 感染所致疾病保护率

临床诊断	试验分组	接种人数	人年	发病人数	发病密度[1/(1000 人·年)]	保护率(%)(95% CI)	P 值
HFMD	试验组	5 111	4 915.50	3	0.61	90.93	<0.001
	对照组	5 115	4 903.50	33	6.73	(70.42~97.22)	
上感	试验组	5 111	4 915.50	3	0.61	72.78	0.046
	对照组	5 115	4 903.50	11	2.24	(2.43~92.41)	
腹泻	试验组	5 111	4 915.50	2	0.41		
	对照组	5 115	4 903.50	0	0.00		
合计	试验组	5 111	4 915.50	8	1.63	81.85	<0.001
	对照组	5 115	4 903.50	44	8.97	(61.46~91.46)	

表 7.3 不同年龄组 EV71 感染所致疾病保护效果分析

年龄组	试验分组	接种人数	人年	发病人数	发病密度[1/(1000 人·年)]	保护率(%)(95% CI)	P 值
婴儿组	试验组	1 245	1 195.36	1	0.84	90.87	0.022
	对照组	1 251	1 199.81	11	9.17	(29.29~98.82)	
幼儿组	试验组	3 866	3 720.14	7	1.88	78.87	<0.001
	对照组	3 864	3 703.69	33	8.91	(52.23~90.65)	

(三)预防 EV71 感染所致 HFMD 住院病例保护率

在 12 个月的监测期内(2012 年 3 月~2013 年 3 月),一共收集到了 17 038 例次疾病报告,涉及 7 328 名受试者。52 名受试者经实验室确诊为 EV71 感染所致疾病病例。试验疫苗在符合方案集人群中,抗 EV71 感染所致手足口病的保护率为 90%(95% CI:67.1%~96.9%),对 EV71 感染所致疾病的保护率为 80.4%(95% CI:58.2%~90.8%)(见表 7.4)。52 例确诊病例中有 8 例 EV71 感染所致手足口病的住院病例(包括 1 例严重手足口病病例,伴脑炎和口腔疱疹),这 8 例全部来自安慰剂组,提示试验疫苗对 EV71 感染所致手足口病住院病例或重症病例的保护率为 100.0%(95% CI:41.6%~100.0%)。

问题 9 基于意向治疗分析和依从者分析原则,统计分析数据可以形成的数据集有哪些?各有何特点?

表 7.4　EV71 疫苗抗 EV71 感染所致疾病的 1 年期(第 56 天～第 14 个月)有效性

	疫苗组			安慰剂组			保护率		
	暴露人年	病例数	发病密度[1/1000(人·年)]	暴露人年	病例数	发病密度[1/1000(人·年)]	%	95%CI	P 值
符合方案集[a]									
EV71 感染所致疾病	4 725.4	8	1.7	4 742.9	41	8.6	80.4	(58.2～90.8)	<0.001
EV71 感染所致 HFMD	4 725.4	3	0.6	4 742.9	30	6.3	90.0	(67.1～96.9)	<0.001
EV71 感染所致的其他疾病[b]	4 725.4	5	1.1	4 742.9	11	2.3	54.3	(−31.4～84.1)	0.150
修正意向性治疗集									
EV71 感染所致疾病	4 915.5	8	1.6	4 903.5	44	9.0	81.9	(61.5～91.5)	<0.001
EV71 感染所致 HFMD	4 915.5	3	0.6	4 903.5	33	6.7	90.9	(70.4～97.2)	<0.001
EV71 感染所致的其他疾病	4 915.5	5	1.0	4 903.5	11	2.2	54.6	(−30.6～84.2)	0.140
符合方案集中免前抗体滴度<1∶8 的受试者									
EV71 感染所致疾病	3 347.5	8	2.4	3 345.4	40	12.0	80.0	(57.2～90.6)	<0.001
EV71 感染所致 HFMD	3 347.5	3	0.9	3 345.4	29	8.7	89.6	(66.0～96.9)	<0.001
EV71 感染所致其他疾病	3 347.5	5	1.5	3 345.4	11	3.3	54.5	(−31.1～84.2)	0.140

【注】 a. 修正意向性治疗集中有 3 例受试者因未接种第二针,而未纳入符合方案集。

b. EV71 感染所致其他疾病主要指 EV71 感染所致的无特异性症状的疾病,包括由 EV71 感染所致的 14 例上呼吸道感染和 2 例腹泻。

(江苏省疾病预防控制中心　李靖欣　贾斯月　朱凤才)

实习 8　分子流行病学

【目的】 通过案例讨论，加深对分子流行病学应用的了解，理解分子流行病学与传统流行病学的区别与联系；通过实验操作，熟悉分子流行病学常用检测技术。

【时间】 12 学时。

课题 1　分子流行病学研究常用实验技术

一、临床和培养标本中核酸的提取

核酸的提取是进行基因序列分析与基因分型的基础，不同的病原体具有其独特的核酸结构，有些是 RNA 分子，有些则是 DNA 分子。理想的方法要求提取的核酸必须纯度高，不被其他物质污染，分子结构基本完整，产量较高。

（一）提取 DNA

基因组 DNA 的分离通常是在破坏细胞质和细胞核膜后再去除细胞蛋白而获得的，去除蛋白的方法有两种：在 EDTA 和变性剂（枸橼酸钠）存在下加入蛋白酶（蛋白酶 K）进行消化；使用有机溶剂（酚和氯仿）变性和抽提。乙醇和异丙醇能把 DNA 自水溶液中沉淀出来。所制备的 DNA 片段分子大小多数在 100～200 kB，适合于进行 Southern 分析和克隆入噬菌体载体中。

（二）提取 RNA

RNA 的提取过程包括三个步骤，即：裂解细胞，去除蛋白和将 RNA 从 DNA 中分离。在提取 RNA 时，裂解细胞和灭活 RNA 酶要同时进行，还应采取适当方法避免带入外源性 RNA 酶。

二、核酸和蛋白质检测法

（一）核酸图谱分析

核酸图谱（nucleicacid pattern）是指应用染色和电泳等方法将提取的核酸物质进行分离，以显示出分子量不等的条带，一种生物标本所显示的多个特定条带可构成一种谱型。常用的核酸图谱分析有：质粒图谱分析（plasmid profile）和病毒 RNA 节段图谱分析(RNA profile)。

(二) 限制性片段长度多态性分析

限制性核酸内切酶是指能识别特异序列并从 DNA 内部切断双链 DNA 的核酸内切酶。目前发现的共有三类,其中Ⅱ类限制性内切酶是使用的主要酶类。

限制性片段长度多态性(restriction fragment length polymorphism,RFLP)是指当 DNA 序列中的某个碱基发生了突变,使突变部位的 DNA 序列产生(或缺失)某种限制性内切酶的位点,这样,利用该限制性内切酶消化此 DNA 时,DNA 片段被完全切割后可产生多个与正常不同的 DNA 片段,经过电泳分离和染色,表现为特定的条带谱型,以此鉴定不同生物体之间遗传特征的异同。其实验流程为:提取染色体 DNA→PCR 扩增特定片段→限制性酶切反应和凝胶电泳分析。结果分析如图 8.1 所示。

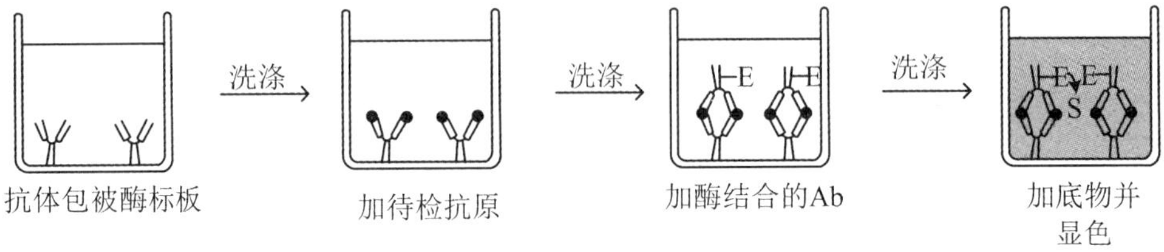

图 8.1 双抗体夹心法测抗原操作步骤

(三) 核酸分子杂交

DNA 在热变性后两条链可以打开,此时若与具有同源序列的核苷酸片段一同退火,则 DNA 分子和寡核苷酸片段可通过碱基相互配对,称为分子杂交;RNA 分子也能与互补的核苷酸序列结合。这种核苷酸片段称为核酸探针(probe)。核酸分子杂交(molecular hybridization)技术的高度特异,可广泛用于待测 DNA 或 RNA 的定性和半定量分析。核酸杂交的方法种类繁多,如斑点杂交(dot hybridization 或 dot blotting)、原位杂交(in situ hybridization)、Southern 杂交(southern hybridization 或 southern blotting)、Northern 杂交(northern hybridization 或 northern blotting)等。

(四) 聚合酶链反应

聚合酶链反应(polymerase chain reaction,PCR)是 20 世纪 80 年代发展起来的一种体外核酸扩增系统,具有快速(数小时)、灵敏(ng 甚至 fg 级的靶 DNA)和操作简便(自动化)等优点。PCR 实质上是一个在模板 DNA、引物(模板片段两端的已知序列)和四种脱氧核苷酸等存在的情况下,依赖 DNA 聚合酶的酶促合成反应,扩增的特异性取决于引物与模板 DNA 的特异结合,整个扩增过程分三步:

(1) 变性:加热使模板 DNA 双链间的氢键断裂而形成两条单链。

(2) 退火:突然降温后模板 DNA 与引物按碱基配对原则互补结合。

(3) 延伸：在 DNA 聚合酶及镁离子等存在的条件下，从引物的 3′端开始，结合单核苷酸，形成与模板链互补的新 DNA 链。

上述三步为一个循环，从理论上讲，每经过一个循环，样本中的 DNA 量增加 1 倍。经过 25～30 个循环后 DNA 可扩增 10^6～10^9 倍。其基本原理如图 8.2 所示。

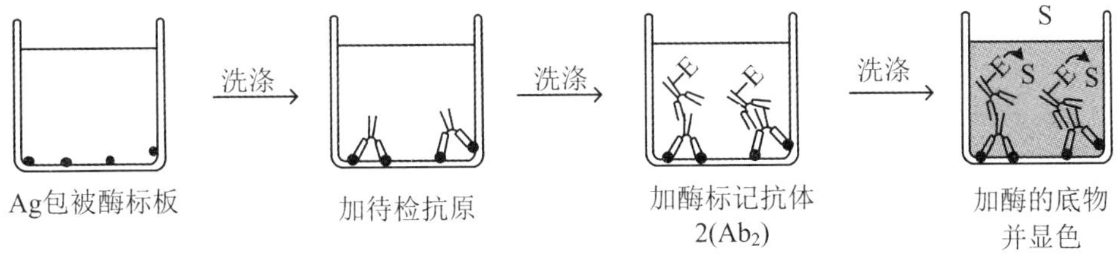

图 8.2　间接法测抗体操作步骤

(五) DNA 序列分析

通过对生物遗传物质 DNA 进行序列分析可以最直接反映生物本质。目前应用的快速序列测定方法有两种，即 Sanger 双脱氧终止法(酶法)和化学降解法(Maxam-Gibern 法)，以 Sanger 双脱氧终止法的应用最为广泛。Sanger 法使用特异性引物与单链 DNA 模板相退火，在 DNA 聚合酶作用下进行延伸反应，并在双脱氧核苷三磷酸(ddNTP)作用下进行碱基特异性的链终止，然后采用聚丙烯酰胺凝胶电泳区分长度相差 1 个核苷酸的单链 DNA，从而完成核酸测序。

(六) 单链构象多态性分析

单链构象多态性分析是判断核酸(DNA 和 RNA)有无变异的方法，其基本原理是单链核酸在非变性聚丙烯酰胺凝胶电泳的迁移率与核酸的一级结构和构象密切相关，核酸序列中的任何变异，甚至是单个碱基的改变都可能改变该核酸片段的构象，从而改变核酸分子在电泳时的迁移率，借此可将变异 DNA 与正常 DNA 区分开来。

目前 SSCP 方法首先是以目的 DNA 作为模板进行 PCR 扩增，再用加热变性或碱变性方法使扩增产物中的双链 DNA 变性为单链 DNA(ssDNA)，加入变性上样液，然后进行非变性聚丙烯酰胺凝胶电泳，电泳后用银染、溴化乙锭(EB)染色，或在 PCR 扩增中用同位素或荧光素标记引物进行检测。其基本原理见图 8.3。

(七) 蛋白质图谱与转印杂交

蛋白质是生物体遗传特征和生物功能的具体表现，因此对细菌蛋白质进行分析是细菌鉴定的重要内容。在特定条件下，提取生物体全部或部分蛋白质进行电泳分析，其在染色后的条带所构成的谱型称为蛋白质图谱(protein profile)。与核酸图谱相似，分子量相同或相近的蛋白质并不一定是同一种蛋白质，因此需要对其进行特异性分析。蛋白质经过电泳分离后，再转印到特殊的固相载体上，如硝酸纤维素膜等，再应用特异抗体进行检测，这种方法称为蛋白质转印杂交(western blotting)技术。

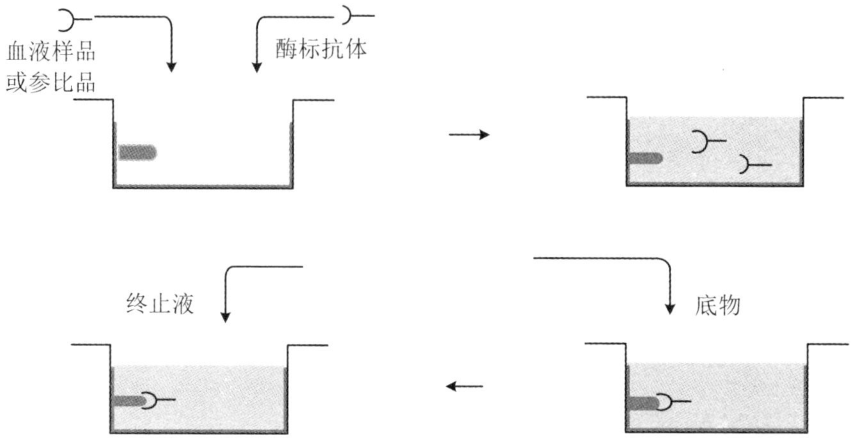

图 8.3　竞争法测抗体示意图

(八) 多位点酶电泳

细菌等生物体内的蛋白酶是基因表达的产物。通过体内蛋白酶特征的检测，可以判定不同生物体的遗传特征。多位点酶电泳(multilocus enzyme electrophoresis, MEE)技术就是将生物体内多种蛋白酶经过电泳分离和酶特异染色，进而鉴定生物特征和进行不同生物体遗传关系判定的一项技术。与普通蛋白质相比较，其特点是酶活性可以直接检测和鉴定。

三、抗原、抗体检测技术

抗原抗体反应在生物检测技术中应用非常广泛，可以用于传染病、免疫异常性疾病、肿瘤等相关疾病的诊断、疗效评价及发病机理的研究。传统的抗原、抗体检测技术有免疫沉淀、酶联免疫吸附试验(enzyme-linked immunosorbent assay, ELISA)等。近年来新发展起来的蛋白质芯片技术，与传统的抗原抗体检测技术相比，具有高通量、高灵敏度等优势，应用更加广泛。

四、实验操作

(一) DNA 的提取

1. 试剂

(1) 基因组 DNA 提取试剂：QIAGEN 基因组 DNA 抽提试剂盒，包括 FG1(红细胞裂解缓冲液)、FG2(蛋白变性缓冲液)、FG3(DNA 溶解缓冲液)以及 QIAGEN 蛋白酶。

(2) 异丙醇。

(3) 75%乙醇。

2. 操作步骤

严格按照 QIAGEN 基因组 DNA 提取试剂盒操作说明书，提取样本基因组 DNA，具体步骤如下：

(1) 提前一天将提取 DNA 所需的耗材利用立式压力蒸汽灭菌器进行高压消毒并置于鼓风干燥箱中干燥。

(2) 将冻存的血标本从 −80 ℃冰箱中取出，放置在 −20 ℃冰箱内 24 h，随后取出，放置于 4 ℃冰箱内保存 24 h。若为新鲜标本直接进入下一步骤。

(3) 用记号笔同时在 15 ml 离心管管壁和管盖处标明所对应的样本号。

(4) 吸取 5 ml FG1 加入上述离心管中，加入 2 ml 的血液样本，颠倒混合 20～30 次，直至无血凝块出现(离心管边侧以及管盖需用记号笔标明样本号)。

(5) 3 000 r/min 离心 5 min(在离心期间配 FG2/QIAGEN Protease 混合液，注意要现配现用)。

(6) 离心后小心倾倒出管中上层清液(以下简称"上清液")后，将离心管倒置于干净的吸水纸上，沥干 2 min(操作过程需注意，确保沉淀留在管内)。再加入 1 ml FG2/QIAGEN Protease 混合溶液，加盖，立即振荡混匀，直到无细胞团出现。仔细检查管内，观察样本是否已完全裂解，如果不完全，需再次震荡使其完全裂解(若样本量较多，应边加 FG2/QIAGEN Protease 混合液，边震荡混匀)。

(7) 短暂离心 1 min，放入 65 ℃的水浴，孵化 20 min。在水浴时离心管管口需距液面 1/3 以上部位，以防止在加热过程中，由于温度升高，离心管盖打开而造成杂质或水进入管中(当样本的颜色由红变成橄榄绿时，表示蛋白已被消化)。

(8) 再离心 1 min 后，加入异丙醇 1 ml，翻转混匀直至可见离心管内出现絮状 DNA 沉淀(此时若看到离心管内有黑绿色状团块，继续振荡，直至黑绿色状团块彻底溶解成澄清液)。

(9) 3 000 r/min 离心 4 min，离心后弃去管中上清液，再将离心管倒置于洁净的吸水纸上，此时肉眼可见管底有白色 DNA 沉淀。操作过程应缓慢弃去上清液，以免造成沉淀的丢失。

(10) 加入 1.5 ml 75% 乙醇，小心地将片状沉淀弹起，浸泡在乙醇中 10 min 后，3 000 r/min 离心 5 min。

(11) 待离心后，弃去上清液，将离心管倒置在干净的吸水纸上，静置 5 min，小心操作使其沉淀留在试管内。

(12) 用吸水纸沥干，放置 20 s，然后加入 FG 3 200 μl，缓慢振荡，再放入 65℃的水浴，孵化 20 min。

(13) 吸取离心管内的 DNA 溶解液，尽可能完全加入标有相应编号的 200 μl 离心管中，盖紧管盖，放置在摇床上 12 h。将提取好的 DNA 放入 −80 ℃冰箱中保存。

（二）RNA 的提取

1. 试剂

（1）0.1‰的 DEPC 水。

（2）75% 乙醇。

（3）氯仿。

（4）异丙醇。

2. 操作步骤

（1）准备无 RNA 酶的枪头、1.5 ml EP 管，提前 30 min 打开实验室超净台紫外灯，从−80 ℃冰箱中取出冻存的 PBMC 放在冰上解冻。

（2）配制 0.1‰的 DEPC 水（依次吸取 5 μl DEPC 原液和 50 ml 的 ddH_2O（双重水），充分混匀）。

（3）配制 75%的酒精（吸取 15 ml 的 0.1‰ DEPC 水和 45 ml 的无水乙醇，充分混匀），然后使用配制好的酒精擦拭镊子、移液器、操作台等。

（4）PBMC 完全溶化后，用枪头反复吹打，至液体透亮，然后在 4 ℃条件下离心 12 000*g*×10 min（*g* 为重力加速）。

（5）吸取 1 ml 左右的上清液，转移至另一个的无酶 EP 管中（注意，不能吸入管中的沉淀物），再吸取 0.2 ml 氯仿加入 EF 管中，剧烈振荡（2 min），室温下放置 5 min，同时在 EP 管上做好标记，然后在 4 ℃条件下离心 12 000 *g*×15 min。

（6）轻轻取出 EP 管，小心吸上清液 300～500 μl，置 1.5 ml 新的无酶 EP 管中，注意不要吸到中间膜状层 DNA。

（7）向 EP 管中加入等体积的异丙醇（经过−20 ℃预冷处理），上下颠倒、充分混匀，然后放置于−20 ℃冰箱中助沉 1 h，取出后在 4 ℃条件下离心 12 000 *g*×15 min。

（8）离心结束后，轻轻倒去 EP 管中的上清液，然后吸取 1 ml 的 75%酒精（经过−20 ℃预冷处理）加入到 EP 管中，并使用移液器吹打、清洗管内的 RNA 沉淀。

（9）放置涡旋混合器上充分振荡混匀，然后在 4 ℃条件下离心 7 500 *g*×5 min。

（10）轻轻取出离心后的 EP 管，小心倒去上清液，继续在微型离心机上 3 000 r/min 离心 30 s，然后使用移液器吸出管内残余液体，室温下放置 5～10 min。

（11）根据提取的 RNA 含量，向 EP 管内加 30～40 μl 的 0.1‰ DEPC 水，待 RNA 完全溶解后，在微型离心机上 3 000 r/min 离心 30 s，测定 RNA 浓度，然后放入−80 ℃冰箱中冻存备用。

（三）PCR 的基本操作

1. 试剂

（1）引物：用去离子水配成 10～50 μmol，浓度计算及配制方法见有关书籍，扩增时用量为 1～2 μl/100 μl 反应体积。

（2）Taq 聚合酶：商品供应一般为 5 U/μl，用时用专门的稀释缓冲液或按厂家要求用 PCR 反应缓冲液等配制成 1 U/μl 或更小浓度。扩增时用量为 2～5 U/100 μl。

(3) PCR 反应缓冲液：部分随 Taq 酶提供给用户，需自己配制时，10×浓度的配制如下：

250～500 mmol KCl；

100～500 mmol Tris-HCl(pH 8.4)；

15～20 mmol $MgCl_2$；

0.5% Tween-20；

1 mg/L BSA(组分 V)。

(4) dNTPs：已有商品化的中性混合液(2 mmol，10×)供应，如需自己配制，则将 dATP、dGTP、dCTP、dTTP 钠盐各 10 mg 合并，加去离子水 2 ml 溶解，用 0.1 mol 的 NaOH 调至 pH 7.0～7.5，分装后置－20℃保存(浓度为 5 mmol)。

(5) 模板：不同标本的模板 DNA 或 RNA 制备方法见有关书籍，用量需在探讨 PCR 灵敏度的预试验中摸索。

2. 操作步骤

(1) 在一个 0.2 ml 的 Ep 管中加入下列各成分(按 100 μl 反应体积计算)：

两种引物(各)　1～2 μl；

10×PCR 反应缓冲液　10 μl；

dNTPs(2 mmol 混合母液)　10 μl；

模板　1～5 μl；

去离子水　补至 100 μl(包括 Taq 酶体积)。

上述诸液混匀后，离心 15 s，使液体沉至管底。加石蜡油 30～100 μl 于表面，以防止加温过程中液体蒸发影响反应体积。

(2) 95～97 ℃变性 5～10 min，冰浴冷却，加 Taq 酶(1 U/μl) 2～5 μl，短暂离心。

(3) 开始循环：变性 94～97 ℃，30～50 s；退火 25～65 ℃，60～90 s；延伸 70～74 ℃，60～120 s，重复 25～35 个循环。

(4) 末次循环后，在延伸温度下再延时 5～7 min。

(5) 反应结束后，短暂离心，吸取少量(5 μl)分析，余之置 4 ℃冰箱中保存备用。

【注意事项】

(1) 如果 Taq 酶系用 10×PCR 反应缓冲液配制，则在反应混合物中的反应缓冲液项中应减去实际应用的体积数。

(2) 各种成分的实际用量应根据实验者选用的该成分的终末浓度及所拥有的贮备液浓度进行核算。

（四）单核苷酸多态性分型

1. 试剂

（1）PCR Master Mix。

（2）单核苷酸多态性（single nucleotide polymorphisms，SNP）基因分型探针。

（3）ddH_2O。

2. 操作步骤

（1）实验所需耗材高压消毒灭菌，烘干后备用。

（2）实验前 24 h，−20 ℃冰箱中取出 DNA 标本，放于 4 ℃冰箱，实验前 15 min 从 4 ℃冰箱中取出 DNA 标本置于室温。

（3）从−20 ℃冰箱内取出探针和 PCR Master Mix，置室温中 10 min。

（4）离心所有试剂及样本 DNA 1～2 min。

（5）在 1.5 ml 的 EP 管内配置一个反应板需要的总体积的反应体系（或加上额外的反应物来弥补试剂转移过程中的损失体积计算在内）。表 8.1 列出了 TaqMan 基因分型反应体系。

表 8.1　TaqMan 基因分型反应体系

成分	每孔所需体积（μl）	100 次反应所需体积（μl）
PCR Master Mix	5.0	500
SNP 探针	0.1	10
DDH_2O	0.9	90

（6）离心配置好的体系 2 800 r/min 离心 1 min，使之充分混匀。

（7）将混匀试剂加入 96 孔光学透光板，每孔 6 μl。

（8）将离心后的 DNA 样本也加入 96 孔光学透光板中，每孔 4 μl。

（9）用光学透光盖膜覆盖 96 孔板，4 000 r/min 离心 2 min。

（10）离心之后，放入 ABI ViiA7 Real-time PCR 仪进行检测，设置反应条件为：60 ℃，30 s→95 ℃，10 min→（95 ℃，15 s→60 ℃，1 min）×40 个循环。

（11）根据等位基因的荧光强度不同来判断待测 DNA 样本的基因分型，并保存数据。

（12）取出反应板，关闭 ABI ViiA7 仪，将电脑关机，并切断电源。

（五）乙肝五项指标的测定

乙肝五项指标是乙型肝炎常规检测的血清标志物，其检测方法较多，常用的方法是酶联免疫吸附试验（Enzyme Linked Immunosorbent Assay，ELISA）。ELISA 可用于测定抗原，也可用于测定抗体。在这种测定方法中有三个必要的试剂：① 固相的抗原或抗体，即“免疫吸附剂”；② 酶标记的抗原或抗体，称为“结合物”；③ 酶反应的底物。

1. 检测原理

ELISA 检测乙型肝炎血清标志物的原理主要有以下几种类型：

ⅰ. 双抗体夹心法测抗原

双抗体夹心法是检测抗原最常用的方法，操作步骤如下：

(1) 将特异性抗体与固相载体联结，形成固相抗体。

(2) 加受检标本，保温反应。标本中的抗原与固相抗体结合，形成固相抗原抗体复合物。洗涤除去其他未结合物质。

(3) 加酶标抗体，保温反应。固相免疫复合物上的抗原与酶标抗体结合。彻底洗涤未结合的酶标抗体。此时固相载体上带有的酶量与标本中受检抗原的量相关。

(4) 加底物显色。固相上的酶催化底物成为有色产物。通过比色，测知标本中抗原的量。

上述操作步骤图示在图 8.1 中。

ⅱ. 双抗原夹心法测抗体

反应模式与双抗体夹心法类似。用特异性抗原进行包被和制备酶结合物，以检测相应的抗体。与间接法测抗体的不同之处是以酶标抗原代替酶标抗抗体。此法中受检标本不需稀释，可直接用于测定，因此其敏感度相对高于间接法。

ⅲ. 间接法测抗体

间接法是检测抗体常用的方法。其原理是利用酶标记的抗抗体(抗人免疫球蛋白抗体)以检测与固相抗原结合的受检抗体，故称为间接法。操作步骤如下：

(1) 将特异性抗原与固相载体联结，形成固相抗原。洗涤除去未结合的抗原及杂质。

(2) 加稀释的受检血清，保温反应。血清中的特异抗体与固相抗原结合，形成固相抗原抗体复合物。经洗涤后，固相载体上只留下特异性抗体，血清中的其他成分在洗涤过程中被洗去。

(3) 加酶标抗抗体。可用酶标抗人 Ig 以检测总抗体，但一般多用酶标抗人 IgG 检测 IgG 抗体。固相免疫复合物中的抗体与酶标抗体结合，从而间接地标记上酶。洗涤后，固相载体上的酶量与标本中受检抗体的量呈正相关。

(4) 加底物显色。间接法的优点是只要变换包被抗原就可利用同一酶标抗抗体建立检测相应抗体的方法。

上述操作步骤图示在图 8.2 中。

ⅳ. 竞争法测抗体

当抗原材料中的干扰物质不易除去，或不易得到足够的纯化抗原时，可用此法检测特异性抗体。其原理为标本中的抗体和一定量的酶标抗体竞争与固相抗原结合。标本中抗体量越多，结合在固相上的酶标抗体越少，因此阳性反应呈色浅于阴性反应。若抗原为高纯度的，可直接包被固相；若抗原中混有干扰物质，直接包被不易成功，可采用捕获包被法，即先包被与固相抗原相应的抗体，然后加入抗原，形成固相抗原。洗涤除去抗原中的杂质,然后再加标本和酶标抗体进行竞争结合反应。竞争法测抗体有多种模式,可将标本和酶标抗体与固相抗原竞争结合,抗-HBc的检测一般采用此法。另一种模式为将标本与抗原一起加入到固相抗体中进行竞争结合,洗涤后再加入酶标抗体,与结合在固相上的抗原反应。抗-HBe的检测一般采用此法(竞争法测抗体示意图见图8.3)。

ⅴ. 竞争法测抗原

小分子抗原或半抗原因缺乏可作夹心法的两个以上的位点,因此不能用双抗体夹心法进行测定,可以采用竞争法模式测定。其原理是标本中的抗原和一定量的酶标抗原竞争与固相抗体结合。标本中抗原量含量愈多,结合在固相上的酶标抗原愈少,最后的显色也愈浅。小分子激素、药物等ELISA测定多用此法。

2. 实验步骤

ⅰ. HBsAg、HBsAb、HBeAg的检测

HBsAg、HBsAb、HBeAg这三种血清标志物的检测步骤、使用试剂和结果判定相似,因此放在一起统一叙述。

a. 检测原理

HBsAg、HBeAg的检测采用双抗体夹心法测定,HBsAb的检测采用双抗原夹心法测定。

b. 试剂组成

(1) 抗原或抗体包被干板条	12×4条
(2) 酶结合物	3.2 ml×1瓶
(3) 阳性对照	1 ml×1瓶
(4) 阴性对照	1 ml×1瓶
(5) 浓缩洗涤液	20 ml×1瓶 (用蒸馏水1∶20稀释)
(6) 显色剂A	3 ml×1瓶
(7) 显色剂B	3 ml×1瓶
(8) 终止液(2M H_2SO_4)	3 ml×1瓶

c. 操作步骤

(1) 将微孔条固定于支架并按顺序编号。

(2) 分别加待检血清50 μl和阴、阳性对照各50 μl(1滴)于相应孔中,设空白对照孔(加50 μl洗涤液)。

(3) 除空白对照外,每孔加酶结合物50 μl(1滴)。

(4) 振荡均匀,置37 ℃水浴30 min。

(5) 洗板。手工洗板:甩去孔内液体,扣干,用洗涤液注满各孔,静置2 min,共3次,每次洗后均需扣干。洗板机洗板:选择洗涤5次洗板程序洗板,洗板后扣干(无需静置)。

(6) 每孔加显色剂A、B各50 μl(1滴),振荡混匀,置37 ℃水浴15 min。

d. 结果判定

(1) 目测法:颜色与阳性对照相近或更深者判为阳性,无色或蓝色比阳性对照孔

明显浅者为阴性。

(2) 酶标仪度数:每孔加 2M H_2SO_4 50 μl(1 滴),振荡混匀后在 450 nm 波长读数(建议使用双波长检测,参考波长 630 nm),P/N 值≥2.1 者判为 HBsAg 阳性,P/N 值<2.1 者判为阴性。(阴性对照孔 OD 值小于 0.05 时按 0.05 计算。)

$$\frac{P}{N}\text{值} = \frac{\text{标本 } OD \text{ 值}}{\text{阴性对照 } OD \text{ 值}}$$

ⅱ. HBeAb 的检测

a. 检测原理

HBeAb 的检测采用竞争法测定。

b. 试剂组成

(1) 抗-HBe 包被干板条	12×4 条	
(2) 酶结合物	3.2 ml×1 瓶	
(3) 中和抗原	3.5 ml×1 瓶	
(4) 阳性对照	1 ml×1 瓶	
(5) 阴性对照	1 ml×1 瓶	
(6) 浓缩洗涤液	20 ml×1 瓶	(用蒸馏水 1∶20 稀释)
(7) 显色剂 A	3 ml×1 瓶	
(8) 显色剂 B	3 ml×1 瓶	
(9) 终止液(2M H_2SO_4)	3 ml×1 瓶	

c. 操作步骤

(1) 将微孔条固定于支架并按顺序编号。

(2) 分别加待检血清 50 μl 和阴、阳性对照各 50 μl(1 滴)于相应孔中,设空白对照孔(加 50 μl 洗涤液)。

(3) 除空白对照外,每孔加酶结合物 50 μl(1 滴)。

(4) 每孔加中和抗原 50 μl(1 滴)。

(5) 振荡均匀,置 37 ℃水浴 30 min。

(6) 洗板。手工洗板:甩去孔内液体,扣干,用洗涤液注满各孔,静置 2 min,共 3 次,每次洗后均需扣干。洗板机洗板:选择洗涤 5 次洗板程序洗板,洗板后扣干(无需静置)。

(7) 每孔加显色剂 A、B 各 50 μl(1 滴),振荡混匀,置 37 ℃水浴 15 min。

d. 结果判定

(1) 目测法:无色或蓝色比阴性对照孔明显浅者为抗-HBe 阳性,颜色相近或更深者判为阴性。

(2) 酶标仪度数:每孔加 2M H_2SO_4 50 μl(1 滴),振荡混匀后在 450 nm 波长读数(建议使用双波长检测,参考波长 630 nm),标本 OD 值<临界值为阳性,标本 OD 值≥临界值为阴性。(阴性对照孔 OD 值>2.5 时按 2.5 计算。)

$$\text{临界值}(COV) = \frac{\text{阴性对照平均 } OD \text{ 值} + \text{阳性对照平均 } OD \text{ 值}}{2}$$

ⅲ. HBcAb 的检测

a. 检测原理

HBcAb 的检测采用竞争法测定。

b. 试剂组成

(1) HBcAg 包被干板条	12×4 条
(2) 酶结合物	3.2 ml×1 瓶
(3) 阳性对照	1 ml×1 瓶
(4) 阴性对照	1 ml×1 瓶
(5) 浓缩洗涤液	20 ml×1 瓶 (用蒸馏水 1∶20 稀释)
(6) 显色剂 A	3 ml×1 瓶
(7) 显色剂 B	3 ml×1 瓶
(8) 终止液(2M H_2SO_4)	3 ml×1 瓶

c. 操作步骤

(1) 稀释标本,用洗涤液将待检标本按 1∶30 稀释。

(2) 将微孔条固定于支架并按顺序编号。

(3) 分别加待检血清 50 μl 和阴、阳性对照各 50 μl(1 滴)于相应孔中,设空白对照孔(加 50 μl 洗涤液)。

(4) 除空白对照外,每孔加酶结合物 50 μl(1 滴)。

(5) 振荡均匀,置 37 ℃水浴 30 min。

(6) 洗板。手工洗板:甩去孔内液体,扣干,用洗涤液注满各孔,静置 2 min,共 3 次,每次洗后均需扣干。洗板机洗板:选择洗涤 5 次洗板程序洗板,洗板后扣干(无需静置)。

(7) 每孔加显色剂 A、B 各 50 μl(1 滴),振荡混匀,置 37 ℃水浴 15 min。

d. 结果判定

(1) 目测法:无色或蓝色比阴性对照孔明显浅者为抗-HBc 阳性,颜色相近或更深者判为阴性。

(2) 酶标仪度数:每孔加 2M H_2SO_4 50 μl(1 滴),振荡混匀后在 450 nm 波长读数(建议使用双波长检测,参考波长 630 nm),标本 *OD* 值<临界值为阳性,标本 *OD* 值≥临界值为阴性。(阴性对照孔 *OD* 值>2.5 时按 2.5 计算。)

$$临界值(COV)=\frac{阴性对照平均\ OD\ 值+阳性对照平均\ OD\ 值}{2}$$

(3) 如做流行病学调查,血清可原倍加样,结果判定:临界值(*COV*)=阴性对照值×0.3。样品 *OD* 值/*COV* 之值>1 者为抗-HBc 阴性,样品 *OD* 值/*COV* 之值≤1 者为抗-HBc 阳性。

(六) 血脂测定

血脂是血浆中中性脂肪(甘油三酯和胆固醇)和类脂(磷脂、糖脂、固醇、类固醇)的总称,它们是生命细胞基础代谢的必需物质,广泛存在于人体中。血浆脂类含量虽然只占全身脂类总量的极小一部分，但是外源性和内源性脂类物质都需经过血液运转于各组织之间。因此，血脂含量可以反映体内脂类代谢的情况。一般说来，血脂中的主要成分是甘油三酯和胆固醇，其中甘油三酯参与人体内能量代谢，而胆固醇则主要用于合成细胞浆膜、类固醇激素和胆汁酸。血脂测定对于高血压、冠心病、脑血管病、糖尿病等多种慢性病的临床诊断、治疗以及预防都有重要意义。由于血浆胆固醇和甘油三酯水平的升高与动脉粥样硬化的发生关系密切，因此这两项成为血脂测定的重点项目。不同的血脂成分如血清总胆固醇、甘油三酯、高密度脂蛋白、低密度脂蛋白等检测方法也不同，本实验以血清总胆固醇为例，介绍其检测的原理和方法。

1. 检测原理

采用胆固醇酯酶、胆固醇氧化酶偶联 Trinder 反应。胆固醇酯酶先催化胆固醇酯的水解产生胆固醇和脂肪酸，随后，胆固醇氧化酶催化胆固醇氧化形成胆甾-4-烯-3-酮和过氧化氢，后者与 4-氨基安替比林和对羟基苯甲酸经过氧化物酶的作用(trinder 反应)形成红色的醌亚胺化合物，红色醌亚胺化合物的生成量与样本中的胆固醇浓度成正比。

$$\text{胆固醇酯} + H_2O \xrightarrow{\text{胆固醇酯酶}} \text{胆固醇} + RCOOH$$

$$\text{胆固醇} + O_2 \xrightarrow{\text{胆固醇氧化醇}} \Delta^4\text{-胆甾烯酮} + H_2O_2$$

$$H_2O_2 + \text{4-氨基安替比林} + ESPAS \xrightarrow{\text{过氧化物酶}} \text{醌亚胺染料} + H_2O$$

ESPAS：N-乙基-N-(3-磺丙基)-3-甲基苯胺

2. 操作步骤

现以国内某血清总胆固醇检测试剂盒为例，测定样本的总胆固醇含量(见表 8.2 和表 8.3)。

表 8.2　实验基本参数

波长	546 nm/660 nm		
测定方法	终点法	反应温度	37 ℃
比色杯光径	1 cm	标本/试剂	1∶100

表 8.3　实验步骤

加入物	空白管(B)	标准管(S)	测定管(T)
蒸馏水(μl)	3	—	
血清(μl)	—	—	3
标准(μl)	—	3	—
试剂(μl)	300	300	300
混匀，置 37 ℃水浴 5 min，以空白管调零，在 546 nm 波长下比色读取各管吸光度值			

3. 结果计算

$$总胆固醇含量(mmol/L)=\frac{测定管吸光度值}{标准管吸光度值}\times 胆固醇标准液浓度$$

4. 参考值

参考值为(2.33～5.69)mmol/L或(90～220)mg/dl。

期望水平＜5.2 mmol/L；临界水平(5.2～6.2)mmol/L；治疗最低目标＜6.2 mmol/L。

问题1.1 给出检测血清的HBsAg结果。

问题1.2 血清学实验中得出阳性、阴性结果的可能原因有哪些?

课题2 案例讨论

【案例2.1】 霍乱是国际检疫传染病，也是我国的甲类传染病。1992年以前，霍乱弧菌被分为138个O血清群(serogroup)或血清型(serotype)，其中只有O1群菌株可以引起霍乱。在O1群中又可分为古典生物型(classical biotype)和埃尔托生物型(El Tor biotype)，前六次霍乱世界大流行都是古典型霍乱弧菌引起的，1961年开始的第七次霍乱世界大流行是由埃尔托型霍乱弧菌引起的，几十年来已波及世界各大洲140多个国家和地区。1973年以来，美国海湾地区不断分离出O1群霍乱弧菌埃尔托型菌株，有产毒株和非产毒株，但这一地区却没有霍乱暴发流行，仅有散发病例，与摄食来自海湾的海产品密切相关。这些菌株在一般表型上与埃尔托菌株的世界大流行株无法区分，给霍乱的防治工作带来很大困难，也使很多科学工作者感到困惑。为了从遗传本质上阐明这些菌株的分子特征，Kaper等(1982年)根据霍乱弧菌主要致泻因子——霍乱毒素(CT)基因与大肠杆菌不耐热肠毒素(LT)基因具有70%～80%的同源性的理论依据(当时LT基因已被克隆，而CT基因尚未被克隆)，以LT基因为探针，对美国海湾地区分离的埃尔托型霍乱弧菌和第七次世界大流行病菌株的染色体进行Southern Blotting分析。结果发现，美国海湾地区分离的产毒埃尔托型霍乱弧菌的杂交带型与世界大流行株的杂交带型明显不同，从而表明海湾地区的埃尔托型霍乱弧菌可能是一种地方性菌株，其在海湾地区存在多年，不是造成世界大流行的菌株，我国学者随后鉴定它们是非流行株。这一研究结果解决了当时霍乱防治中的一个重要问题。

问题2.1 根据上述例子，你认为在传染病防治实践中，分子流行病学的主要优势是什么?

问题2.2 结合所学知识，请简要归纳分子流行病学在传染病研究中主要可以解决哪方面的问题。

【案例2.2】 某市发生甲型肝炎(简称甲肝)暴发流行，持续2月余，罹患率为1 008.7/(10万)。为了解甲肝暴发感染谱而检查甲肝隐性感染情况，于流行期末检测健康人群随机样本343人的血清标本，结果示于表8.4。

表 8.4　某市健康人群甲肝隐性感染结果

年龄(岁)	检测人数	抗-HAV IgM 阳性数	阳性率(%)
0~	19	0	
5~	27	6	
10~	31	3	
15~	39	2	
20~	61	2	
30~	45	2	
40~	60	2	
≥50	41	0	
合计	343	17	

问题 2.3　选择何种血清学指标诊断甲肝隐性感染?

问题 2.4　请计算相应的甲肝隐性感染率并填入表 8.4 中。

问题 2.5　这些结果对我们有何启示?

【案例 2.3】　流行性乙型脑炎(简称乙脑)是一种由蚊虫叮咬传播的人畜共患疾病,通过疫苗接种,乙脑发病率虽然已大幅下降,但是病死率较高,后遗症较多,仍然严重危害着人民群众的身体健康和生命安全。人接种乙脑疫苗或感染乙脑病毒后血清中可产生保护性中和抗体,中和抗体水平能反映人群的免疫状况。为调查某省健康人群流行性乙型脑炎中和抗体水平,在乙脑流行季节采集 6 个市(州) 8 个年龄组健康人群血清标本共 960 份,采用分层随机抽样的方法,将该省 9 个地级行政区域按乙脑发病率分为高、中、低 3 个层次,从每个层次随机抽取 2 个市(州),共抽取 6 个市(州)。调查对象共分为 8 个年龄组,即年龄<1 岁、1~5 岁、6~10 岁、11~15 岁、16~20 岁、21~30 岁、31~40 岁、年龄>40 岁的健康人群,每个组随机选取 120 人。应用蚀斑减少中和试验法检测乙脑中和抗体。结果示于表8.5、表 8.6、表 8.7。

表 8.5　某省不同性别健康人群乙脑中和抗体水平

性别	调查人数	阳性数	阳性率(%)	GMT 几何平均滴度(1∶)
男	438	262	59.82	30.30
女	522	359	68.77	30.35

表 8.6　某省不同年龄健康人群乙脑中和抗体水平

年龄(岁)	调查人数	阳性数	阳性率(%)	GMT 几何平均滴度(1∶)
<1	120	63	52.50	31.06
1～5	120	75	62.50	36.47
6～10	120	73	60.80	26.85
11～15	120	66	55.00	20.00
16～20	120	78	65.00	23.89
21～30	120	85	70.83	30.31
31～40	120	80	66.67	33.64
>40	120	101	84.17	41.40
合计	960	621	64.69	30.32

表 8.7　某省不同地区健康人群乙脑中和抗体水平

地区	调查人数	阳性数	阳性率(%)	GMT 几何平均滴度(1∶)
甲地	160	109	68.13	41.82
乙地	160	97	60.63	18.62
丙地	160	102	63.75	20.83
丁地	160	93	58.13	25.96
戊地	160	117	73.13	38.37
己地	160	103	64.38	43.66

问题 2.6　该研究体现了传统流行病学的哪种分析思想？与传统流行病学相比，分子流行病学的优点是什么？

问题 2.7　对上述研究结果如何进行进一步分析？可以得出哪些结论？

问题 2.8　结合研究结论谈谈该研究的实际应用意义。

【案例 2.4】　基因变异与疾病易感性分析。

系统性红斑狼疮(systemic lupus erythematosus，SLE)是一种累及全身多系统、多器官的自身免疫性疾病。某研究者拟探讨白细胞介素-10 受体 2(IL-10R2)单核苷酸多态性(single nucleotide polymorphism，SNP)与 SLE 遗传易感性的关系。通过比较 SLE 患者和正常对照 IL-10R2 基因 rs2834167 位点等位基因和基因型频率，整理成如下表格(表 8.8)：

表 8.8　IL-10R2 基因 rs2834167(A/G)位点在病例组与对照组中等位基因和基因型频率分布[n(%)]

IL-10R2 rs2834167	病例组(n=667)	对照组(n=676)	χ^2 值	P 值	OR (95% CI)[a]
等位基因					
A	594(44.53)	543(40.16)	5.24	0.022	1.196(1.026～1.394)
G	740(55.47)	809(59.84)			1.000
基因型					
AA	128(19.19)	115(17.01)	3.44	0.064	1.346(0.983～1.843)
AG	338(50.67)	313(46.30)	5.44	0.020	1.334(1.047～1.699)
GG	201(30.13)	248(36.69)			1.000
显性模型					
AA+AG	466(69.87)	428(63.31)	6.46	0.011	1.343(1.070～1.687)
GG	201(30.13)	248(36.69)			1.000
隐性模型					
AA	128(19.19)	115(17.01)	1.07	0.300	1.158(0.877～1.530)
GG+AG	539(80.81)	561(82.99)			1.000

【注】 a. 按年龄因素调整值。

问题 2.9　本研究涉及哪些流行病学研究方法？

问题 2.10　如何解释上述研究结果？

问题 2.11　如果得出该基因 SNP 与疾病存在统计学关联，能否说明该基因在 SLE 的发病中起重要作用？

【案例 2.5】　基于基因的交互作用分析。

基于基因的交互作用分析是分析基因-基因或基因-环境在疾病发生中的交互作用(interaction)。某研究者用 SPSS 统计分析软件进行多因素 Logistic 回归，以研究 SLE 易感基因 GENE1 和 GENE2 间的基因-基因交互作用，结果见表 8.9。

表 8.9　GENE1 和 GENE2 的基因-基因交互作用

Variables in the Equation

		B	S. E.	Wald	df	Sig.	Exp(B)	95.0% CI for EXP(B)	
								Lower	Upper
Step 1	SEX	1.265	0.136	86.759	1	0.000	3.542	2.714	4.622
	AGE	0.016	0.004	15.725	1	0.000	1.016	1.008	1.025

表 8.9(续)

	B	S. E.	Wald	df	Sig.	Exp(B)	95.0% Cl for EXP(B)	
							Lower	Upper
GENE1	−0.001	0.212	0.000	1	0.995	0.999	0.659	1.513
GENE2	−0.069	0.238	0.083	1	0.773	0.934	0.586	1.489
GENE1 by GENE2	0.578	0.264	4.805	1	0.028	1.782	1.063	2.987
Constant	−3.226	0.327	97.138	1	0.000	0.040		

【注】 表中 SEX 为性别,AGE 为年龄,GENE 为基因。

问题 2.12 请用所学的相关知识对表 8.9 结果予以解释。

【案例 2.6】 Hwang 等以病例对照研究方法,研究吸烟与 TGF-α 基因遗传变异(多态性)与子女腭裂发生的交互作用,结果见表 8.10。

表 8.10 TGF-α 基因多态性与吸烟的交互作用分析

吸烟	TGF-α 多态性	病例	对照	*OR*(95%CI)
−	−	36	167	
−	+	7	34	1.0(0.3~2.4)
+	−	13	59	0.9(0.4~1.8)
+	+	13	11	5.5(2.1~14.6)

问题 2.13 请用所学的流行病学知识对表 8.10 结果予以解释。

(安徽医科大学 潘海峰 冷瑞雪 陶莎莎)

实习9 临床试验

【目的】 掌握实验流行病学概念以及临床试验的基本原理、特征;熟悉临床试验设计的基本步骤,了解临床试验设计的类型。

【时间】 3～6学时。

【概述】 实验流行病学是指研究者根据研究目的,按照预先确定的研究方案将研究对象随机分配到实验组和对照组,人为地施加或减少某种处理因素,然后追踪观察处理因素的作用结果,比较和分析两组人群的结局,从而判断处理因素的效果。根据研究目的和研究对象可以将其分为临床试验、现场试验和社区试验三种类型。其中临床试验是以病人为研究对象,按照随机的原则分组,评价临床各种治疗措施有效性的方法。

问题1 实验流行病学与观察性研究的主要区别是什么?

问题2 实验流行病学设计的原则有哪些?

问题3 实验流行病学主要类型有几种?每一种类型的主要特征是什么?

问题4 临床试验的目的是什么?

课题1 西格列他钠治疗2型糖尿病的疗效和安全性研究①

一、背景资料

西格列他钠是新一代胰岛素增敏剂药物,在已完成的临床前研究和Ⅰ、Ⅱa期临床试验中,西格列他钠都表现出与噻唑烷二酮(TZD)类药物不同的体外活性和体内疗效特点,并具有良好的临床安全性。鉴于此,本研究以吡格列酮(TZD类)作为对照药,观察西格列他钠治疗2型糖尿病(T2DM)患者的有效性和安全性,进一步探索西格列他钠治疗T2DM的最优剂量。

问题1.1 临床试验一般分为几期?每一期的研究目的各有什么不同?本研究属于哪一期临床试验?

① 选自:吕肖锋,高勇义,朱旅云,等.西格列他钠对2型糖尿病患者的疗效和安全性:多中心、随机、双盲、平行对照临床试验[J].中华糖尿病杂志,2019,11(5):334-340.

二、研究对象

（一）来源

选取2009年11月至2010年11月全国6家三甲医院入组门诊新诊断的T2DM患者200例。本研究通过北京军区总医院伦理委员会批准（2009-033），每位受试者均签署知情同意书。

（二）纳入标准

（1）性别不限。

（2）年龄：18～70周岁。

（3）符合1999年WHO颁布的糖尿病诊断标准。

（4）经饮食等生活方式干预效果不佳或在近3个月内未服用任何降糖药物。

（5）糖化血红蛋白（HbA_{1c}）在7.0%～10.0%。

（6）体质指数（BMI）在19～35 kg/m^2。

（7）育龄妇女在研究药物首剂前妊娠试验阴性，并在研究过程中同意采取有效避孕措施。

（8）自愿签署知情同意书。

（三）排除标准

（1）1型糖尿病（T1DM）患者。

（2）手术或其他应激情况。

（3）收缩压＞160 mmHg① 或舒张压＞100 mmHg。

（4）肝脏疾病，例如肝硬化、活动性肝炎或谷丙转氨酶、谷草转氨酶高于正常值上限的2.0倍。

（5）患有明显肾脏疾患，例如血肌酐超过正常值上限。

（6）患有不稳定或严重的心绞痛，或心功能不全者（纽约心功能分级Ⅲ/Ⅳ），或心电图提示左心室肥大。

（7）空腹指血血糖＞13.0 mmol/L。

（8）甘油三酯（TG）＞6.8 mmol/L。

（9）进入试验前的一年内药物或酒精成瘾者。

（10）筛选前3个月接受过其他研究药物的临床试验。

（11）孕妇或哺乳期女性、计划近期内生育者。

（12）对试验用药或其中成分过敏者。

---

① 压力的法定计量单位是Pa[帕（斯卡）]，mmHg为非法定计量单位。由于使用习惯，本书未作规范化处理，1 mmHg＝0.133 kPa。必要时读者可以自行换算。

(13) 研究者认为有不适宜参加本次临床试验的其他情况。

4. 退出标准

(1) 发生不良事件,不适合继续参加本次临床试验。

(2) 治疗效果欠佳,受试者不愿继续接受试验用药的治疗或症状恶化需退出本次试验、采用其他有效治疗措施者。

(3) 违背试验方案(含受试者依从性差),如未曾用药或服药依从性小于 80%或大于 120%者、合并应用了可能影响本次试验疗效评价的其他药物。

(4) 失访(含受试者自行退出)。

(5) 泄盲或紧急揭盲的病例。

(6) 治疗期间出现心功能不全。

(7) 入组治疗的第 4 周、第 8 周或第 12 周患者空腹指血血糖>13.0 mmol/L,且一周内复查空腹指血血糖仍>13.0 mmol/L。

问题 1.2 本研究的研究对象是什么?结合本研究论述多中心选取研究对象有何好处?

问题 1.3 本研究在纳入和排除标准上如何考虑?为什么要设定严格的纳入和排除标准?

问题 1.4 研究对象的退出分为哪几类情况?本研究所列出的 7 种情况中各属于哪一类?

三、方法

(一) 分组

根据随机分组表,按患者筛查序号将患者随机分为西格列他钠 32 mg 组、40 mg 组、48 mg 组和吡格列酮 30 mg 组各 50 例。西格列他钠片,规格 8 mg/片,由深圳微芯生物科技股份有限公司生产;吡格列酮片,规格 15 mg/片,由杭州中美华东制药有限公司生产,批准文号:国药准字 H 20050500,批号 090501。

问题 1.5 临床试验中为什么要设立对照?常用的对照有哪几种,各自的适用范围是什么?本研究设立的是哪种对照?

问题 1.6 在进行研究对象分组时是否遵循了随机化原则?随机分组的目的是什么?本研究采用的是何种随机化分组方法?

(二) 治疗

采用双盲双模拟方法给药,每例受试者每次 1 袋药物,1 次/天,于早餐后 30 min 温开水送服。每袋药物中装有:4 片西格列他钠片+2 片西格列他钠片模拟片+2 片吡格列酮模拟片(供西格列他钠 32 mg 组用);或 5 片西格列他钠片+1 片西格列他钠片模拟片+2 片吡格列酮模拟片(供西格列他钠 40 mg 组用);或 6 片西格列他钠片＋2 片吡格列酮模拟片（供西格列他钠 48 mg 组用）；或 6 片西格列他钠片模拟片＋2 片吡格列酮片（供吡格列酮 30 mg 组用）。

（三）评价指标

疗效指标：主要指标为 HbA_{1c}，次要指标为空腹血糖（FPG，静脉）、餐后 2 h 血糖（2h-PPG，静脉）和血脂等。

安全性指标：包括四组不良事件发生率，以及血压、心率、血常规、尿常规、肝肾功能、心电图等指标的变化。不良事件主要包括低血糖、心力衰竭、骨折、双下肢水肿等。为对各实验室检查指标进行质控，HbA_{1c} 和 FINS 在基线和第 16 周采用中心化检测（组长单位的检验科）；血、尿常规在各医院的检验科采用自动检测仪测定；肝、肾功能及血脂在各医院检验科采用自动生化仪测定。

问题 1.7　请列举盲法种类及适用条件。

问题 1.8　本研究为什么要用盲法？是哪一类盲法？实施时需要注意什么问题？

问题 1.9　严格规定测量结局变量的标准和方法有什么作用？

四、结果

（一）疗效分析

本研究的四组治疗 16 周后，对 HbA_{1c}、FPG 及 2h-PPG 的变化值与基线值进行组间比较，差异无统计学意义（均 $P>0.05$），见表 9.1。

表 9.1　四组患者基线及治疗后 16 周时血糖及 HbA_{1c} 比较（全分析集，$\bar{x}\pm s$）

组别	例数	HbA_{1c}（%）	FPG（mmol/L）	2h-PPG（mmol/L）
西格列他钠 32 mg	48			
0 周		8.04±1.16	9.11±2.16	14.03±3.56
16 周		6.97±1.12	7.43±2.35	11.56±4.72
西格列他钠 40 mg	50			
0 周		8.12±1.47	9.17±2.27	14.05±3.53
16 周		6.79±0.90	7.12±1.67	11.90±3.41
西格列他钠 48 mg	50			
0 周		8.00±1.25	8.79±1.91	13.74±3.40
16 周		6.88±1.16	7.12±1.91	11.09±3.06
吡格列酮 30 mg	49			
0 周		7.84±1.23	9.21±1.91	14.20±4.05
16 周		6.78±1.02	6.94±1.51	11.03±3.38

【注】　HbA_{1c}：糖化血红蛋白；FPG：空腹血糖；2h－PPG：餐后 2h 血糖；
组内比较 $t=-8.16\sim-3.58$，均 $P<0.05$；组间比较 $F=0.40\sim0.75$，均 $P>0.05$。

（二）安全性分析

试验中，发生违背重大方案患者3例被剔除出全分析集，不参与疗效分析。所有200例患者均服用过至少一次药物，进入安全性分析集，参与安全性分析。研究对象具体分布情况如图9.1所示。西格列他钠32 mg、40 mg、48 mg和吡格列酮30 mg组在治疗16周后体重、BMI、血红蛋白等重要安全性指标见表9.2。

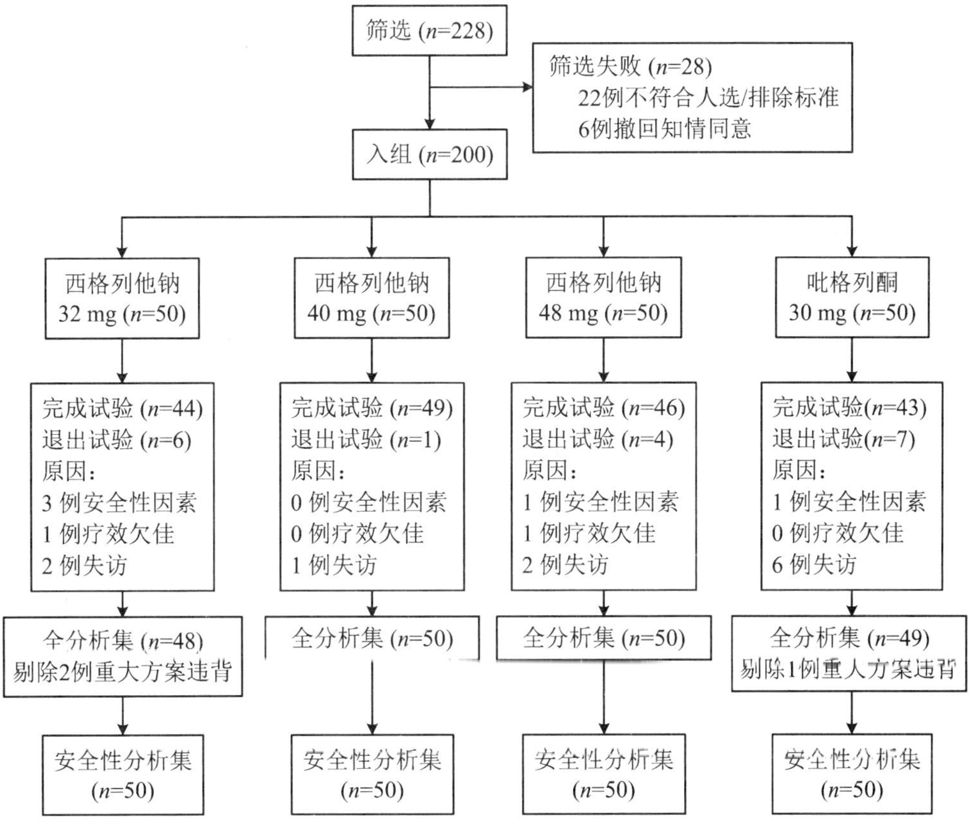

图9.1 受试对象分布图

表9.2 四组患者治疗16周后重要的实验安全结果变化($\bar{x}\pm s$)

组别	例数	体重变化(kg)	BM1变化(kg/m^2)	血红蛋白变化(g/L)	肌酐变化百分率(%)	eGFR变化百分率(%)
西格列他钠32 mg	50	0.06±0.42	0.02±0.15	−2.71±1.78	4.63±3.69	−0.24±3.75
西格列他钠40 mg	50	−0.25±0.40	−0.09±0.14	−5.18±1.70	4.79±3.46	1.26±3.44

表 9.2(续)

组别	例数	体重变化(kg)	BM1 变化(kg/m^2)	血红蛋白变化(g/L)	肌酐变化百分率(%)	eGFR 变化百分率(%)
西格列他钠 48 mg	50	0.11±0.42	0.10±0.15	−5.78±1.76	0.86±3.53	4.37±3.50
吡格列酮 30 mg	50	−0.40±0.43	−0.16±0.15	−5.19±1.84	2.55±3.69	0.17±3.65

【注】 BMI:体质指数;eGFR:预估肾小球滤过率。

问题 1.10 本研究的疗效分析采用全分析集分析,请说明其分析思路及特点。

问题 1.11 本研究安全性分析集的原则是什么?结合本研究说明安全性分析集与全分析集的差别。根据安全性分析的数据类型,应该用哪类统计学方法?

问题 1.12 根据研究结果,评价西格列他钠治疗 2 型糖尿病的疗效。

问题 1.13 本研究可能存在哪些偏倚?如何改进?

课题 2 小剂量硝苯地平滴丸舌下含服治疗中、重度高血压研究[①]

一、研究背景

高血压患者发生心脑血管事件的风险大,卒中、心肌梗死等严重心脑血管事件是否会发生,何时发生,难以预测。因此,除常规治疗外,院外也亟须一种及时控压方式。目前,中、重度高血压患者院外紧急处理时,能否舌下使用硝苯地平和使用何种制剂在业内争议较大。本研究目的在于评价硝苯地平滴丸小剂量(5 mg)用于中、重度高血压患者的有效性及安全性。

二、研究对象

(一) 来源

2015 年 12 月至 2017 年 8 月全国 14 家临床试验中心确诊为中、重度高血压的患者 482 例。

(二) 纳入标准

符合《中国高血压防治指南 2010》Ⅲ级高血压或Ⅱ级高血压伴临床症状的患者

① 资料来源:刘继海,韩雅玲,张抒扬,等.小剂量硝苯地平滴丸舌下含服治疗中、重度高血压的随机、双盲、阳性药物平行对照、多中心研究[J].中华心血管病杂志,2019,47(5):374-380.

(收缩压≥160 mmHg和(或)舒张压≥100 mmHg,症状包括头晕、头痛、心悸、烦躁、多汗等,或上述症状较平时明显加重);年龄18～75周岁,性别不限;同意参加本临床研究并签署知情同意书。

(三) 排除标准

(1) 已知对研究药成分及辅料过敏者。

(2) 入组前额外使用非基础降压药物者。

(3) 入组时血压>200/130 mmHg者。

(4) 高血压急症者。

(5) 应激性高血压患者。

(6) 妊娠期高血压患者。

(7) 合并急性心肌梗死者。

(8) 合并急性出血性(缺血性)卒中患者。

(9) 合并难控制的恶性心律失常患者。

(10) 48 h内需行芬太尼麻醉手术者。

(11) 合并有神经、精神疾患而无法合作或不愿合作者。

(12) 研究者认为不适宜参加本临床研究者。

(四) 退出标准

(1) 首次用药20 min及以后任何时点测量收缩压/舒张压较治疗前升高10/5 mmHg或以上者。

(2) 观察期间出现肺水肿、神志改变等靶器官损害表现者。

(3) 观察期间患者无法耐受,研究者认为不适合继续参加试验者。

问题2.1 选择研究对象的原则有哪些?本研究的对象选取是否合理?为什么本研究选取的对象为中、重度高血压患者?根据本研究的标准,概括本研究的对象是什么?

三、方法

(一) 分组

482例中、重度高血压患者采用中心分层随机方法分为2组,试验组242例,对照组240例。

(二) 给药方法

(1) 试验组:舌下含服硝苯地平滴丸1粒+硝苯地平滴丸模拟剂1粒。

(2) 对照组:舌下含服硝苯地平滴丸2粒(10 mg)。

给药20 min后若患者血压仍≥160/100 mmHg,且平均动脉压(MAP)下降未达治疗前的25%者，可重复给药，重复给药不超过3次，对照组后2次为硝苯地平滴丸模拟剂，硝苯地平滴丸总剂量不超过20 mg。试验周期120 min。

问题2.2 本研究用的是什么对照方法？可以用空白对照或安慰剂对照吗？为什么？

（三）评价指标

给药后60 min降压有效率：降压有效率的定义和计算方法参见2007年国家卫生部制定的《抗高血压药物临床试验技术指导原则》，有效病例指血压达标（收缩压/舒张压<140/90 mmHg）或收缩压下降值大于20 mmHg和（或）舒张压下降值大于10 mmHg的病例，降压有效率=（有效病例数/总病例数）×100%；给药后120 min内患者收缩压/舒张压的变化曲线以及各时点收缩压/舒张压的下降幅度；重复给药分析（按60 min内给药次数分层分析）。

问题2.3 试评价本研究效应指标的客观性如何？实验效应指标的选择应遵循哪些原则？

问题2.4 描述疗效有哪些常用的指标？有效率通常可以分成哪几个等级？

（四）统计分析

采用SAS 9.1.3软件进行统计分析。组间比较采用成组 t 检验、校正 t 检验；组内比较采用配对 t 检验；计数资料组间比较采用卡方检验、连续校正的卡方检验或Fisher精确概率检验；有序分类资料采用Wilcoxon秩和检验或CMH卡方检验；统计检验均采用双侧检验，以 $P<0.05$ 为差异有统计学意义。

四、结果

（一）基本情况

本研究共入选符合标准的中、重度高血压患者482例，其中，试验组242例、对照组240例。两组患者基线性别、年龄、身高、体重、生命体征（体温、心率、呼吸、血压）及病史相关特征（病情、高血压病史、目前患有的其他疾病及用药、过敏史）组间差异均无统计学意义（P 均>0.05），见表9.3。

表9.3 两组中、重度高血压患者一般临床资料比较

项目	试验组（n=242）	对照组（n=240）	t（或 χ^2）值	P 值
男性[n(%)]	123(50.8)	126(52.5)	0.135	0.713
年龄（岁，$\bar{x}\pm s$）	58.6±11.7	57.2±11.7	−1.298	0.194
年龄分布[n(%)]			0.928	0.335
<30	4(1.7)	6(2.5)		

表9.3(续)

项目	试验组(n=242)	对照组(n=240)	t(或χ^2)值	P值
30～	14(5.8)	15(6.3)		
40～	34(14.1)	34(14.2)		
50～	60(24.8)	69(28.8)		
≥60	130(53.7)	116(48.3)		
体重(kg,$\bar{x}\pm s$)	69.6±11.4	68.6±12.3	−1.295	0.195
身高(cm,$\bar{x}\pm s$)	163.9±8.1	163.9±8.3	−0.111	0.912
体温(℃,$\bar{x}\pm s$)	36.5±0.3	36.4±0.3	−0.089	0.929
呼吸(次/min,$\bar{x}\pm s$)	18.3±1.6	18.2±1.6	−0.277	0.782
心率(次/min,$\bar{x}\pm s$)	78.1±13.5	79.7±13.0	1.436	0.151
血压(mmHg,$\bar{x}\pm s$)				
收缩压	173.0±14.4	171.6±14.2	−0.613	0.540
舒张压	101.0±14.8	101.4±12.9	0.081	0.935
入组时高血压分级[n(%)]			0.029	0.865
Ⅱ级	140(57.9)	137(57.1)		
Ⅲ级	102(42.2)	103(42.9)		
有高血压病史[n(%)]	204(84.3)	208(86.7)	0.545	0.460
确诊时高血压分级[n(%)]			0.055	0.815
Ⅰ级	10(4.13)	15(6.3)		
Ⅱ级	107(44.2)	99(41.3)		
Ⅲ级	125(51.7)	126(52.5)		
危险程度[n(%)}			0.737	0.391
低危	5(2.1)	8(3.3)		
中危	76(31.4)	73(30.4)		
高危	60(24.8)	72(30.0)		
很高危	101(41.7)	87(36.3)		
有高血压家族史[n(%)]	102(42.2)	126(52.5)	5.189	0.075
有高血压治疗史[n(%)]	157(64.9)	155(64.6)	0.005	0.946
有合并疾病及用药[n(%)]	110(45.5)	113(47.1)	0.129	0.720

问题 2.5 什么是均衡性分析？针对本研究，说明均衡性分析的作用。

问题 2.6 以上结果显示两组的均衡性如何？对结果的解释有何作用？

（二）疗效分析

给药后 60 min，试验组降压有效率为 83.5%（202/242），对照组降压有效率为 86.7%（208/240），组间差异无统计学意义（$\chi^2=1.307, P=0.253$）。

两组患者 60 min 内重复给药情况见表 9.4。

表 9.4 两组中、重度高血压患者给药后 60 min 内按给药次数分层的降压效率分析结果[n(%)]

组别	给药次数							
	1 次		2 次		3 次[a]		4 次[b]	
	有效	无效	有效	无效	有效	无效	有效	无效
试验组（$n=242$）	154(85.6)	26(14.4)	31(86.1)	5(13.9)	13(72.2)	5(27.8)	4(50)	4(50)
对照组（$n=240$）	164(87.2)	24(12.8)	33(86.8)	5(13.2)	9(81.8)	2(18.2)	2(66.7)	1(33.3)
χ^2 值	0.221		0.000					
P 值	0.639		1.000		0.677		1.000	

【注】 a、b 采用精确概率法进行组间比较，无检验值。

问题 2.7 试验组临床疗效是否劣于对照组？

（三）安全性分析

研究过程中，试验组患者无不良事件发生，无患者出现心率加快；而对照组患者中 15 例（6.3%）发生了不良事件，均为药物相关的不良反应，其中，头痛或头胀痛 5 例、面部潮红或脸红 4 例、头晕 3 例、心悸或心率加快 2 例、咽干或口干 2 例、言语不流利 1 例、恶心呕吐 1 例、舌头麻 1 例（有部分患者发生了 2 个或多个不良反应）。两组间不良事件（反应发生率）比较差异有统计学意义（$\chi^2=15.611, P<0.001$）。

问题 2.8 进行安全性评价有何意义？试评价两组安全性。

问题 2.9 请结合本研究讨论可能涉及的伦理问题。

问题 2.10 本研究还存在哪些不足，如何改进？

（南方医科大学　吴娴波）

实习10 医院感染

【目的】 掌握医院感染的定义、分类;熟悉医院感染的预防与控制,医院感染的传播过程;了解医院感染的分布特征。

【时间】 3学时。

【概述】 随着现代医疗技术的迅猛发展,各种新的诊断、治疗仪器和抗菌药物的应用越来越广泛,加之新病原体的不断出现,医院感染的风险也在增加。医院感染的发生可导致住院患者病情加重,住院时间延长,住院费用增加,甚至导致残疾或死亡,其结果不仅严重威胁患者的身心健康,造成不良预后,而且也给国家、社会和个人带来严重的经济负担。因此,医院感染已成为一个不容忽视的公共卫生问题,必须充分认识医院感染的危害性,强化预防医院感染的规范管理,全方位地预防和控制医院感染的发生。

课题1 新生儿肠道病毒(埃可病毒11型)医院感染暴发

2019年4月,某医院发生一起医院感染暴发事件,共导致19例感染,其中5例死亡,追踪发现患者均来自该医院产科新生儿室。

问题1.1 什么是医院感染?什么是医院感染暴发?

问题1.2 按病原体来源不同,医院感染分为哪两类?

【事情经过】 自2019年4月1日起,该医院新生儿科陆续出现多例患儿不明原因发热,至4月14日停止接收患儿。在此期间,医院共收治患儿120例,其中27例出现不同程度发热症状。9日起,医院开始分批向外院转送患儿,先后安排37例患儿转至其他医院治疗,但未如实告知接收医院转诊原因。4月3～20日期间,有5例新生儿相继死亡。

省调查组调查发现,该院新生儿科部分喉镜、雾化机等医疗用品和设施的清洁消毒不规范、配奶过程存在洁污交叉、日常消毒和感染防护工作不到位等问题。后经流行病学调查、临床病例分析、医院感染调查分析和病原学检测证实,该事件是一起由肠道病毒(埃可病毒11型)引起的医院感染暴发事件。

问题1.3 如果你是该院感染科的医生,你应该怎么做?

问题1.4 造成该医院感染暴发的原因有哪些?

问题1.5 医院感染的传染源有哪些?该院此次感染主要的传染源是什么?

问题 1.6 医院感染的传播途径有哪些？此次感染暴发的主要传播途径是什么？

问题 1.7 该医院感染发生之后是如何采取控制措施的？在以后的工作中，怎样预防此类事件的发生？

课题 2 医院感染定义

医院感染又称医院获得性感染，是指住院病人在医院内获得的感染，包括住院期间发生的感染和在医院内获得出院后发生的感染。判断获得感染的时间是否在住院期间，往往需要从感染发生的时间进行推算。

问题 2.1 医院感染的内涵有哪些？

问题 2.2 试判断下列哪些情况属于医院感染，哪些情况不属于医院感染？

(1) 皮肤黏膜开放性伤口只有细菌定植而无炎症表现。

(2) 新生儿经胎盘获得(出生后 48 小时内发病)的感染，如单纯疱疹、弓形体病、水痘等。

(3) 患者原有的慢性感染在医院内急性发作，未发现新的病原体。

(4) 住院患者在原有感染基础上出现其他部位新的感染。

(5) 由于创伤或非生物性因子刺激而产生的炎症表现。

(6) 已出院患者感染丙肝病毒，经调查与上次住院输血有关。

(7) 患者住院次日晨尿常规检查显示，WBC 30 个/高倍镜视野。

(8) 手术后 30 日内发生，切口局部红、肿、热、痛，并可见化脓性分泌物。

(9) 医务人员在医院工作期间获得的感染。

课题 3 烧伤整形科病人腹泻

1995 年 2 月 16 日，某医院烧伤整形科护士长报告 4 位病人出现腹泻，感染科接到报告后立即开展调查。

问题 3.1 如果你是该院感染科的医生，你如何开展调查？

经过调查，结果如下：

(1) 发病地点：烧伤整形科共有 4 名病人腹泻，其中 3 名病人住整形区 20～26 床的大病室，1 名住烧伤区抢救室。另外通过电话询问了医院其他 9 个病区负责人，没有发现医院内腹泻病例增多的现象。结果表明腹泻病例仅集中于该院的烧伤整形科。

(2) 发病时间：1995 年 2 月 8 日出现首例腹泻病人(26 床)，2 月 14 日出现 3 名腹泻病人(21、23、抢Ⅱ床)，2 月 8 日～16 日该科共有 37 名住院病人。

(3) 病人情况：4 名腹泻病人的一般情况见表 10.1。这些病例非同一名医生主管，且在医务人员中未发现腹泻情况。

表 10.1 4名腹泻病人的一般情况

姓名	床位	性别	年龄	原发病	入院日期	进餐地点、方式	服药情况
肖某	26	男	10月	烧伤	02/07/1995	喂奶	未服用
许某	21	男	54岁	电烧伤	12/24/1994	职工、营养食堂不定	中药3号
吴某	23	女	5岁	烫伤	02/08/1995	早餐食堂、中晚餐自备	中药3号
许某	抢Ⅱ	男	29岁	烧伤	01/16/1995	自备	中药3号

问题 3.2 1995年2月8～16日这段时间之内，该医院烧伤整形科感染罹患率是多少？

问题 3.3 该医院烧伤整形科感染有哪些分布特征？属于内源性感染还是外源性感染？

问题 3.4 表10.1提示我们，该医院烧伤整形科感染可能由什么原因导致？可以采用什么流行病学方法来确认？

采用回顾性队列研究方法，将该科室病人按是否服用中药3号分组，比较两组的腹泻发生率，以检验中药3号与腹泻发生的关系，见表10.2。

表 10.2 服用中药和腹泻关系的回顾性队列研究

中药3号	调查人数	腹泻人数	发病率(%)
服用	10	3	30.00
未服用	27	1	3.70
合计	37	4	10.81

问题 3.5 上述采用的回顾性队列研究方法与病例对照研究方法有什么区别？二者相比各有哪些优点？

问题 3.6 对本次研究进行分析，可以得出什么结论？

进一步调查中药3号的熬制过程，发现该院的中药熬制是在病室配餐室，用蒸气冲熬，中药容器为500 ml输液瓶，容器在配餐室中冲洗，然后置蒸气柜中蒸气消毒。每瓶中药可分配给数位病人服用。

对配餐室进行环境细菌学调查，在该科配餐室采集标本10份，合格率仅为10%。在热水龙头、煤气灶台面、药瓶口内外、煤气灶开关均检出金黄色葡萄球菌(见表10.3)。

问题 3.7 综合表10.2及表10.3，分析该医院烧伤整形科腹泻属于外源性感染的哪一种？其传播途径是什么？26床腹泻可能的原因是什么？

问题 3.8 医院感染如何管理？试述医院感染管理的组织结构。针对此次的医院感染事件，应该采取什么管控措施？

表 10.3 配餐室环境细菌学检测结果

标本	菌落数(cfu/cm^2)	细菌种类
蒸药柜门把手	6	枯草杆菌、表皮葡萄球菌
蒸药柜门顶	>10	枯草杆菌、表皮葡萄球菌、哈夫尼亚菌
冷水龙头	>10	表皮葡萄球菌、摩拉不动杆菌
热水龙头	>10	金黄色葡萄球菌、不动杆菌属
开水柜龙头	>10	表皮葡萄球菌、枯草杆菌
煤气灶开关	2	金黄色葡萄球菌、枯草杆菌
煤气灶台面	>10	金黄色葡萄球菌、枯草杆菌
药瓶口内外	>10	金黄色葡萄球菌
药液	>10	枯草杆菌
药瓶塞	>10	表皮葡萄球菌、枯草杆菌

问题 3.9 从医院感染管理的角度来看,此次的医院感染事件发生的主要原因是什么?

问题 3.10 在今后的工作中可采取哪些针对性的预防与控制措施?

课题 4 羊肠线吸收不良与术后伤口感染

1989 年某医院感染科专职监控职员在常规检测中发现该院 12 月份外科系统术后伤口感染率高达 9.21%,高出基础感染率(2.7%)3 倍以上。

问题 4.1 该医院感染科常规检测的数据给了我们什么提示?怎样确认?

初步调查结果如下:比较 1989 年 12 月外科系统中各科患者手术后伤口感染率,发现妇科、产科、普外科、泌尿外科 4 科的患者术后伤口感染率明显高于其他科室,分别达 10.81%、17.14%、14.81%、12.50%。提示手术后感染主要以伤口为主。仔细观察病人的伤口,发现感染发生均由内向外,且伤口内均有羊肠线头。

实验检测结果:从手术室采集工作人员手、消毒液、无菌物品、空气等各类标本 74 份,进行细菌学检查,结果全部合格。

问题 4.2 上述调查给了我们什么提示?可以采用什么流行病学方法来检验?

进一步调查 12 月份手术室使用的羊肠线,发现该批羊肠线为新批号的羊肠线,主要是上述 4 个科室用于缝合腹部深层组织。但对该批羊肠线进行细菌学培养均无菌生长。为了进一步弄清该批羊肠线与患者伤口感染是否有关,将该院外科 12 月份的手术患者按是否使用羊肠线而分为两组,收集两组人群的伤口感染发生情况,结果如下:12 月份手术患者 315 人,使用新羊肠线 169 人,其中 24 人发生感染,未使用新羊肠线的手术患者有 5 人发生感染。

问题 4.3 该研究采用的是什么流行病学方法?

问题 4.4 使用新羊肠线和未使用新羊肠线两组人群术后伤口感染发生率为多少？差别有无统计学意义？请列出表格并做统计分析。

问题 4.5 通过该研究能得出什么结论？

（皖南医学院 常微微 金岳龙）

实习 11　环境砷污染对居民健康影响的流行病学调查

【目的】 熟悉环境污染对人群健康影响的流行病学调查方法;考察专业知识综合运用能力。

【时间】 3 学时。

【概述】 贵州省黔西南州地处东经 105°,北纬 260°,位于贵州省西南部,云贵高原东南端。全州所辖 8 个县(市)和 1 个经济开发区.其中兴仁、兴义、安龙 3 个县(市)是我国砷中毒的主要病区。兴仁县雨樟镇(原交乐乡)砷中毒程度国内外罕见,自 1976 年发现该病 877 例以后,1991 年砷中毒病人增至 1 549 例(当年该镇总人口 17 874 人),2001 年病例已达 2 100 余人(当年该镇总人口 27 379 人),严重影响了当地居民的生产与生活。

问题 1 针对上述情况,从哪些方面开展流行病学调查?

为了调查环境砷污染对雨樟镇居民健康的影响,研究者进行了下列工作。

课题 1　环境中砷污染状况的调查

贵州省兴仁县雨樟镇地处贵州省的西南部,平均海拔高度 1 400 m,年平均气温在 10～20 ℃,年降雨量 1 100～1 200 mm,相对湿度约 70%。全年无霜期 210 天,阴多晴少,四季不分明,属亚热带湿润季风气候。西面山脉,北高南低。北部为煤区,40 年前为森林覆盖,因盲目砍伐现已成荒岭,小煤窑到处可见。全镇设 22 个行政村,居民散居在中南丘陵谷地及坝子中。20 世纪 70 年代后期村民逐渐用煤代替木材作为燃料。

研究者分别在 1998 年和 2006 年采集了砷中毒区大气、水体、土壤采样及食物样品,空气采样用滤膜法(位于立位呼吸带),土壤采自田间耕作层(距离表层土壤 20～30 cm),水采样采自调查点的饮用水源。按照 3 层 5 点的采样方法采集调查对象家中的煤样以及干燥保存 3 个月后的辣椒和玉米。现场工作人员严格按照方案培训后开展工作,采样后用独立密闭包装袋保存,样品抽取后 1 周内送实验室进行检测分析。样本检测时使用国家标准物质进行质量控制。样品中砷的含量测定结果列于表 11.1。

表 11.1　砷中毒病区环境介质及食物中砷含量的测定结果

检测项目	2006 年				1998 年				参考标准
	n	砷(M)	范围	超标倍数	n	砷(M)	范围	超标倍数	
煤	6	93.01	39.46～211.74	2.1	7	397.20	166.56～816.04	8.8	<45.00
土壤	6	12.13	4.23～34.82		6	15.07	10.28～21.12		<40.00
辣椒	10	3.46	0.55～16.76	4.9	8	45.07	15.60～76.66	64.4	<0.70
玉米	6	1.50	0.30～4.14	2.1	8	2.64	0.94～8.67	3.8	<0.70
大米	7	0.65	0.30～0.98		—	—	—	—	<0.70
室内空气	6	0.08	0.05～0.12	2.6	10	0.09	0.01～0.22	2.9	<0.03
室外空气	6	0.0070	0.0023～0.0154	2.3	13	0.0220	0.0004～0.0440	7.3	<0.003
饮用水	7	0.043	0.012～0.089		6	0.008	0.005～0.012		<0.05

【注】 水采样中含砷量:mg/L,空气采样中含砷量:mg/m^3,其他项目采样中含砷量:mg/kg
M:中位数。
—:表示 1998 年未测定大米中含砷量;空白处表示未超标。

资料来源:罗鹏,张爱华,洪峰,等. 贵州省燃煤污染型砷中毒病区 9 年前后环境危险因素比较分析[J]. 中国地方病杂志,2009,28(1):66-70.

问题 1.1　环境介质中样品应如何采集与处理?
问题 1.2　根据上述描述,您对该地砷中毒的发生可提出哪些线索?

课题 2　居民健康效应的调查

一、人群体内生物学砷暴露水平的调查

选择已确诊的雨樟镇砷中毒患者 107 例,其中,男性 68 名,女性 39 名,平均年龄 45 岁(20～65 岁)。分为轻度砷中毒组、中度砷中毒组及重度砷中毒组。平均接触砷的年限为 20 年,大于 20 年占 73%。另选择非砷污染区、无燃用高砷煤史,且生活方式、生活习惯相近,年龄、性别经配比均衡的居民 30 例为对照组。所有对象半年内均未染发或烫发,也无接触冶炼和金属烟尘等职业史。取枕部距头皮 3 cm 内新生头发,测定两组头发中的微量元素。结果列于表 11.2。

表 11.2　砷中毒患者与对照组头发中微量元素含量的比较(μg/g)

微量元素	对照组		轻度砷中毒		中度砷中毒		重度砷中毒		砷中毒合计	
	n	$\bar{x}\pm s$	n	$\bar{x}\pm s$	n	$\bar{x}\pm s$	n	$\bar{x}\pm s$	n	$\bar{x}\pm s$
砷	30	0.24±0.18	26	9.81±3.90	38	10.25±3.87	39	11.95±6.25	103	10.78±4.96^b
硒	30	0.34±0.09	26	0.26±0.15	37	0.23±0.12	37	0.21±0.13	100	0.23±0.18^b

表 11.2(续)

微量元素	对照组		轻度砷中毒		中度砷中毒		重度砷中毒		砷中毒合计	
	n	$\bar{x}\pm s$	n	$\bar{x}\pm s$	n	$\bar{x}\pm s$	n	$\bar{x}\pm s$	n	$\bar{x}\pm s$
铜	30	7.01±1.48	26	7.66±1.07	39	7.68±0.91	42	7.95±1.15	107	7.78±1.05[c]
锰	30	1.65±0.33	26	3.90±1.85	39	5.73±4.46	42	5.83±4.65	107	5.33±4.12[b]
锌	30	122.92±55.11	26	100.83±27.04	39	96.54±38.60	42	93.28±36.67	107	96.30±35.15[c]
铁[a]	30	1.44±0.13	26	1.87±0.29	39	2.00±0.41	42	2.08±0.40	107	2.00±0.39[b]
钙	30	1343.36±714.96	26	626.92±286.34	39	712.13±399.09	42	622.55±388.86	107	656.26±369.78[b]
镁	30	163.96±105.80	9	23.53±5.40	16	27.45±17.95	18	24.94±10.75	43	25.58±13.03[b]

【注】 a. 铁为对数转换数据。
b. 与对照组比较，$P<0.01$；c. 与对照组比较，$P<0.05$。
资料来源：张爱华，陈浪，张燃，等. 燃煤污染型砷中毒患者头发中微量元素与砷中毒关系探讨[J]. 贵阳医学院学报，2008，33(6)：593-596.

问题 2.1 如何检测头发中的微量元素？

问题 2.2 这些微量元素的生理功能是什么？通过对表中数据的分析，您得到哪些启示？

二、病区慢性砷中毒患病情况

该镇 7 069 名被调查者中，共查出慢性砷中毒患者 200 例，患病率为 2.83%。在临床资料完整的 177 例中，男性 110 例，女性 67 例；年龄 6～67 岁。按照我国新疆天然高砷水所致慢性砷中毒的诊断及分级标准分级如下：轻度 93 例，中度 59 例，重度 25 例。病程 3 个月至 30 年，多在接触高砷煤后 1～3 年发病。患者主述的主要症状频率由高到低依次为：眼花、肢体麻木、耳鸣、心慌、肢体酸痛、流泪、肢体僵硬、腹痛、食欲减退、恶心、便秘、腹泻、流涕、胸闷。患者的主要体征为皮肤损害，包括色素改变、角化和癌变。色素改变以脱色斑及脱色、褐色混合斑多见，多见于躯干与四肢。177 例均有不同程度的角化损害，以手掌、足趾散在或片状角化为主。3 例发生皮肤癌，均为男性，且接触高砷煤时间较长。

（一）1991～2001 年居民恶性肿瘤死亡的调查

研究者在 1991 年对该镇进行了砷中毒普查，登记所有砷中毒患者，建立户卡，采用追踪、询问、核查与入户调查方法，调查内容包括：姓名、性别、年龄、民族、燃煤方式、燃用高砷煤情况、吸烟及饮酒情况、有害物质接触史、家族疾病史、个人患病情况、死亡情况等项目。每年年底询问各村(村委会)死亡情况，核查死亡登记记录，并入户询问死者亲属，要求出示死亡证明。1991～2001 年 11 年间砷中毒患者恶性肿瘤死亡情况列于表 11.3。将有砷中毒死亡者村的煤砷、总砷摄入量及砷中毒发病等情况列于表 11.4。

表 11.3　砷中毒组和对照组恶性肿瘤死亡率比较

	组别	死亡数	人年数	死亡率[1/(10万人·年)]
男	砷中毒组	91	32 337	281.41
	对照组	14	52 761	26.53
女	砷中毒组	32	27 936	114.54
	对照组	8	45 614	17.54
合计	砷中毒组	123	60 273	204.07
	对照组	22	98 375	22.36

问题 2.3　本研究采用了何种流行病学研究方法？简述普查与抽样调查的优缺点。

问题 2.4　请对表 11.3 中数据进行分析，研究者可从中获得哪些启示？

表 11.4　煤砷、总摄砷量、砷中毒患病率及恶性肿瘤死亡人数关系

调查地点	煤砷(mg/kg)	总摄砷量(mg/d)	砷中毒累计发病		恶性肿瘤累计死亡	
			人数	发病率(%)	人数	死亡率(%)
1	3 360.9	9.13	126	16.34	14	1.81
2	1 227.6	7.31	512	21.14	66	2.68
3	807.2	5.31	829	33.75	35	1.43
4	480.6	4.67	104	4.90	2	0.09
5	125.0	4.84	52	3.41	2	0.13
6	103.1	2.58	76	5.99	2	1.18
7	96.8	2.02	22	1.92	2	0.17
8	40.8	2.24	21	1.28	0	0.00
合计			1 742	12.99	123	0.92

资料来源：李达圣，安东，曾正，等. 贵州燃煤型砷中毒患者恶性肿瘤死亡观察[J]. 中国地方病学杂志，2004，23(1)：42-45.

问题 2.5　分析表 11.4 中煤砷含量、总砷摄入量与恶性肿瘤之间的关系。

(二) 病区先天畸形儿的调查

采用横断面调查方法，对该镇 19 个行政村的先天畸形发生情况进行调查，其中，有砷中毒村(用高砷煤并有砷中毒患者行政村)8 个，非砷中毒村(不用高砷煤无砷中毒患者行政村)11 个。调查对象为 0～60 岁人群及近 30 年有生育史的妇女。调查人员由经培训的省、地、县、卫生院专业技术人员及乡村干部组成，采取整群抽样、定时定点入户调查与集中式调查相结合的方式共同完成调查。调查内容主要为畸形和砷中毒患病等情况，调查结果列于表 11.5。

表 11.5 贵州省燃煤型砷中毒村和非砷中毒村先天畸形调查结果

	年龄（岁）	受检人数			先天畸形人数			现患率（‰）		
		男	女	合计	男	女	合计	男	女	合计
砷中毒村	0～	484	386	870	29	9	38	59.91	23.30	43.70
	10～	631	568	1199	21	11	32	33.30	19.40	26.70
	20～	418	317	735	4	2	6	9.60	6.30	8.20
	30～	415	408	823	5	2	7	12.00	4.90	8.50
	40～	304	274	578	1	0	1	3.30	0.00	1.70
	≥50	339	331	670	4	1	5	11.80	3.00	7.50
	合计	2591	2284	4875	64	25	89	24.70	10.95	18.26
非砷中毒村	0～	290	308	598	7	1	8	24.10	3.20	13.40
	10～	322	281	603	5	2	7	15.50	7.10	11.60
	20～	282	240	533	3	1	4	10.60	4.20	7.70
	30～	330	313	643	1	0	1	3.00	0.00	1.60
	40～	130	136	266	0	0	0	0.00	0.00	0.00
	≥50	132	120	252	0	0	0	0.00	0.00	0.001
	合计	1486	1398	2895	16	4	20	10.76	2.86	6.91

问题 2.6 砷中毒村与非砷中毒村的先天畸形患病率有无差异？

问题 2.7 横断面调查常见的偏倚是什么？如何控制？

砷中毒村调查了 1 177 名妇女，生产数为 3 810 人（包括活产、死胎、死产、引产、新生儿7 d 内死亡者）。非砷中毒村调查 694 名妇女，生产数为 1 581 人。两组生产先天畸形的情况列于表 11.6。

表 11.6 砷中毒村与非砷中毒村妇女生产先天畸形儿的情况

调查对象	调查人数	出生数	畸形	畸形出生率（‰）
砷中毒村妇女	1 170	3 810	84	22.05
非砷中毒村妇女	694	1 581	17	10.75

资料来源：李达圣，安东，梁音，等. 贵州燃煤型砷中毒病区先天畸形调查[J]. 中国地方病学杂志，2005，24(2)：176-178.

问题 2.8 产妇砷接触史与畸形儿发生有无关系？

问题 2.9 先天畸形的病因主要考虑哪些方面？对砷健康损害的研究有何启示？

三、砷中毒的遗传学损伤

收集病区燃煤砷接触者 95 例，分为内对照组（病区非病人组），A（一般病变组：包括色素增多及皮炎）、B（角化过度组）、C（癌前病变组：包括不典型增生、经久不愈溃疡）及 D（皮肤癌变组：包括 Bowen 病、基底细胞癌及鳞状细胞癌）。以病区 12 km 以外的非燃高砷煤的居民 41 例作为外对照组，探讨燃煤型砷中毒对机体的遗传损伤。结果列于表 11.7 和表 11.8 。

表 11.7　砷接触者和对照组的染色体损伤测定

组别	微核(MN)		染色体畸变(CA)		姐妹染色单体交换(SCE)	
	n	$\bar{x}\pm s$	n	$\bar{x}\pm s$	n	$\bar{x}\pm s$（平均交换次数/细胞）
外对照组	23	1.54±0.59	21	6.17±2.51	22	3.02±0.76
内对照组	12	1.85±1.11	13	10.71±4.93[a]	11	3.74±1.19[a]
A 组	34	1.89±0.81	33	14.02±6.51[b]	32	3.93±1.53[a]
B 组	21	1.95±0.95	20	14.67±5.94[b]	21	4.42±1.56[a]
C 组	17	2.11±1.51	17	15.03±7.54[b]	17	4.58±1.79[a]
D 组	12	2.11±0.96[a]	12	16.69±6.97[b]	12	4.76±1.52[a,c]

【注】 与外对照组比较 a. $P<0.05$，b. $P<0.01$；与内对照组比较 c. $P<0.05$。

表 11.8　砷接触者和对照组的 DNA 损伤测定

组别	DNA 单链断裂(SSB)		DNA-蛋白质交联(DPC)		DNA 合成(DS)	
	n	$\bar{x}\pm s$(μm)	n	$\bar{x}\pm s$(μm)(Bq/μgDNA)	n	$\bar{x}\pm s$(cpm)
外对照组	22	8.2±1.0	41	57 300.0±11 838.7	33	1 102.9±714.9
内对照组	11	13.7±7.9[a]	13	64 770.3±20 850.6	13	332.2±90.5[a]
A 组	20	20.0±9.3[a,b]	20	70 494.4±32 814.5	34	330.7±159.6[a]
B 组	20	29.2±14.9[a,b,c]	21	77 628.7±30 040.2[a]	27	300.6±109.1[a]
C 组	16	31.0±15.3[a,b,c]	17	103 860.0±48 240.0[a,b,c,d]	17	295.0±133.2[a]
D 组	12	37.1±14.2[a,b,c]	12	130 640.0±48 660.0[a,b,c,d]	12	225.5±93.5[a]

【注】 与外对照组比较 a. $P<0.05$；与内对照组比较 b. $P<0.05$；与 A 组比较 c. $P<0.05$；与 B 组比较 d. $P<0.05$。

资料来源：杨光红，张爱华，蒋宪瑶，等. 慢性砷中毒人群遗传损伤与皮肤损害的关系[J]. 中国地方病学杂志，2003，22(7)：463-465.

问题 2.10　分析上述结果，你得到什么线索？

问题 2.11　何谓内对照与外对照？设立对照的目的是什么？

问题 2.12 进行砷中毒的遗传学损伤研究有何意义？筛选砷中毒监测中的生物标记物，可从哪几方面考虑？

课题 3 砷中毒环境危险因素的多因素分析

研究者采用整群抽样与典型调查结合的方法，以该镇 151 名砷中毒患者作为病例组，53 名距病区 12 km 以外的非病区居民作为对照组，两组在性别、年龄上无明显差异。采用统一的调查表对病例和对照者进行询问调查，内容包括人口社会及经济情况、居住环境、生活行为方式、病史及家族史等共 24 项，并采集尿样及发样测定尿总砷、尿无机砷及发砷。调查人员事先经统一培训，现场调查和实验室测定均使用盲法进行质量控制。以患病与否作为因变量，性别、年龄、文化程度、家庭经济情况、燃用高砷煤年限、粮食干燥方式、居室通风情况、氟中毒、尿砷、发砷、吸烟及饮酒作为自变量，进行非条件 Logistic 回归分析，结果见表 11.9。

表 11.9 砷中毒危险因素的非条件 Logistic 回归分析结果

变量	回归系数	标准误	*P* 值	*OR* 值
家庭经济状况(元)	−1.0831	0.490	<0.05	0.34
燃用高砷煤年限	2.226	0.683	<0.01	9.64
居室通风情况(0=较好;1=较差)	1.963	0.646	<0.01	7.12
氟中毒(0=无;1=有)	0.889	0.394	<0.05	2.43
吸烟(0=不吸;1=吸)	1.315	0.556	<0.05	3.72

资料来源：李新华，张爱华，黄晓欣，等. 燃煤型砷中毒流行因素的多变量分析[J]. 贵州医药，2000，24(4)：211-213.

问题 3.1 该结果对砷中毒的调查研究有何启示？

问题 3.2 现场调查和实验室检测如何进行质量控制？

课题 4 防治砷中毒的效果评价

自从 1976 年发现该病以后，贵州省在雨樟镇开展了全面综合性砷中毒防治工作。主要措施包括：

(1) 根据流行病学调查情况和实验室检测结果，对于媒中含砷量>100 mg/kg 的煤窑，按照黔西南州《关于禁采高砷煤的管理办法》进行了强制封闭和炸毁。

(2) 在病区以各种方式对高砷煤的危害性进行宣传，强调不能食用高砷煤烘烤的食物。

(3) 在病区进行防砷改良炉灶工作。

(4) 对现有病患进行不同疗程的驱砷治疗。

(5) 对部分病人皮肤角化点进行手术切除。

上述综合措施有效控制了砷中毒的蔓延和发展，1997 年为全面了解砷中毒的防治效果，选择兴仁病区完全停用高砷煤 5 年的大地村和 20 年的梨树村(以下分别简称 A 村和 B 村)，以及仍然继续使用高砷煤的癞子洞村(以下简称 C 村)作为调查点进行防治效果考评。结果列于表 11.10。

表 11.10　停用和仍用高砷煤村落的不同样品含砷量测定结果

	停用高砷煤		仍用高砷煤	外对照
	A 村	B 村	C 村	
煤(mg/kg)	10.03±10.30(14)	14.30±11.10(35)	506.90±1505.10[a](35)	9.80±4.90(35)
空气($\mu g/m^3$)	2.00±1.10(7)	2.10±1.10(7)	101.00±165.00[a](8)	1.80±1.00(7)
烘烤玉米(mg/kg)	0.55±0.32(9)	0.56±0.27(9)	4.24±2.72[a](10)	0.39±0.19(10)
烘烤辣椒(mg/kg)	4.00±1.86(7)	3.14±1.73(7)	134.90±205.00[a](8)	2.61±1.56(7)
尿砷(mg/L)	0.11±0.19(31)	0.07±0.04(13)	0.44±0.43(33)[a]	0.05±0.03(32)
发砷($\mu g/g$)	2.99±1.73(18)	2.86±1.14(14)	11.31±13.84[a](12)	1.93±0.70(29)
患病率(%)				
1991 年	21.9	26.8	22.5	—
1997 年	20.7	20.4	33.6	—

【注】 数据后( )中为样品数；a. $P<0.01$。

资料来源：周运书，周代兴，郑宝山，等. 燃煤型砷中毒 20 年不同环境下的流行病学调查[J]. 中国地方病学杂志，1998，17(1)：1-4.

问题 4.1　综合防治措施有无效果？表中数据表达有不妥之处吗？

问题 4.2　上述关于贵州省黔西南州兴仁县砷中毒的环境流行病学调查采用了哪些经典的流行病学研究方法？这些研究方法各自的优点和局限性是什么？

问题 4.3　通过本次实习，您对环境污染对人群健康影响的流行病学调查有什么体会？

问题 4.4　自行拟定关于环境砷污染对人群健康影响的流行病学调查研究提纲，并指出本实习中所提供的材料还存在什么不足之处。

(皖南医学院 袁慧)

实习12 流行病学技能实验——临床基本技能

【目的】 掌握体温、脉搏、呼吸和血压的正常值、生理变化。能正确测量和记录体温、脉搏、呼吸和血压。按照正确的方式进行胸外心脏按压和人工呼吸。

【时间】 3学时。

课题1 生命体征的评估

一、案例

某患者，男性，48岁，因黑便7天，加重3天，呕血3次入院。患者7天前出现黑色大便，近3天黑便次数增多，最多时5～6次/天，每天有胃部烧灼感，偶有反酸、耳鸣、腹胀、乏力。今晨呕吐暗红色液体3次，每次约100 ml。患者有乙肝病史4年。患者入院后，在进行入院评估交谈中，对病史采集过程不太配合，"我来你们医院就是想尽快输液治疗，帮我解决胃部不适和排黑色大便的问题，你怎么老是问我没用的问题？我在县医院已经被问过一遍了，你直接看病历不就行了吗，不要反复问了。"病人不耐烦地说。医生面带微笑地说："大叔，您的心情我非常理解。正是为了尽快帮你减轻痛苦，恢复健康，我们才需要详细了解您过去的情况，你先休息一下。待会儿我让人给你测一下生命体征，看看你目前的基本情况。"

问题1.1 什么是生命体征？生命体征评估的基本方法有哪些？

生命体征(vital signs)是体温、脉搏、呼吸及血压的总称。生命体征受大脑皮层控制，是机体内在活动的一种客观反应，是衡量机体身心状况的可靠指标。正常人生命体征在一定范围内相对稳定，变化很小，且相互之间存在内在联系。而在病理情况下，其变化极其敏感。医务人员通过认真仔细地观察生命体征，可以获得病人生理状态的基本资料，了解机体重要脏器的功能活动情况，了解疾病的发生、发展及转归，为预防、诊断及治疗提供依据。

二、体温

体温也称体核温度，是指身体内部胸腔、腹腔和中枢神经的温度，具有相对稳定且较皮肤温度高的特点。皮肤温度也称体表温度，是皮肤表面的温度，可受环境温度和衣着情况的影响，且低于体核温度。基础体温指人体在持续较长时间(6～8h)的睡眠后醒来，尚未进行任何活动之前所测量到的体温。医学上所说的体温是指机体深部的平均温度，体温的相对恒定是机体新陈代谢和生命活动正常进行的必要条件。由于体核温度不易测试，临床上常以口腔、直肠、腋窝等处的温度来代表体温。在三种测量方法中，直肠温度，也就是肛门温度，最接近人体深部温度；在日常工作中采用口腔、腋下温度测量更为常见、方便。正常体温的范围为口温 36.3～37.2 ℃，肛温 36.5～37.7 ℃，腋温 36.0～37.0 ℃。体温可随昼夜、年龄、性别、活动、药物等出现生理性变化，但变化范围很小，一般不超过 0.5 ℃，少数情况可能会大一些，但不会超过 1 ℃。

三、脉搏

在每个心动周期中，由于心脏的收缩和舒张，动脉内的压力和容积也发生周期性的变化，导致动脉管壁产生有节律的活动，称为动脉搏动，简称脉搏。脉率指每分钟脉搏搏动的次数或频率，正常成人在安静状态下脉率为 60～100 次/分钟。正常情况下，脉率和心率是一致的，脉率是心率的指示，当脉率微弱到难以测定时，应测心率。

四、呼吸

机体在新陈代谢过程中，需要不断地从外界环境中摄取氧气，并把自身产生的二氧化碳排出体外，机体与环境之间所进行的气体交换过程称为呼吸。呼吸是维持机体新陈代谢和生命活动所必需的基本生理过程之一，一旦呼吸停止，生命也将终结。正常成人安静状态下呼吸频率为 16～20 次/分钟，节律规则，呼吸运动均匀无声且不费力。呼吸与脉搏的比例为 1∶4，男性及儿童以腹式呼吸为主，女性以胸式呼吸为主。

五、血压

血压是血管内流动的血液对单位面积血管壁的侧压力（压强）。在一个心动周期中，动脉血压随着心室的收缩和舒张而发生规律性的波动。在心室收缩时，动脉血压上升达到的最高值称为收缩压，在心室舒张末期动脉血压下降达到的最低值称为舒张压。收缩压与舒张压的差值称为脉搏压，简称脉压。测量血压，一般以肱动脉为标准。正常成人安静状态下的血压范围比较稳定，其正常范围为收缩压 90～139 mmHg，舒张压 60～89 mmHg，脉压 30～40 mmHg。血压会受年龄、性别、昼夜和睡眠环境、体型、体位、身体不同部位、运动等影响。此外，激动、紧张、恐惧、兴奋等情绪以及排泄、吸烟等活动都有可能使血压升高，饮酒、摄盐过多、药物对血压也有影响。

附录　技 能 知 识

一、技能1:体温测量的基本方法

(一) 测量用物

1. 玻璃汞柱式体温计

玻璃汞柱式体温计又称水银体温计,为临床上最常用的体温计。分口表、腋表和肛表三种(如图12.1所示)。它是一种外标刻度的真空毛细玻璃管,玻璃管末端为贮银槽,当贮银槽受热后,水银沿毛细管上行,其上行高度与受热程度成正比,毛细管与贮银槽之间的凹陷处可使水银柱遇冷时不致下降,以便检视温度。根据体温计的刻度不同可分为摄氏体温计和华氏体温计(如图12.2所示)。摄氏体温计刻度为35.0~42.0 ℃,每一度之间分成10个小格,每小格为0.1 ℃,在0.5和1.0 ℃处用较粗的线标记,37.0 ℃处以红线标记以示醒目。华氏体温计的刻度为94~108 °F,每小格0.2 °F。

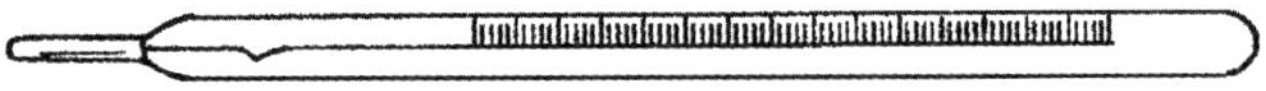

(a) 口表

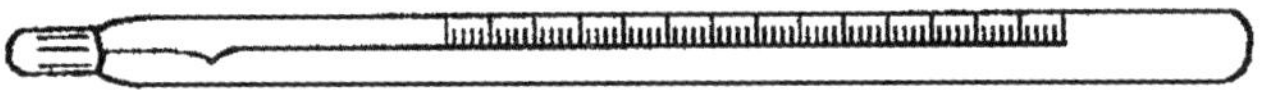

(b) 肛表

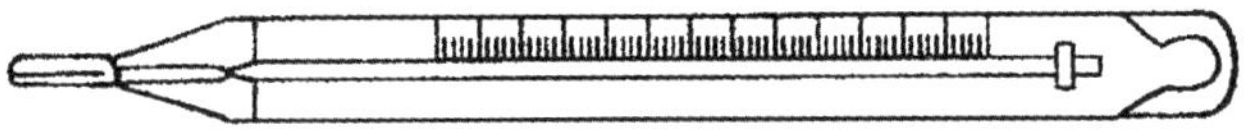

(c) 腋表

图12.1　玻璃体温计的种类

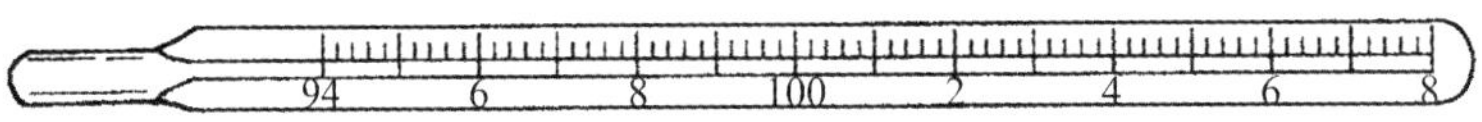

(a) 华氏表

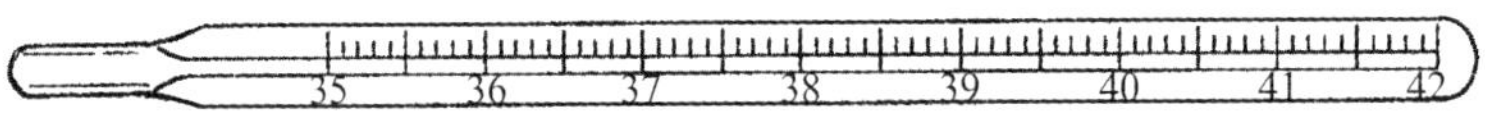

(b) 摄氏表

图12.2　华氏体温表、摄氏体温表的构造

2. 可弃式化学体温计

此为一次性使用的体温计。其构造为含有对热敏感的化学指示点薄片,在45s内能按特定的温度改变体温表上的点状颜色,当颜色从白色变成墨绿色或蓝色时,即为所测得的体温(如图 12.3 所示)。

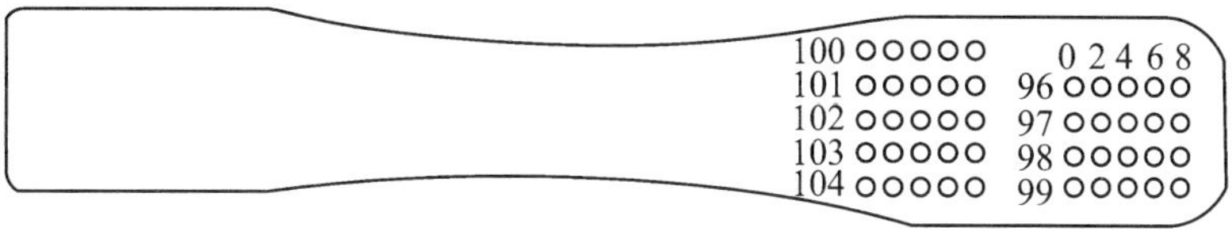

图 12.3　可弃式化学体温计

3. 电子体温计

采用电子感温探头测量体温,温度值由数字显示器显示。具有使用方便,测量准确,灵敏度高等特点,分集体用电子体温计和个人用电子体温计两种(如图 12.4 所示)。集体用电子体温计使用时须将探头放入一次性塑料护套中,单人单套使用,以防止交叉感染;测温时开启电源键,显示屏上出现"L℃"符号,然后将探头置于测温部位,当电子蜂鸣器发出蜂鸣音后,再持续 3 s,显示屏上即可出现所测得的体温数值。

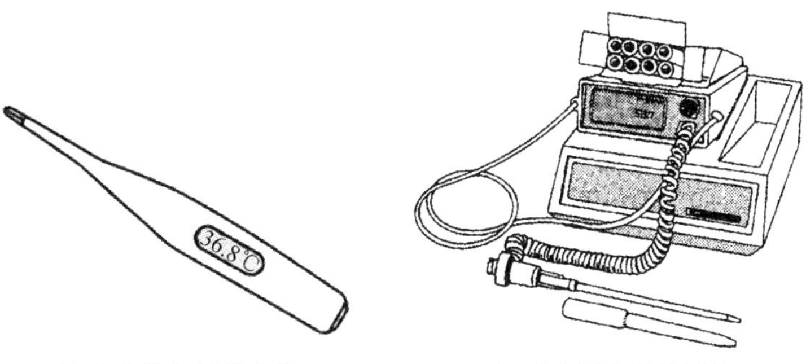

(a) 个人用电子体温计　　(b) 集体用电子体温计

图 12.4　电子体温计的种类

4. 其他

有前额体温计、报警体温计、远红外线测温仪(如图 12.5 所示)、耳温枪(如图 12.6 所示)等。前额体温计可以将体温计黑色面贴在被测试者的前额,室温下 15 s 后告知体温,适用于小儿。报警体温计可将体温计探头与报警器相连,当病人的体温超过一定限度,它就会自动报警,适用于危重病人。远红外线测温仪是利用远红外线的感应功能,常用于人群聚集处。耳温枪是属于非接触遥测式的温度测量仪,它通过检测鼓膜所发出的红外线光谱来测量体温,再以微计算机转换读数而显现出来。

(二) 测量准备

(1) 测试者要衣帽整洁、洗手、戴口罩。

(2) 被测者测量前 30 min 避免激动、情绪紧张、沐浴、运动、进食等活动。

(3) 测量时体温计要干净清洁,体温计用后要进行消毒处理。

(4) 测量场所安静、整洁、光线充足,必要时关闭门窗、拉窗帘或用屏风遮挡。

(三) 测量步骤

(1) 口腔测温法:将体温计水银端斜放于被测者的舌下热窝处,闭唇含住口表,用鼻呼吸,勿用牙咬体温计,勿讲话。测量 3 min。

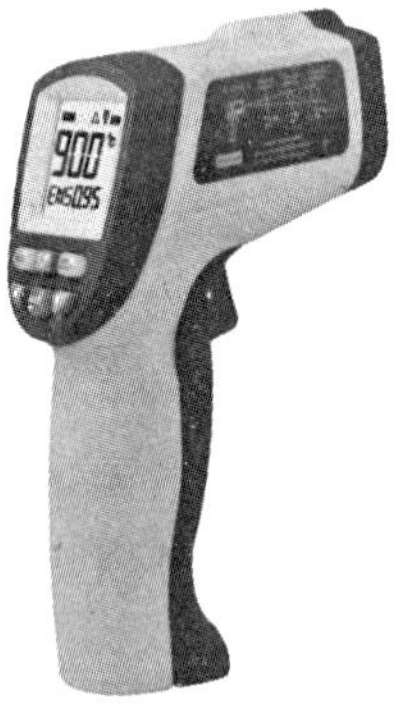

图12.5 远红外线测温仪

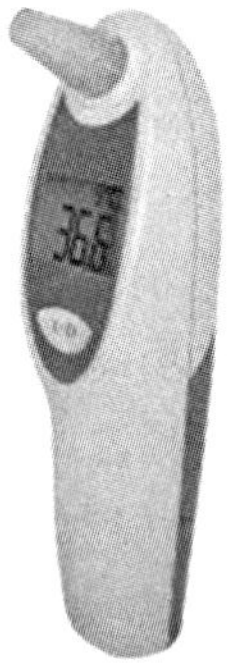

图 12.6 耳温枪

(2) 腋温测量法:协助被测者取舒适体位,解开衣扣,擦干腋下汗液。将体温计水银端放入被测者腋窝,紧贴皮肤,嘱其屈臂过胸,夹紧体温计。测量 10 min。

(3) 肛温测量法:协助被测者取侧卧、俯卧或仰卧位,暴露臀部,用棉签蘸取润滑油润滑肛表水银端,用手分开臀部,将肛表轻轻插入肛门 3～4 cm 并固定。测量 3 min。

(四) 注意事项

(1) 为防止交叉感染,保证体温计的清洁,用过的体温计应进行消毒处理。常用的消毒溶液可选用 75%乙醇、1%过氧乙酸或含氯消毒剂等。消毒液应每天更换一次。

(2) 为保证测量的准确性,应定期对体温计进行检测。检测时,先将全部体温计的水银柱甩至 35 ℃以下,再同时放入已测好的 40 ℃以下的水中,3 min 后取出检测,若体温计相差 0.2 ℃或以上、水银柱自行下降、玻璃管有裂隙等则不能再使用。将合格的体温计用消毒纱布擦干,放在清洁的容器中备用。

(3) 腋下有创伤、手术、炎症,腋下出汗较多者,肩关节受伤或消瘦夹不紧体温计,禁忌腋温测量。直肠或肛门手术、腹泻,禁忌肛门测量。心肌梗死病人不宜测肛温,以免刺激肛门,引起迷走神经反射,导致心动过缓。

(4) 测口温时,若被测试者不慎咬破体温计,首先应及时清除玻璃碎屑,以免损伤唇舌、口腔、食管、胃肠黏膜,再口服鸡蛋清或牛奶,以延缓汞的吸收。若病情允许,可食用粗纤维食物,加速汞的排出。

二、技能 2:脉搏测量的基本方法

(一) 测量用物

秒表、记录本和笔,必要时备有听诊器。

(二) 环境要求

测量场所安静、整洁,光线充足。

(三) 测量部位

脉搏测量的部位多选择浅表、靠近骨骼的大动脉,如桡动脉、颞动脉、颈动脉、肱动脉、腘动脉、足背动脉、胫后动脉和股动脉等(如图 12.7 所示)。

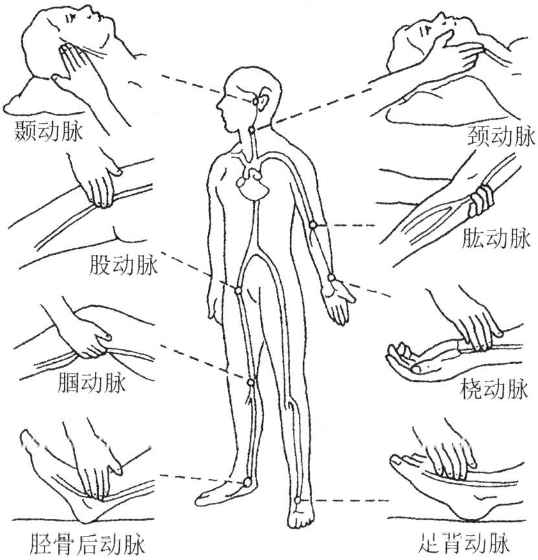

图 12.7　常用的诊脉部位

(四) 测量步骤

(1) 令受试者休息 15 min 后,取坐位或卧位,坐下伸出右前臂放于桌上,手心向上,腕部伸展。

(2) 测试者以示指、中指和无名指指端按在桡动脉搏动处,压力大小以能清楚触及脉搏搏动为宜。

(3) 连续测量 3 个 10 s 脉搏数,直至其中两次相同与另一次仅一次之差时,可认为是相对安静状态;然后再测 30 s 脉搏数,乘以 2,即为每分钟脉搏数,予以记录。计脉搏所用秒表的误差不得超过 0.2 s/min。

（五）注意事项

（1）如果患者有紧张、剧烈运动、哭闹等情况，则需稳定后测量。

（2）不可用拇指诊脉，因拇指小动脉的脉搏较强，易与患者的脉搏相混淆。

（3）若脉搏细弱而触不清时，应用听诊器听心率 1 min 代替触诊。

三、技能 3：呼吸测量的基本方法

（一）测量用物

秒表、记录本和笔，必要时备少许棉花。

（二）环境准备

测量场所室温适宜，光线充足，环境安静。

（三）测量步骤

（1）测试者测量脉搏后，仍保持诊脉手势，使受测者处于自然呼吸状态，精神放松。

（2）观察被测者胸部或腹部起伏次数，男性多为腹式呼吸，女性多为胸式呼吸，一吸一呼为一次。观察呼吸频率、节律、音响、形态及有无呼吸困难。

（3）一般测量 30 s，将所测数值乘以 2 即为每分钟呼吸频率。

（四）注意事项

（1）危重病人呼吸微弱，可用少许棉花，置于病人鼻孔前，观察棉花被吹动的次数，计时应为 1 min。

（2）呼吸受意识控制，因此测量呼吸前不必解释，在测量过程中不使受测者察觉，以免紧张，影响测量的准确性。

四、技能 4：血压测量的基本方法

（一）测量用物

常用的血压计有汞柱式、表式和电子血压计三种（如图 12.8 所示）。汞柱式又分为立式和台式两种。

（二）测量要求

（1）血压测量要求有独立、安静的房间，室内等待的被测者不超过 3 人，其他被测者应在等候区等候，以保证测量在安静环境中进行。测量时远离手机辐射。

（2）血压测量应在温暖舒适的房间进行，理想的室内温度在 21 ℃左右。应将事先准备的温度计放置血压测量现场，并在被测者测量血压前将当时的室内温度填写在问卷上。

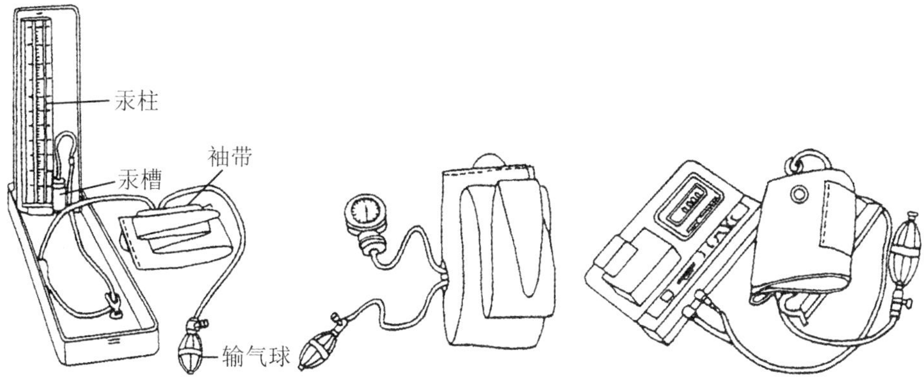

(a) 水银血压计　　(b) 弹簧表式血压计　　(c) 电子血压计

图 12.8　血压计的种类

(3) 被测者测量前 1 h 内应避免剧烈的运动或锻炼以及进食、喝饮料(水除外)，特别是含咖啡因的饮料，例如茶、咖啡；避免长时间暴露于过高或过低的温度下。测量前 30 min 应停止吸烟，精神放松，排空膀胱，安静休息 5 min。

(4) 测量时被测者要精神放松，避免用力、说话和移动。

(三) 测量步骤

1. 水银血压计

(1) 被测者取坐位或仰卧位，被测肢体(肱动脉)与心脏位于同一水平面。

(2) 放平血压计于上臂旁，驱尽袖带内的空气，将袖带平整地缠于上臂中部。袖带下缘距肘窝 2～3 cm(如图 12.9 所示)，松紧以能放入一指为宜。

(3) 戴听诊器，将听诊器胸件放在肱动脉搏动最明显的地方，以　手稍加固定(如图 12.10 所示)。

(4) 打开水银槽开关，关闭输气球气门，打气至肱动脉搏动音消失，再升高 2.6～4 kPa(20～30 mmHg)后以每秒 0.5 kPa(4 mmHg)左右的速度缓慢放气，测试者视线应与汞柱所指刻度保持同一水平面。

(5) 当听诊器听到第一声搏动时，汞柱所指刻度即为收缩压；当搏动音突然变弱或消失时，汞柱所指刻度即为舒张压。

2. 电子血压计

(1) 询问被测者之前是否做过血压测量。如果没有做过，则应告诉对方测量时臂带会膨胀并轻微压迫手臂，不要紧张。第一次测量前，要求被测者静坐 5 min。

(2) 被测者坐在调查员左侧对面，左手肘部平置在桌上，双脚平置不交叉(左侧手臂有疾患的换用右侧手臂测量)。

(3) 确认将臂带的空气管插头插入血压计的空气管插孔，并将臂带缠在左臂上(最好是将袖带缠在裸露的肌肤上，若有较厚的上衣，测量时应脱去上衣，切勿卷起衣袖)。

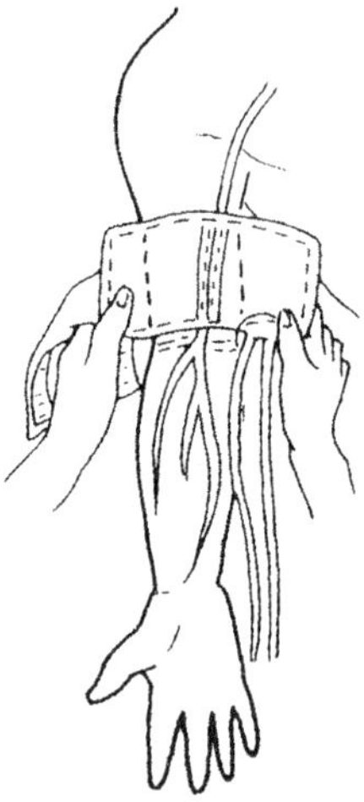

图 12.9　袖带与手臂位置

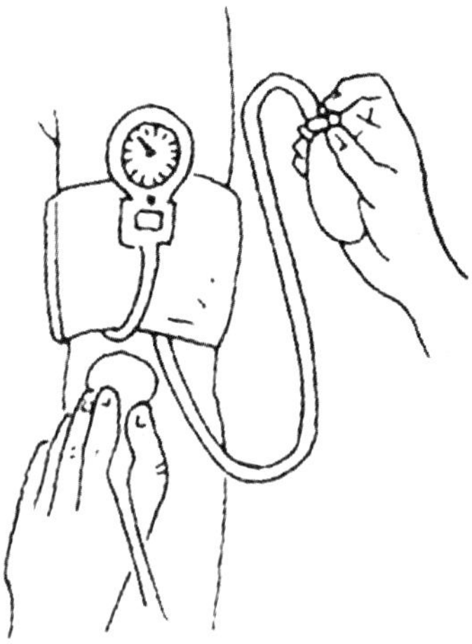

图 12.10　听诊器胸件的位置

(4) 确定臂带的位置。被测者左手手掌向上，臂带从上方缠绕，臂带底部应位于上臂肘关节内侧往上 1～2 cm，臂带不可覆盖肘关节部，空气管应在中指的延长线上。

(5) 缠上臂带。沿着上臂的形状将臂带缠紧(手臂与臂带间无缝隙)，用布搭扣固定。

(6) 手臂放置位置：手心向上，轻轻松开，臂带的中心处与心脏保持在同一水平位置。若手臂过低，应将手臂垫起使得臂带中心与心脏保持水平。

(7) 按下"开始"键(按下开始按钮后，手须在 3 s 内离开按钮)，待电子血压计经历增压和减压过程，并在血压计电子屏出现"心形"图案后，读取血压(注意读取的数值是 mmHg 血压，而不是 kPa 血压)。若测量对象血压较高，如收缩压超过 180 mmHg，血压计则需进行二次充气，测量时应将血压计开始键持续按下(超过 3 s)，并使得充气最高压比预期收缩压高 30～40 mmHg。

(8) 完成一次测量后，松开臂带，可让测量对象稍微活动一下手臂，静坐 1 min，进行下一次测量。总共测量 3 次，每次测量间隔 1 min。

(四) 注意事项

(1)定期检查、校对血压计。测量前，检查水银血压计：玻璃管无裂损、刻度清晰、加压气球和橡胶管无老化、不漏气。袖带宽窄合适、水银充足、无断裂；检查听诊器：橡胶管无老化、衔接紧密、听诊器传导正常。

(2) 对需持续观察血压者，应做到"四定"，即定时间、定部位、定体位、定血压计，有助于测定的准确性和对照的可比性。

(3) 发现血压听不清或异常，应重测。重测时，待水银柱降至"0"点，稍等片刻后再测量。必要时，做双侧对照。

(4) 注意测压装置(血压计、听诊器)、测量者、受检者、测量环境等因素引起血压测量的误差，以保证测量血压的准确性。

(5) 对血压测量的要求(中国高血压分类标准，2010 版)：应相隔 1～2 min 重复测量，取 2 次读数的平均值记录。如果收缩压和舒张压的两次读数相差 5 mmHg 以上，应再次测量，取 3 次读数的平均值记录。首诊时要测量两上臂血压，以后通常测量较高读数一侧的上臂血压。

课题 2 心肺复苏技术

一、案例

某患者，男性，41 岁，因发现呼之不应 2 小时余入院，约 2 小时前患者与朋友饮酒后出现呼之不应(饮酒量不详)，呼吸渐消失，立即呼救"120"，同时家属予以口对口人工呼吸，10 min 后 120 急救人员到达现场，发现病人无心跳、无呼吸、头侧有较多呕吐物，予以心肺复苏、气管插管、肾上腺素静脉注射等处理。约 3 min 后，患者自主心跳恢复，转至医院进一步治疗。

问题 2.1 什么是心肺复苏？

问题 2.2 心肺复苏是怎样实施的？

心肺复苏是对由于外伤、疾病、中毒、意外低温、淹溺和电击等各种原因，导致呼吸停止、心跳停搏，必须紧急采取重建和促进心脏、呼吸有效功能恢复的一系列措施。

基础生命支持，又称现场急救，是指在事发的现场，对患者实施及时、有效的初步救护，是指专业或非专业人员进行徒手抢救。一旦有意外发生，可立即作出正确的判断与处理，为急救赢得时间，为患者进一步治疗奠定基础。在 2015 年的国际心肺复苏指南中将美国心脏协会(AHA)成人生命链分为院内救治体系和院外救治体系。院外心脏骤停的患者将依赖社区获得救助，非专业救护人员必须识别出心脏骤停、进行呼救、开始心肺复苏并给予除颤，直到专业团队接手；院内心脏骤停的患者，依赖于专门的监控系统来预防心脏骤停，一旦发生，应立即启动多学科团队的救治，实施高质量的心肺复苏。

心脏骤停时，可出现突然面色死灰，意识丧失，大动脉搏动消失，呼吸停止，瞳孔散大，皮肤苍白或发绀，心脏搏动及心音消失，伤口不出血等多种临床表现。其中以意识丧失和大动脉搏动消失这两项为最重要，故仅凭这两项就即可做出心脏骤停的判断，并立即开始基础生命支持技术。

二、心肺复苏技术

心肺复苏流程如图 12.11 所示。

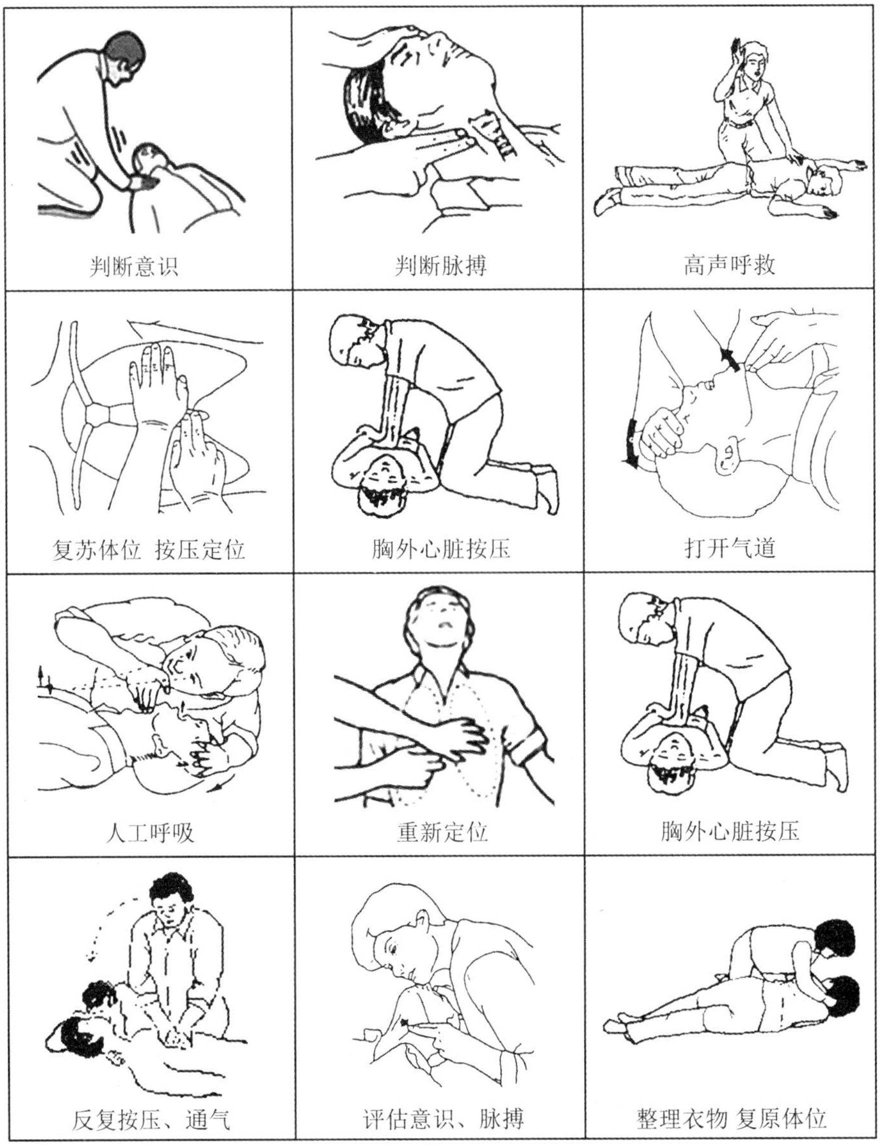

图 12.11　心肺复苏流程图

（一）操作方法

(1) 确认现场安全。

(2) 双手轻拍患者，并在患者耳边大声呼唤，判断是否意识丧失，通过触摸颈动脉或股动脉判定是否心脏停搏，通过听、看、感觉判定有无自主呼吸。

(3) 如果无反应，应立即呼救：呼叫帮助、请求拨打 120，如有可能，争取获得 AED(或除颤仪)。

(4) 仰卧位于硬板床或地上，如果是卧于软床上的患者，其肩背下需垫心脏按压板、去枕、头后仰。

(5) 解开衣领口、领带、围巾及腰带。

(6) 实施胸外心脏按压，方法如下：

① 抢救者站在或跪于患者一侧。

② 按压部位及手法：两乳头中点为按压点；定位手掌根部接触病人胸部皮肤，另一手搭在定位手手背上，双手重叠，十指交叉相扣，定位手的五个手指翘起。

③ 按压方法：双肘关节伸直。依靠操作者的体重、肘及臂力，有节律地垂直施加压力；每次按压后迅速放松，放松时手掌根不离开胸壁，使胸廓充分回弹。

④ 按压深度：成人 5～6 cm(即不少于 5 cm，也不超过 6 cm)，儿童、婴儿至少胸部前后径的 1/3，儿童大约 5 cm，婴儿大约 4 cm。

⑤ 按压频率：100～120 次/分钟。

(7) 人工呼吸，方法如下：

① 开放气道：抠出口中的异物、义齿及呕吐物。

② 开放气道方法：在抠出口中的异物、义齿及呕吐物后，以仰头抬颈法(或仰面举颏法、托下颌法)使头部充分后仰，下颌角和耳垂的连线与地面垂直，打开气道。

③ 人工呼吸频率：每 5～6 s 呼吸 1 次，按压与人工呼吸的比为 30∶2。口对口人工呼吸法：左手掌置于前额，拇指与示指捏闭患者的鼻孔，用口唇严密地包住患者的口部，注意不要漏气，然后用力吹气，使胸廓扩张。吹气毕，稍抬头并且侧转换气，同时松开捏鼻的手，让患者胸廓依其弹性而回缩，使气体呼出。每次吹气量为 500～600 ml，吹气频率为 10～12 次/分钟。

(8) 反复实施胸外心脏按压与人工呼吸，完成操作 5 个循环。每次按压前应重新定位，每次人工呼吸前应重新开放气道。

(9) 评估意识、大动脉搏动、呼吸，确认患者意识、脉搏、呼吸是否恢复。

(10) 施救成功后整理患者衣服，安放复原体位。

(二) 注意事项

(1) 判断要迅速，操作要果断，一旦有心脏骤停和呼吸停止，应立即开始复苏。

(2) 按压部位应准确，部位过低可使胃内容物外流或损伤腹部脏器，如肝破裂等；部位过高可伤及大血管；部位不在中线而向两侧偏移则可能使肋骨骨折导致气胸、血胸。

(3) 按压平稳、规律，按压力度要均匀适中，过轻达不到效果，过重易造成损伤；按压速度不均匀也会影响按压效果；避免冲击式按压，否则易导致肋骨骨折。

(4) 按压时密切观察患者意识、瞳孔、大动脉搏动、皮肤颜色等，评价抢救效果。

有效的标志包括：缺氧情况明显改善、发绀消失、瞳孔变小、可触及大动脉搏动、有呻吟或自主呼吸；反之则为无效。

（5）为防止交叉感染，进行口对口人工呼吸时可取一块纱布单层覆盖在患者口或鼻上。有条件时采用口对口呼吸专用面罩或通气管则更为理想。

（6）吹气应有足够的气量，以使患者胸廓抬起，但吹气过猛、过量可造成患者胃内大量充气。吹气时间以呼吸周期的1/3为宜，避免通气时间过短或过长。吹气时暂停按压胸部。

（蚌埠医学院　谢　虹）

实习 13　流行病学技能实验——流行病学现场样品采集、保存与检测

【目的】 熟悉流行病学现场样品采集、保存与检测的原则与方法。

【时间】 3 学时。

课题 1　流行病学现场样品采集、保存和检测的原则

良好的样品分析质量主要涉及样品采集(简称“采样”)、保存与检测三个方面，缺一不可。采样是分析工作中的重要环节，操作过程困难，必须遵守一定的规则，掌握适当的方法，不合适的专业或非专业的采样会使可靠、正确的测定方法得出错误的结果。同时应注意样品采集、保存和检测过程中的质量控制问题，确保检测结果能够反映采样样本总体的真实情况。

一、样品采集的原则

正确的样品采集必须遵循以下原则：

(1) 代表性原则。采集的样本必须具有代表性，即采集的样本能真正反映被采样本的总体水平。影响采样代表性的因素包括采样量、采样部位、采样时间、采样的随机性和均匀性等。应根据分析目的慎重选择取样方案，确保采集到想要的样本，检测结果具有科学意义。

(2) 典型性原则。采集能充分说明达到监测目的的典型样本，包括污染或怀疑污染的血样、尿液和唾液等生物样本、中毒或怀疑中毒的食品等。

(3) 适时性原则。由于不少被检测物质总是随时间发生变化的，为了保证得到正确结论，应尽快采样送检。

(4) 适量性原则。样品采集量应满足检验要求，同时尽量避免造成浪费。

(5) 不污染原则。采样及样品制备过程中设法保持原有的理化指标，防止和避免待测组分受沾污，避免待测组分发生化学变化或丢失。同时，采样中应避免造成采样人员感染和环境的污染，为此应加强采样人员的个人防护，加强污染废弃物的恰当处理。

(6) 无菌性原则。对于需要进行微生物项目检测的样品，采样须符合无菌操作的要求，防止一切外来污染，一件采样器具只能用于一个样品，防止交叉污染。

（7）程序性原则。采样、送检、留样和出具报告均按规定程序进行，各阶段要有完整的手续，应标明样品名称、编号、采样时间、采样量、采样者、检测项目等。

（8）真实性原则。采样人员应亲临现场采样，以防止在采样过程中的作假或伪造样品。

二、样品保存的原则

（1）及时处理。样品采集后应尽快进行分析，以防止其中水分或者挥发性物质的散发以及待测组分含量的变化，影响测量结果的真实性。

（2）冷藏保存。如果不能马上分析则应妥善保存，对于易变质、含挥发性组分的样品，采样后应冷冻或冷藏保存，较低温度下可减缓样品中各组分的物理化学作用、抑制酶的活性及细菌的生长和繁殖。

（3）防止污染。采集好的样品应装在洁净、密封的无菌一次性器具里，样品存放的时间取决于样品的性质、检测项目的要求和保存条件。

三、样品检测结果的判读原则

样品检测结果与流行病学调查结果以及临床表现相符时，得出调查结论并不难。但是在很多情况下，检测结果可能不支持调查结果，因此需要调查人员综合分析，查找原因，对检测结果进行正确的判读，最后得出比较可靠的推论。对检测结果进行正确判读应注意以下几点：

（1）流行病学调查资料的可靠性。

（2）样品采集时间是否恰当？样品质量是否足够用于检测？样品保存和运送条件是否恰当？

（3）检测方法的灵敏度和特异性如何？应详细了解检测过程和结果，尽量得到原始数据或图谱，对有结论性质的报告，分析其合理性和可靠性。

问题 1.1　样品采集前需要做好哪些准备工作？样品采集的原则有哪些？

问题 1.2　易挥发样品的保存需要注意什么？

问题 1.3　判读样品检测的结果需要有何依据？如果检测结果与调查结果不符时，原因有哪些？

课题 2　流行病学现场样品的采集

一、生物材料的分类与采集

生物材料主要是指人和动物的体液、排泄物、分泌物及脏器等。包括血液、尿液、毛发、指甲、唾液、呼出气、组织和粪便。采集人体内的一小部分血液、排泄物、分泌物等进行检验，以反映机体正常的生理现象和病理改变，对于协助明确诊断、制定治疗措施等具有重要意义。

（一）常见生物样本的简介及意义

1. 血液样本

包括全血、血浆和血清。可反映机体的近期状况，成分比较稳定，取样污染少，但取样量和取样次数受限制。可采集指血、耳垂血（需血量较少时）或静脉血（需血量较多时），根据被测物在血液中的浓度，分别选用全血血浆和血清进行分析。

2. 尿液样本

由于大多数毒物及其代谢物经肾脏排出，而且多数毒物在尿中的含量与其在血液中的浓度有较大相关性，同时尿液的收集也比较方便，是最常采集的生物样本，但尿液受饮食、运动和用药的影响较大，也受肾功能的影响，还容易带入干扰物质，所以测定结果需加以校正或综合分析。

3. 粪便样本

正常的粪便是由已消化的和未完全消化的食物残渣、消化道分泌物、大量细菌、无机盐和水分等组成。粪便检查对了解消化道及与消化道相通的肝、胆、胰等器官有无炎症、出血、寄生虫感染等疾患、了解胰腺及肝胆系统的消化与吸收功能状况有重要价值。

4. 唾液样本

作为生物材料样品，唾液具有采样方便、无损伤、可反复测定的优点。唾液分为混合唾液和腮腺唾液，前者易采集，应用较多，后者需要专用取样器，样品成分较稳定，受污染机会少。

（二）生物样本的采集

1. 血液样本的采集

ⅰ. 常用采集方法

（1）静脉采血法：多采用位于体表的浅静脉，通常采用肘部静脉、手背静脉、内踝静脉或股静脉。小儿可采颈外静脉血液。根据采血量可选用不同型号注射器，配备相应的针头。某些特殊检查，为避免血小板激活，要使用塑料注射器和硅化处理后的试管或塑料试管。

（2）皮肤采血法：选择耳垂或手指部位，其中，手指采血操作方便，检查结果比较恒定。皮肤采血痛感较轻、操作方便，但血循环较差、受气温影响较大、检查结果不够恒定（如红细胞、白细胞、血红蛋白和血细胞比容等测定结果比手指血或静脉血高），一般情况下不宜使用。

（3）真空采血法：真空采血装置有套筒式、头皮静脉式两种。封闭式采血无需容器之间的转移，减少了溶血现象，能有效保护血液有形成分，保证待验样本原始性状的完整性，使检验结果更可靠。同时，样本转运方便，能有效避免医护人员和患者间交叉感染。

表13.1列出了上述三种采血方法的优缺点，以便于比较。

表 13.1　三种采血方法的优缺点比较

	静脉采血法	皮肤采血法	真空采血法
优点	标本代表性大，适合临床研究，可重复实验和追加其他实验	价廉、快速、操作简便，标本可直接测定	血样无需容器之间的转移，减少溶血现象发生，保持血样标本的完整性
缺点	不同抗凝剂的使用，改变血液性质，影响有形成分的形态	限制了重复实验和追加实验，标本量少，局部炎症可得假结果，组织液可混入	真空采血管价格较高

ⅱ. 采集所需的器材和材料

采血针、持针器、真空采血管、止血带、消毒液等。

ⅲ. 采集流程

(1) 患者准备：采血前应向患者耐心解释，以消除疑虑和恐惧心理。如果有个别患者进针时或采血后发生眩晕，应让其平卧休息。如果有其他情况，应找相关医生共同处理。

(2) 检查注射器：静脉采血前要仔细检查针头是否安装牢固，针筒内是否有空气和水分。所用针头应锐利、光滑、通气，针筒不漏气。

(3) 消毒并抽血：先用碘酊棉签按顺时针方向消毒皮肤，然后按照操作规范将针头刺入皮肤，进行抽血，注意不能内推，以免静脉内注入空气形成气栓，造成严重后果。

2. 尿液样本的采集

ⅰ. 尿液标本类型

主要取决于尿液检查的目的、患者状况和检验要求。常用的尿液样本，依据时间或检测项目分为晨尿、计时尿、随机尿和特殊尿标本。

ⅱ. 采集所需的器材和材料

尿液标本容器、离心管(试管)、信息标记等。

ⅲ. 采集流程

(1) 告知患者：尿液标本采集前，应告知患者尿液采集的目的，具体指导患者采集尿液标本。

(2) 明确标记：在尿液采集容器上准确标记患者姓名、性别、年龄、采集尿液标本的日期和时间等信息。

3. 粪便样本的采集

ⅰ. 标本采集

(1) 常规标本：检查粪便的形状、颜色、其中的混合物和细胞等。

(2) 潜血标本：检查粪便内肉眼不能看见的微量血液。

(3) 寄生虫及虫卵粪标本：检查寄生虫成虫、幼虫及虫卵并计数，进行浓缩集卵、日本血吸虫毛蚴孵化等。

（4）培养粪标本：检查粪便中的致病菌。

ⅱ. 采集注意事项

（1）标本务必新鲜，不可混入尿液，盛器应洁净干燥。

（2）采集标本时应用干净竹签挑取粪便含有黏液或脓血部分，对于外观无异常的粪便，应从粪便的表面不同部位挑取标本。

（3）一般检查留取少量粪便即可（至少有5 g大小）。

（4）检查痢疾阿米巴滋养体应于排便后立即送检，从脓血便和黏液部分取材，寒冬季节时标本送检及检查应注意保温。

ⅲ. 采集所需的器材和材料

粪便取样管（内附棉签2支）、寄生虫检便盆、培养皿等。

ⅳ. 采集流程

（1）患者准备：使患者了解留取粪便标本的目的、意义和方法，能够配合。

（2）留取方法：告知患者正确的留取方法，具体指导患者采集粪便标本。

（3）常规粪便标本采集：用棉签取较中央的粪便或脓血黏液部分少许于集便盒内。

（4）培养粪便标本采集：解大便之前用消毒液冲洗肛门，用无菌棉签取粪便中央部分样本处置于培养皿中，盖好盖子。

（5）记录结果：样本及时送检，做好记录，追踪记录检验结果。

4. 唾液样本的采集

ⅰ. 采集方法

包括刺激采集法和非刺激采集法等，常用棉棒法采集。

ⅱ. 采集所需的器材和材料

咽拭子管、压舌板等。

ⅲ. 采集流程

嘱咐病人放轻松，用聚酯纤维头拭子擦拭双侧扁桃体及咽后壁，将拭子头浸入含2 ml采样液的管中，尾部弃去，旋紧管盖。

二、生物样本的保存

（一）血液样本

血液样本采集后应尽快送检，一般在4 h内及时送检，最好在2 h内完成血涂片制作。如果不能及时送检或者分析，则应该按照样本保存要求保存，但不能超过8 h。

（二）尿液样本

收集尿液样本前，工作人员需准备好当天用于临时存放、运送尿液样本的冷藏箱。工作人员须在当天将尿液样本运回区域中心实验室（运送前填写尿样汇总单），并力争在采尿当天对尿液样本进行防腐处理。如果受客观条件限制，无法在采尿当天对尿液样本进行防腐处理，则可将尿样放入普通冰箱中（而非冰柜），在4℃左右的温度下放置过夜，并于次日上午（即最迟不能迟于采尿后的24 h）对标本进行防腐处理。

（三）粪便样本

1. 常规样本

采集后应快送检，半小时内完成检查最佳，不能超过2 h，否则可能因pH值及消化酶影响而致粪便中的细胞成分破坏分解。

2. 潜血样本

采集后应立即送至实验室检查。

3. 培养样本

采集的培养样本在2 h之内送至实验室。若不能及时送检，培养瓶和拭子标本管中可加入pH为7.0的甘油磷酸盐缓冲液或运送培养基，置于4 ℃环境中保存。工作人员须注意样本中可能含有大量致病菌，不论运送距离远近，均应注意防护，送检后应对送检箱消毒。

（四）唾液样本

唾液采集后，若不及时处理，其中所含CO_2将逸出，出现pH值上升，沉淀物形成，细菌生长，从而引起成分改变。因此，唾液采集后通常应立即分析或置于−80 ℃保存，然后根据不同预期分析目的做相应处理。

三、生物样本的检测

（一）生物样本的处理与化验

1. 血液标本

ⅰ. 标本处理

不同的血液标本有不同的处理方式，使用紫色2 ml EDTA抗凝管采集全血，4 ml EDTA抗凝管采集血浆，5ml黄色血清分离胶管采集血清。

ⅱ. 现场离心

设专职工作人员负责现场血样处理，采集完毕后2 ml EDTA抗凝管，立即颠倒8～10次混匀放在托架上，注意一定要保证抗凝管的全血和抗凝剂混匀充分。对黄色血清分离胶管（Serum Separator Tube，SST），直接在室温下静置至少30 min，待有少许血清自然析出后，以1 200 *g*（*g*为重力加速度）速度离心10 min，使血清和血细胞完全分离。4 ml EDTA抗凝血标本，采集完毕应立即混匀然后离心，离心条件是1 200 *g*的速度离心10min，使血浆、白细胞和红细胞完全分离。离心分离后的上清液（血浆）和白细胞、红细胞分别转移到标记好的新冻存管中。

ⅲ. 现场分装

离心完毕后，工作人员需将离心后的血清、血浆分装至冻存管，冻存管上应贴有和采血管相同的编码。

2. 尿液标本

ⅰ. 标本处理

取出采尿杯，掀开杯盖上的标签，使用一次性针具从杯盖上的小孔处吸取采尿杯中的尿液，并注入包含被采尿者相应信息标签的带盖无菌试管中，直至采尿杯中的尿液被全部转移。根据尿液样本的应用目的不同，在存有尿液样本的试管中应添加不同的防腐剂。

ⅱ. 现场化验项目

现场化验项目概况列于表 13.2。

表 13.2 现场化验项目概况

	快速尿液分析	快速随机尿糖测定
测定仪器	全自动尿液分析仪及试纸	快速尿糖仪及尿糖试纸
特点	简单、快速、准确、需尿量少	简单、快速、准确、需尿量少
化验流程	① 将试纸浸入尿液中湿透(1～2 s)后取出；② 用试纸不带有试剂的一面轻蘸纸巾以除去多余尿液；③ 将试纸放入全自动尿液分析仪中，进行分析；④ 分析完成后，全自动尿液分析仪将打印出分析结果	① 将试纸带浸入尿液中(中段尿液最佳)，湿透(1～2 s)后取出；② 顺容器边缘取出试纸以除去多余尿液；③ 在30～60 s 内观察试纸带颜色并与比色板对照，测得结果

3. 粪便标本

由于收集困难、储存复杂、检测昂贵等问题，开展粪便标本现场检测难度较高。

(二) 生物样本的实验室检测

1. 血液样本

利用血液 DNA 进行基因水平的病因学研究，不仅可以大大提高治疗的针对性和有效性，而且可以对疾病进行早期预测、发现和确切的诊断。对于全血 DNA 的提取，已经可以通过个性化的提取仪和配套的试剂盒实现，每次提取所需血量仅需 200 μl。

2. 粪便样本

粪便样本的化学检查包括酸碱度反应、隐血试验、粪胆素、粪胆原和脂肪测定等，其中隐血试验是最有意义的。

问题 2.1 常见的生物材料包括哪几种？请举例说明。

问题 2.2 血液样本的采集方法有哪几种？请比较各采集方法的优缺点。

问题 2.3 采集常见生物样本的具体步骤如何？

问题 2.4 比较血液、尿液、粪便和唾液样本保存方法的异同。

问题 2.5 哪些样本可以进行现场处理和化验？试述具体步骤。

课题 3 质 量 控 制

一、样本采集

（1）采集样本前，患者活动情况、精神状态、药物、年龄、性别、种族、样本采集时间、吸烟、季节等都会影响检测结果。在采集血样前，患者应尽量减少运动，保持平静，天气较冷时，应等患者暖和后再采血。

（2）采集样本时，应使用一次性、无渗漏、有盖、无污染物的干净容器，且大小适宜，用于细菌培养的容器应无菌，且标识明显，根据检验目的选择最有价值的标本。

二、样本处理

样本采集后应立即送检，并尽快进行检查，样本保存不当会直接影响实验结果。血浆在 4 ℃保存 24 h 后，某些凝血因子活性减少 95%。低温(4 ℃)保存血液可使血小板计数结果减低。采集粪便样本检查肠内原虫滋养体时，冬天应保温送检，一般常规检查不应超过 1 h，寄生虫和虫卵检查不宜超过 24 h。

三、样本检测

在样本检测中所用的仪器和试剂也会影响检测结果，应确保检验所用的试剂均经过中国药品生物制品鉴定的合格品，均为专业配套的试剂，且所有的检验用水均为纯水；检测前对所有的检测仪器进行校对，使其处于良好的状态；所有的检测步骤严格按照仪器和试剂的说明进行。

问题 3.1 样本的质量控制应从哪几个方面入手？

问题 3.2 采集样本时，应注意哪些方面？

问题 3.3 对样本进行检测时，哪些方面会影响检测结果？应该如何控制？

（南方医科大学 毛 琛 陈沛良）

实习 14　流行病学技能实验——流行病学现场个体防护

【目的】 掌握流行病学现场个体防护器材正确使用原则和方法。

【时间】 3 学时。

【概述】 《中华人民共和国突发事件应对法》(2007 年 11 月 1 日施行)第二十七条规定,有关单位应当为专业应急救援人员配备必要的防护装备和器材,减少应急救援人员的人身风险。《突发公共卫生事件应急条例》(国务院于 2003 年 5 月 9 日发布并实施)第三十五条规定,参加突发事件应急处理的工作人员,应当按照预案的规定,采取卫生防护措施。因此,在参加突发传染病暴发等突发公共卫生事件的流行病学调查时,由于可能会接触到现场环境中存在的各种有害因子,或暴露于病原体的危害,必须要采取相应的个体防护措施,以保障参加人员自身的安全和健康。

个体防护是为了防范现场环境中有害物质对人体的影响,保障参加突发公共卫生事件处置的现场工作人员免受生物、化学、放射性物质污染的危害而采取的措施,包括防护规范的制定和防护装置的选择和使用。就传染病暴发而言,个体防护的基本原则是:进入病原体污染的环境中时,必须使用个体防护器材;根据环境中病原体的种类及污染程度,在充分了解各类防护器材的性能和局限性的基础上,选择合适的防护水平;参加现场处置的工作人员应经过系统的个人防护技能培训和定期的演练,正确和熟练地使用个人防护器材。需要采取个体防护的事件主要包括:遭遇生物恐怖袭击;不明原因疾病,尤其是怀疑严重的呼吸道传染病暴发;接触传染病病例、疑似病例及其相关污染物;接触可疑的媒介生物;采集、运输和保存病例和媒介生物相关标本。

问题 1　什么是个体防护?个体防护的基本原则有哪些?

问题 2　传染病暴发时,哪些情形下需要采取个体防护措施?

课题 1　传染病暴发时流行病学现场个体防护基本要求

一、空气传播的个体防护基本要求

(一) 基本防护要求

(1) 进入确诊或可疑传染病患者所在或曾经停留过的现场时,至少需要戴医用帽子和防护口罩,烈性传染病需进行全身防护。

(2) 接触确诊或可疑传染病患者的体液、分泌物、排泄物时,至少需要戴医用帽子、手套和防护口罩,烈性传染病需进行全身防护。

(3) 无论是否是烈性传染病,进行可能喷溅的诊疗操作时,必须进行全身防护。

(二) 注意事项

(1) 戴医用口罩或全面型呼吸防护器,应预先进行面部密合性检查,选配与自身面部相吻合的口罩或全面型呼吸防护器。

(2) 医用防护口罩持续使用时间一般为 6~8 h,如果遇污染或潮湿时应该立即更换。

(3) 接触不同疑似患者时,应更换个体防护器材。

(4) 个体防护器材怀疑受到污染时应立即更换。

二、接触传播的个体防护基本要求

(1) 接触确诊或可疑传染病患者的体液、分泌物、排泄物等,或接触有可能被病原体污染物体的表面时必须戴手套。

(2) 离开病原体污染现场前必须脱出手套,并用肥皂或相应的消毒液洗手。

(3) 脱出手套后不得再次接触有可能被病原体污染的物体。

(4) 接触不同患者或疑似患者必须更换手套,以防交叉污染。

(5) 在下述情况下应加穿隔离服:① 与患者或可能被污染的物品表面有大面积接触时;② 与大小便失禁、腹泻、有造瘘口、有辅料不能控制的引流、伤口有渗出的患者接触时。

课题 2 传染病暴发时流行病学现场全身防护器材使用方法

一、传染病暴发现场防护器材的种类

根据传染病的种类不同,传染病暴发现场的防护标准分为一、二、三级,不同防护标准的防护器材不一样。一级防护标准的个体器材包括医用口罩、医用乳胶手套、医用工作服、医用工作帽、一次性连体隔离服、鞋套;二级防护标准的个体防护器材包括 N95 防护口罩或 P3 级别的医用防护口罩、医用工作帽、医用防护服、医用乳胶手套、黑色乳胶手套、防护眼镜、防护鞋及鞋套;三级防护标准的个体防护器材有动力送风过滤式呼吸器、医用防护服、医用乳胶手套、防护鞋及鞋套。

二、传染病暴发时流行病学现场全身防护器材穿戴程序

传染病暴发时，进入流行病学现场工作，一定要全身穿戴防护器材，本课题以全国大学生预防医学技能竞赛的二级防护标准为例，介绍个人防护用品的使用程序。

（一）准备

清点个人防护用品（包括 N95 防护口罩、医用工作帽、医用防护服、医用乳胶手套、黑色乳胶手套、防护眼镜、防护鞋及鞋套）是否齐全。

（二）穿戴个人防护用品程序

1. 戴医用工作帽

将脑后的长发挽成发髻，刘海向上梳理；将医用工作帽由额前向脑后罩于头部，不让头发外露，如图 14.1 所示。

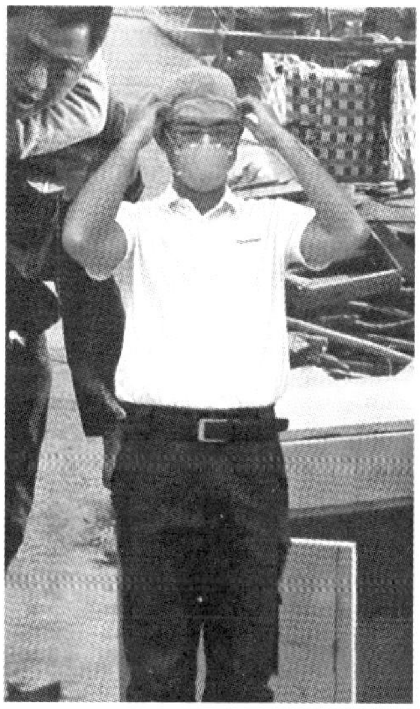

图 14.1　戴医用工作帽

2. 戴防护口罩

戴 N95 防护口罩，一只手托住 N95 防护口罩，有鼻夹的一面向外；将 N95 防护口罩罩住鼻、口及下巴，鼻夹部位向上紧贴面部；用另一只手将上方头带拉至头顶；再将下方头带拉过头顶，放在颈后双耳下；将双手指尖放在金属鼻夹上，从中间位置开始，用手指向内按鼻夹，并分别向两侧移动和按压，根据鼻梁的形状塑造鼻夹；进行密合性检查。

检查方法为：将双手完全盖住防护口罩，快速地呼气，应感觉口罩略微有鼓起或塌陷；若鼻夹附近有漏气应按佩戴方法步骤调整鼻夹，若漏气位于四周，应调整到不

漏气为止。如图 14.2 所示。

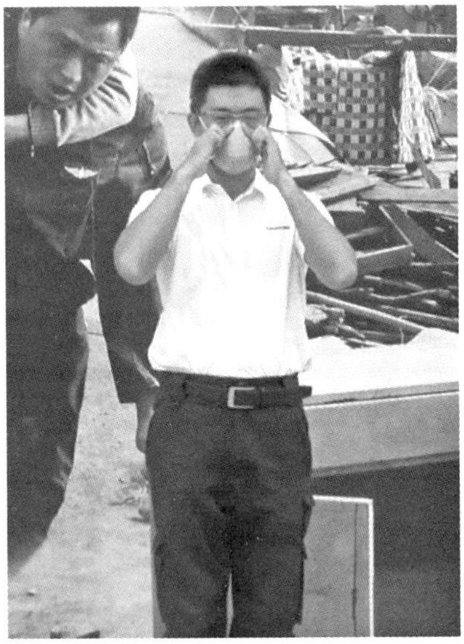

图 14.2 戴防护口罩

3. 穿医用防护服

根据个人身高、体重选择合适的防护服型号，检查外包装是否有破损；打开防护衣包装后，将拉链拉至合适位置。左右手握住左右袖口的同时，抓住防护服腰部的拉链开口处。先穿下肢，后穿上肢，然后将拉链拉至胸部，将拉链完全拉上后，密封拉链口，防护镜暂时不用戴上。如图 14.3 所示。

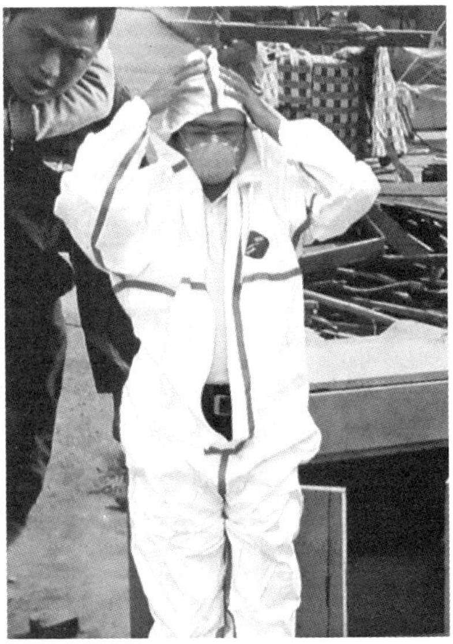

图 14.3 穿医用防护服

4. 戴防护眼镜

佩戴前,应检查防护眼镜是否破损,佩戴装置是否松懈,调整至松紧合适。

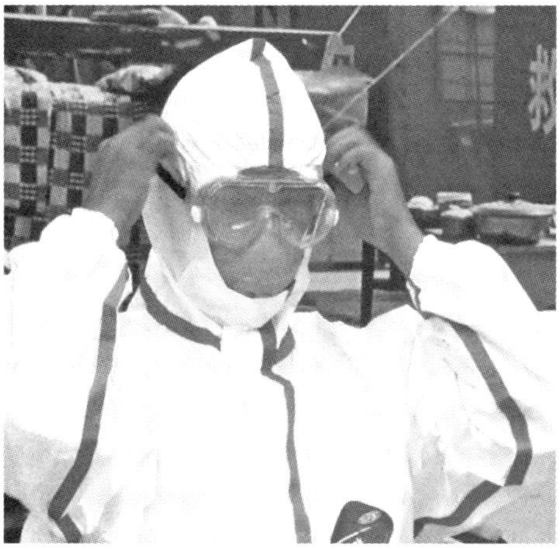

图 14.4　戴防护眼镜

5. 套防护鞋

检查防护鞋有无破损,将防护服裤脚罩于胶鞋外面。如图 14.5 所示。

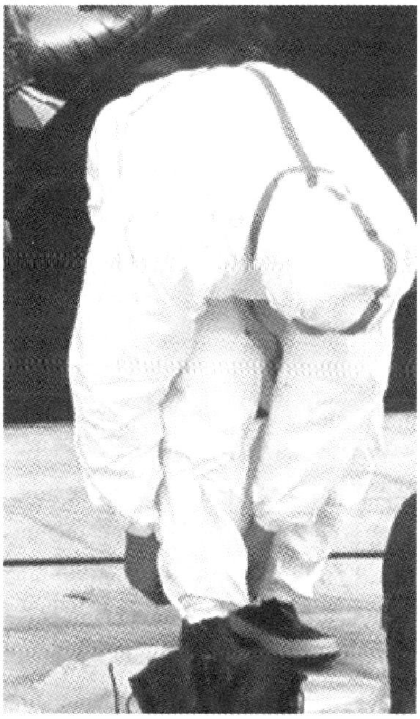

图 14.5　套上防护鞋

6. 戴防护手套

戴内外双层防护手套,将防护服袖口稍拉向手掌部并固定,将手套套在防护服袖口外面,若从事消毒等工作则外面再戴上加厚乳胶手套。如图 14.6 所示。

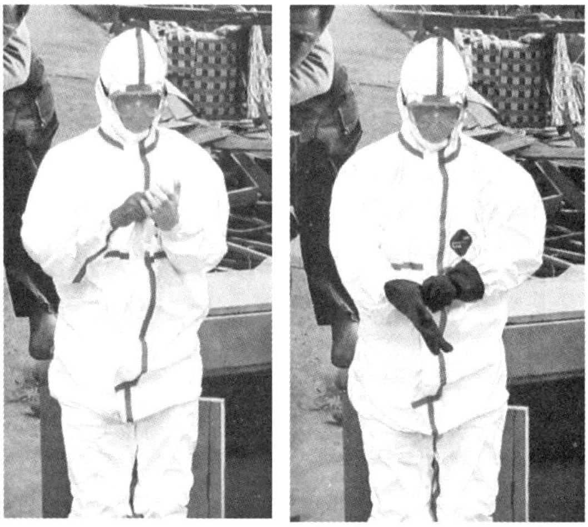

图 14.6　戴防护手套

7. 戴防护服头套

将防护服头套戴在头上，拉紧拉链，撕下胶条，胶条粘紧，并进行舒适性检查。

（三）防护器材的脱卸程序

1. 摘防护眼镜

摘下防护眼镜，放入医疗废物袋中。如图 14.7 所示。

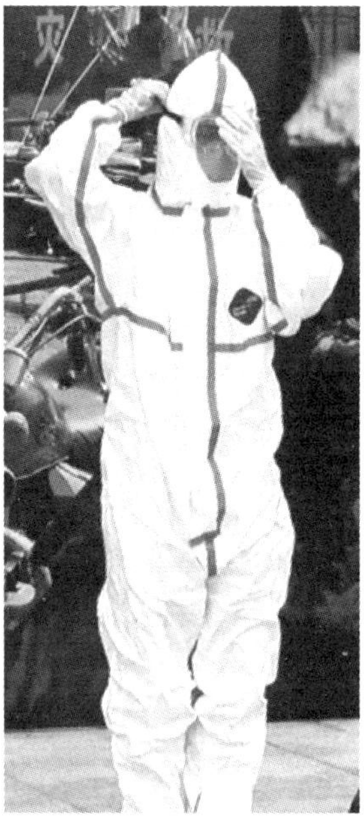

图 14.7　摘防护眼镜

2. 脱防护服

先脱去防护帽部分，拉开拉链，防护服内面朝外自上往下轻卷；将袖子脱出后，顺势脱下最外层手套，双手抓住防护服的内面，轻卷至胶鞋的脚踝部位，脱防护鞋，用防护服包裹胶鞋，防护服内面始终朝外，一起放入医疗废物袋中。如图 14.8 所示。

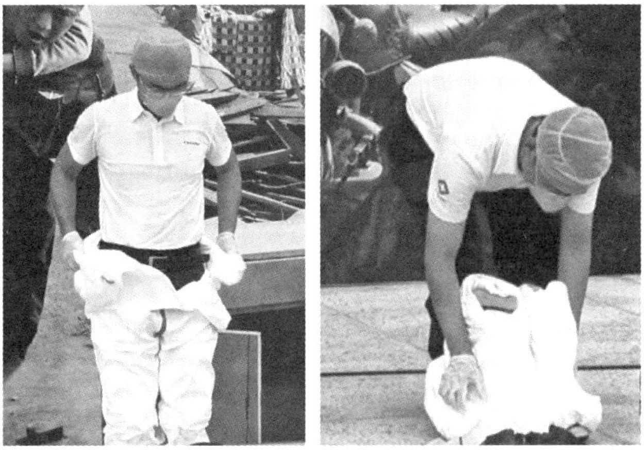

图 14.8　脱防护服

3. 摘防护口罩

摘下防护口罩：一只手手托住口罩，用另一只手将下方头带拉过头顶，继续用手托住口罩，再将上方头带从头顶取下(注意双手不接触面部)，左手将口罩抓于掌心，用一只乳胶手套包住，放入医疗废物袋中。如图 14.9 所示。

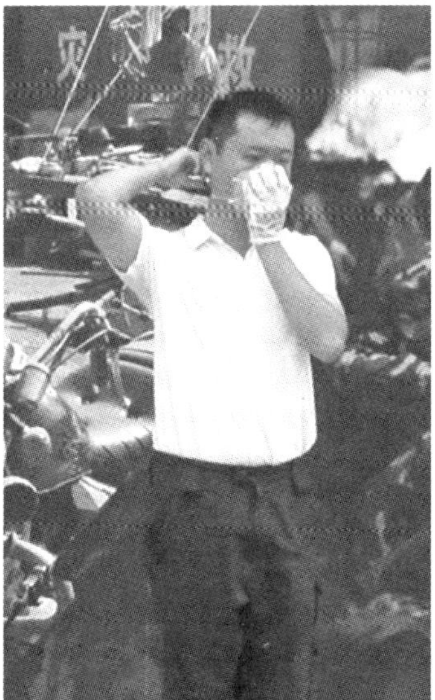

图 14.9　摘防护口罩

4. 摘防护帽

双手伸进防护帽耳后双方的内侧边缘，将帽子轻轻摘下，里面朝外，用一只乳胶手套包住，放入医疗废物袋中。如图 4.10 所示。

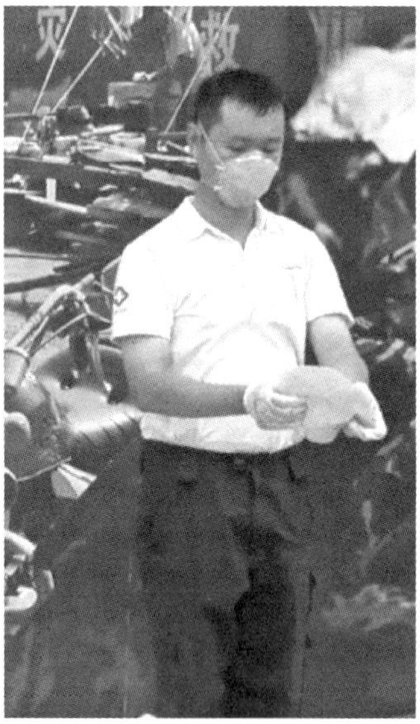

图 14.10　摘防护帽

问题 3　两名同学一组按照二级防护标准的要求，依据上述程序开展防护器材穿脱操作练习。

（南方医科大学　欧程山　胡贵方）

实习 15　流行病学技能实验
——消毒及效果评价

【目的】 理解消毒和消毒学的基本概念，了解消毒学试验的基本内容，掌握消毒剂现场消毒效果鉴定的方法和操作步骤，学会如何开展在医疗卫生机构和疫源地的消毒灭菌工作。

【时间】 3 学时。

【概述】 消毒与灭菌是人类在与病原微生物作斗争中逐渐发展起来的应对手段，消毒学是研究杀灭、去除和抑制外环境中病原微生物和其他有害微生物的理论、方法和技术的科学，已成为预防医学不可或缺的重要组成部分。

一、消毒、消毒剂及消毒水平

消毒：清除或杀灭传播媒介上病原微生物，使其达到无害化的处理。

消毒剂：能杀灭传播媒介上的微生物并达到消毒要求的制剂。分为高效消毒剂、中效消毒剂和低效消毒剂。

高效消毒剂：能杀灭一切细菌繁殖体（包括分枝杆菌）、病毒、真菌及其孢子等，对细菌芽孢也有一定杀灭作用的消毒制剂。

中效消毒剂：能杀灭分枝杆菌、真菌、病毒及细菌繁殖体等微生物的消毒制剂。

低效消毒剂：能杀灭细菌繁殖体和亲脂病毒的消毒制剂。

高水平消毒：杀灭一切细菌繁殖体，包括分枝杆菌、病毒、真菌及其孢子和绝大多数细菌芽孢。达到高水平消毒常用的方法包括采用含氯制剂、二氧化氯、邻苯二甲醛、过氧乙酸、过氧化氢、臭氧、碘酊等以及能达到灭菌效果的化学消毒剂在规定的条件下，以合适的浓度和有效的作用时间进行消毒的方法。

中水平消毒：杀灭除细菌芽孢以外的各种病原微生物，包括分枝杆菌。达到中水平消毒常用的方法包括采用碘类消毒剂（碘酊、氯已定碘等）、醇类和氯已定的复方、醇类和季铵盐类化合物的复方、酚类等消毒剂，在规定条件下，以合适的浓度和有效的作用时间进行消毒的方法。

低水平消毒：能杀灭细菌繁殖体（分枝杆菌除外）和亲脂病毒的化学消毒方法以及通风换气、冲洗等机械除菌法，如采用季铵盐类消毒剂（苯扎溴铵等）、双胍类消毒剂（氯已定）等，在规定的条件下，以合适的浓度和有效的作用时间进行消毒的方法。

二、灭菌和灭菌剂

灭菌：杀灭或清除医疗器械、器具和物品上一切微生物的处理。

灭菌剂:能杀灭一切微生物(包括细菌芽孢),并达到灭菌要求的制剂。

灭菌水平:杀灭一切微生物包括细菌芽孢,达到无菌保证水平。达到灭菌水平常用的方法包括热力灭菌、辐射灭菌等物理灭菌方法,以及采用环氧乙烷、过氧化氢、甲醛、戊二醛、过氧乙酸等化学灭菌剂在规定条件下,以合适的浓度和有效的作用时间进行灭菌的方法。

三、抗菌和抑菌

抗菌:采用化学或物理方法杀灭或妨碍细菌生长繁殖,可减少其数量以及活性的过程。

抑菌:采用化学或物理方法抑制或妨碍细菌生长繁殖及其活性的过程。

课题 1　医疗卫生机构的消毒灭菌

医院消毒是预防医院内感染、防止感染传播的重要手段。为此,中华人民共和国卫生部于 2012 年 8 月 1 日正式实施了《医疗机构消毒技术规范》(2012 年版)。适宜的消毒灭菌措施的实施,可防止和减少医院感染,反之,若消毒灭菌措施不当,甚至不进行消毒灭菌,将会造成严重的医院感染事件。

【案例 15.1】 安徽省宿州市“眼球摘除”事件。

2005 年 12 月安徽省宿州市立医院眼科,10 名患者实施白内障超声乳化手术后发生感染,结果导致 9 名患者施行眼球摘除手术,1 名施行玻璃体切割手术。

事件的原因之一是:手术室不具备开展眼科手术的基本条件,手术室布局、流程、环境、设施等均不符合开展无菌手术的基本要求,造成手术患者的医源性感染所致。

【案例 15.2】 天津市蓟县妇幼保健院 5 名新生儿死亡事件。

2009 年 3 月,北京市儿童医院陆续接收了天津市蓟县妇幼保健院转来的 6 名重症患儿,3 月 22 日 5 名患儿死亡。

事件的原因之一是:新生儿暖箱污染严重,清洁消毒不彻底。新生儿吸氧所用的湿化瓶没有更换,消毒液浓度不合格。

【案例 15.3】 山西煤炭中心医院血液透析感染事件。

2009 年 2 月,太原公交公司职工医院 6 名患者投诉,反映在该院进行血液透析感染丙肝:47 名在太原公交公司职工医院进行血液透析患者,20 名丙肝抗体阳性。

事件的原因之一是:对血液透析器的处理过程不规范,消毒方法不正确;对丙肝抗体阳性患者不能实施专机血液透析和专区处理血液透析器,存在交叉感染。

【案例 15.4】 深圳妇儿医院消毒剂配制错误事件。

1998 年 4～5 月,深圳市妇儿医院发生了严重的医院感染暴发事件。该院 1998 年 4 月 3 日至 5 月 27 日,共计手术 292 例。至 8 月 20 日止,发生感染 166 例,切口感染率为 56.85%。

事件原因之一是：此次感染是以龟型分枝杆菌为主的混合感染，感染原因是浸泡刀片和剪刀的戊二醛配制错误，从而使之未达到灭菌效果。戊二醛用于手术器械灭菌浓度应为 2%，浸泡 4 小时，而该院制剂员将新购进未标明有效浓度的戊二醛（浓度为 1%）当做 20%的稀释 200 倍供有关科室使用，致使浸泡手术器械的戊二醛浓度仅为 0.005%，且长达半年之久未能发现。

问题 1.1 清洁和清洗在医疗机构消毒工作中有何作用？

问题 1.2 医疗机构选择消毒、灭菌方法的原则是什么？

问题 1.3 医疗机构常用的消毒灭菌方法有哪些？

问题 1.4 如何开展医疗机构消毒灭菌效果的监测？

课题 2 疫源地消毒

传染病的疫源地消毒是疾病预防控制中心的重要工作。通过对疫源地的消毒处理能够有效地控制传染病的传播，保障人群健康。传染病的病原体不同，疫源地的消毒工作中所采取的措施就不同。

【案例 15.5】 安徽某地禽流感疫情。

2014 年 2 月安徽省某市医院收治了一例重症肺炎病例，患者，男性，66 岁，入院时发热 38.5℃，CT 检查示：双肺弥漫片絮及斑点状稍高密度灶，边缘模糊，密度不均，局部实变。生化检查结果显示：WBC 6.48×10^9/L，N 5.6×10^9/L，L 0.5×10^9/L。患者病情进展迅速，持续恶化。经接诊医生询问获知“该患者发病前有活禽及活禽市场暴露史”。

市卫计委（今市卫健委）接到报告后，立即组织市级临床专家组进行会诊，并组织市疾控中心开展流行病学调查和标本采样工作。市疾控中心流感网络实验室检测该患者标本为流感甲型通用引物阳性。

患者妻子石某某，女，56 岁，从事活鸡购买、运输和销售 17 年。疫情发生前，石某某与陈某某、刘某等另外 5 人合作，在离患者家附近的农贸市场租赁 2 间门面房从事活鸡宰杀和售卖工作。售卖的活鸡批发自市批发市场及患者家附近的一些养鸡户。患者平时不参与活禽的购买、运输和宰杀工作，由于春节期间活禽售卖繁忙，患者前往帮忙，主要负责其妻活禽摊档处的炉子上放锅和烧开水，无活禽宰杀的直接暴露史，但有活禽市场的环境暴露史。

问题 2.1 什么是疫源地消毒和预防性消毒？

问题 2.2 什么是终末消毒和随时消毒？

问题 2.3 为避免疫情扩散，作为 CDC 的一位工作人员，你应如何实施消毒工作？

问题 2.4 实践操作消毒液配置、喷雾器使用和消毒模拟污染现场。

第二日上午将该患者标本送到省疾病预防控制中心流感监测网络实验室进行分离鉴定，结果为人感染 H7N9 禽流感病毒核酸阳性。市卫计委接到报告后，立即将患者转移到市传染病院。

问题 2.5 如何开展疫源地消毒效果的评价?

附录 疫源地消毒的工作流程

(1) 消毒人员到达患者家后,首先向患者家属做好解释工作。查对门牌号、患者姓名是否符合,了解发病日期、病人居室、活动场所及日常接触使用的物品等情况,并以此确定消毒的对象、范围及方法。

(2) 消毒前应穿戴好隔离衣、帽、口罩、手套,备好防护用具,进行现场观察,了解污染情况,划分清洁区和污染区,禁止无关人员进入消毒区内,并按面积或体积、物品多少计算所配制的消毒药物量,同时注意所用药物有效成分含量,保证配置药物的有效浓度。

(3) 必要时在实施消毒前应先由检验人员对不同消毒对象采集样品,以了解消毒前污染情况。

(4) 将需集中消毒的污染衣服、床单等用品收集在一起进行处理(或放入大帆布袋或一次性塑料袋中送当地疾病预防控制机构或消毒站消毒)。

(5) 房间消毒前,应先关闭门窗,保护好水源(盖好灶边井、水缸等),取出食物、厨具等。若为肠道传染病,应先灭室内苍蝇,然后再消毒。

(6) 患者的排泄物、呕吐物、分泌物、残余食物等,以及装前述污物的便器、痰盂、痰杯和用过的日常生活用品(食具、毛巾、抹布、牙刷、毛巾等,以及皮张、兽毛、奶制品等)应严格进行消毒。

(7) 消毒顺序:应按先外后内、先上后下,先清洁房间内污染严重的场所,依次对门、地面、家具、墙壁等进行喷雾消毒;呼吸道传染病重点做好空气消毒。

(8) 室内消毒完毕后,应对其他污染处,如走廊、楼梯、厕所、下水道口等进行消毒。

(9) 将集中在现场消毒的物品,消毒好后交还患者家,并告诉患者家属在 60 min 后再进行清洗处理。

(10) 传染病病家随时消毒的要求:在接到患者诊断和原驻地隔离卡后,消毒人员应立即到患者家指导随时消毒,必要时提供所需药品,并标明药品名称及使用方法。根据病种和患者家具体情况应做到“三分开”和“六消毒”。“三分开”是:住室(条件不具备者可用布帘隔开,至少也要分床)、饮食、生活用具(包括餐具、洗漱用具、便盆、痰盂等)分开。“六消毒”是:消毒分泌物或排泄物、消毒生活用具、消毒双手、消毒衣服和被单、消毒患者居室、消毒生活污水。患者家属和护理人员除做好患者的随时消毒外,还应做好本人的卫生防护,特别是护理患者后要消毒双手。

(11) 消毒工作完毕后,应将所有的消毒工具进行消毒清洗,然后依次脱下隔离衣、帽、口罩(或其他防护用具),衣服打叠好,使脏的一面卷在里面,放入消毒专用袋中带回彻底消毒;最后消毒员应彻底清洗双手、消毒,并填写好工作记录表;消毒完毕 60 min 后，检验人员再次采样，消毒人员应告诉患者家在消毒后 1～2 h，彻底通风和擦洗，然后消毒人员撤离。必要时疫源地终末消毒效果应进行评价。

（12）室外环境或患者居住、工作的污染场所（如工厂、机关、学校等），应根据具体情况决定进行追踪消毒或指导上述单位医务室进行消毒。

（13）托幼机构发生传染病，应在当地疾病预防控制机构监督指导下由有关单位或个人及时进行消毒，或由当地疾病预防控制机构负责进行终末消毒；医疗单位的隔离消毒由医疗单位按上述原则进行。

（14）传染病医院和综合医院传染病房的消毒工作参照本程序进行。

课题 3　消毒剂现场消毒效果鉴定

现代消毒学的研究方法可分为两大类：实验室研究和人群研究。实验室研究是指在实验室中开展的工作，包括：评价灭菌和消毒效果的试验、去除残留消毒剂持续作用的试验、评价抗菌效果的试验。人群研究主要采用流行病学研究方法，评价消毒、灭菌、防腐的人群应用效果和经济效益。

2002 年，国家在《中华人民共和国传染病防治法》和卫生部《消毒管理办法》的基础上，出台了《消毒技术规范》。规范中将消毒学试验分为实验室试验、模拟试验和现场试验三个阶段。

实验室试验以悬液定量试验为主，试验应重复 3 次。对不适宜用悬液定量试验评价的消毒剂，如黏稠的消毒剂、冲洗用消毒剂和原液一次性使用的消毒剂等的实验室试验用载体定量试验，试验应重复 3 次。无特殊要求的情况下，载体定量试验以布片为载体，用途单一、明确的可以选用对应的玻璃片、不锈钢片、滤纸片等。评价消毒剂的实验室试验，消毒剂试验浓度需用产品说明书规定的该消毒剂对某一有代表性消毒对象的最低使用浓度。试验设 3 个不同作用时间，原则上第一时间为说明书规定的最短作用时间的 0.5 倍，第二时间为最短作用时间，第三时间为最短作用时间的 1.5 倍。对多用途的消毒剂，消毒对象所涉及的微生物相同时，若使用浓度相同，选择各种用途中最短的作用时间。若作用时间相同，选择各种用途中最低的使用浓度。使用浓度低、作用时间短者与使用浓度高、作用时间长者同时存在时，以前者为准。使用浓度高、作用时间短者与使用浓度低，作用时间长者同时存在时，每个剂量均须进行试验。

消毒模拟现场或现场试验，以使用说明书的最低有效浓度（强度）和最短作用时间进行试验，试验应重复 3 次。每次试验均应该设立规定数量的阴性对照和阳性对照。

灭菌模拟现场或现场试验，以使用说明书的最低使用浓度（强度）和 0.5 倍的最短作用时间进行试验，消毒器械的灭菌试验应重复 5 次，消毒剂的灭菌试验应试验 60 个样本，至少重复 3 次。每次试验均应该设立规定数量的阴性对照和阳性对照。

一、消毒剂对其他物体表面模拟现场消毒效果鉴定试验

（一）实验目的

用于验证消毒剂对人工污染与一般物体表面细菌的消毒效果。

（二）实验器材

（1）实验菌株：大肠杆菌(8099)。菌悬液的制备见本课题后附录。

（2）中和剂溶液：经中和剂鉴定试验合格。

（3）稀释液：胰蛋白胨生理盐水溶液(TPS)。

TPS的制备：胰蛋白胨1.0 g，氯化钠8.5 g。先用900 ml以上蒸馏水溶解，并调节pH值在7.0±0.2，最终用蒸馏水加至1 000 ml，分装后，经121 ℃压力蒸汽灭菌后使用。

（4）培养基：胰蛋白胨大豆琼脂培养基(TSA)。

TSA的制备：胰蛋白胨1.5%，大豆蛋白胨0.5%，氯化钠0.5%，琼脂1.6%。用蒸馏水配制而成，调节pH值为7.0±0.2，经121 ℃压力蒸汽灭菌后使用。

（5）标准硬水：硬度342 mg/L。

标准硬水的制备：氯化钙($CaCl_2$)0.034 g，氯化镁($MgCl_2 \cdot 6H_2O$)0.139 g，蒸馏水加至1 000 ml。

（6）规格板：用不锈钢材料制备，中央留一5.0 cm×5.0 cm的空格作为采样部位。

（7）无菌棉拭子。

（8）电动混匀器。

（三）实验步骤

（1）一般以木制桌面为代表进行人工染菌，也可以以特定的实物为染菌对象。每次试验，各类物品表面测试30个样本。

（2）染菌时，选物品较平的部位，于规格板中央空格，用无菌棉拭子沾菌悬液均匀涂抹。待自然干燥后进行试验。每次试验设2个区块作为阳性对照区，10个区块为试验区。

（3）将无菌棉拭子在含10 ml稀释液试管中浸湿，于管壁上挤干，对对照组区块涂抹采样，每区块横竖往返各8次。以无菌操作方式将棉拭子采样端剪入原稀释液试管内，电动混匀器振荡20 s，或在手掌上振打200次，用稀释液做适当稀释后，作为阳性对照组样本。

（4）按照说明书中的方法和使用剂量对物体表面进行消毒。将无菌棉拭子在含10 ml中和剂溶液试管中浸湿，于管壁上挤干，消毒作用至设定时间时，分别对消毒区块进行涂抹采样，每区块横竖往返各8次。采样后，以无菌操作方式将棉拭子采样

端剪入原中和剂溶液试管内，电动混匀器振荡 20 s，或在手掌上振打 200 次，作为试验组样本。

(5) 将阳性对照组和试验组样本，分别取 1.0 ml，以倾注法接种平皿，每个样本接种 2 个平皿，放 37℃恒温培养箱中培养 48 h，观察最终结果。

(6) 将本次试验未用完的同批次中和剂溶液、稀释液、棉拭子、培养基等分别设阴性对照。

(7) 试验重复 3 次。

(8) 计算平均杀灭对数值。

（四）实验结果判断

阴性对照组无菌生长，阳性对照组检测菌量为 2.5×10^7 cfu/样本～1.25×10^8 cfu/样本，30 个样本的平均杀灭对数值≥3.00，判定为消毒合格。

（五）实验注意事项

(1) 阳性对照组和试验组应在相邻的区域，但不得在同一区内进行试验。

(2) 棉拭子涂抹采样较难标准化，为此应尽量使棉拭子的大小、用力的均匀、吸取采样液的量、洗菌时敲打的轻重等等先后一致。

(3) 现场样本须及时检测。室温存放不得超过 2 h，4 ℃冰箱存放不得超过 4 h。

二、消毒剂对其他物体表面现场消毒效果鉴定试验

（一）实验目的

用于验证消毒剂对一般物体表面自然菌的消毒效果。

（二）实验器材

(1) 中和剂溶液：经中和剂鉴定试验合格。

(2) 稀释液：胰蛋白胨生理盐水溶液(TPS)。

(3) 培养基：胰蛋白胨大豆琼脂培养基(TSA)。

(4) 规格板：用不锈钢材料制备，中央留一 5.0 cm×5.0 cm 的空格作为采样部位。

(5) 无菌棉拭子。

(6) 电动混匀器。

（三）实验步骤

在使用现场，按说明书介绍的用量、作用时间、使用频率和消毒方法消毒物体表面，检测样本数应不少于 30 份。

(1) 在物体表面(桌面、台面、门等)用规格板标定 2 块相邻的面积各为 25 cm^2 的

区块，一块供消毒前采样，另一块供消毒后采样。

(2) 将无菌棉拭子在含 10 ml 稀释液试管中浸湿，于管壁上挤干，对对照区块涂抹采样，横竖往返各 8 次。采样后，以无菌操作方式将棉拭子采样端剪入原稀释液试管内，电动混匀器振荡 20 s 或在手掌振打 200 次，做适当稀释后，作为阳性对照组样本。

(3) 按说明书中的方法和剂量对物体表面进行试验。将无菌棉拭子在含 10 ml 中和剂溶液试管中浸湿，于管壁上挤干，消毒作用至设定时间，对消毒区块涂抹采样，横竖往返各 8 次。采样后，以无菌操作方式将棉拭子采样端剪入原中和剂溶液试管内，电动混匀器振荡 20 s 或在手掌振打 200 次，作为试验组样本。

(4) 将阳性对照组和试验组样本，分别取 1.0 ml，以琼脂倾注法接种平皿，每个样本接种 2 个平皿，置 37 ℃ 恒温培养箱中培养 48 h，每日观察并记录最终结果。

(5) 将本次试验未用完的同批次中和剂溶液、稀释液、棉拭子、培养基等分别设阴性对照。

(6) 计算杀灭对数值：

$$\text{杀灭率}=\frac{\text{对照组活菌浓度}-\text{试验组活菌浓度}}{\text{对照组活菌浓度}}\times 100\%$$

$$\text{平均杀灭率}=\frac{\text{对照组活菌浓度平均值}-\text{试验组活菌浓度平均值}}{\text{对照组活菌浓度平均值}}\times 100\%$$

计算杀灭率与平均杀灭率时，取小数点后两位值，第 3 位以后的数不论多少均不再进位。平均杀灭率的表达，除写出其平均值外，还应写出重复试验中所得的最低值和最高值。

(四) 实验结果判断

阴性对照组应无菌生长，阳性对照组应有较多细菌生长，消毒样本的平均杀灭对数值≥1.00，判定为消毒合格。

(五) 实验注意事项

(1) 在现场试验中，自然菌的种类复杂，平板上常出现大面积霉菌生长，导致无法计数菌落。在两个平行的平板中如有一个平板可数清菌落数时，即按该平板菌落数计算结果。如两平板均有大面积霉菌生长，应重新进行试验。

(2) 阳性对照组和试验组应在相邻的区域，但不得在同一区内进行试验。

(3) 棉拭子涂抹采样较难标准化，为此应尽量使棉拭子的大小、用力的均匀、吸取采样液的量、洗菌时敲打的轻重等先后一致。

(4) 现场样本须及时检测。室温存放不得超过 2 h，4 ℃冰箱存放不得超过 4 h。

问题 3.1 请对本次试验结果做出解释？

问题 3.2 影响试验结果的因素有哪些？

问题 3.3 试验中设置对照组的目的是什么？如何保证组间的可比性？

问题 3.4 分析试验操作中的污染。应如何控制技术操作误差?

问题 3.5 本次实验你是如何开展质量控制的?

附录 菌悬液的制备

一、细菌繁殖体悬液的制备

以无菌操作方式开启菌种管,用毛细吸管加入适量营养肉汤培养基,轻柔吹吸数次,使菌种融化分散。取含 5.0～10.0 ml 营养肉汤培养基试管,滴入少许菌种悬液,置 37 ℃环境中培养 18～24 h。用接种环取第 1 代培养的菌悬液,划线接种于营养琼脂培养基平板上,置 37 ℃环境中培养 18～24 h。或从 microbank 中取出一粒菌株接种于平皿上,置 37 ℃环境中培养 18～24 h,挑取上述第 2 代培养物中典型菌落,接种于营养琼脂斜面,置 37 ℃环境中培养 18～24 h,即为第 3 代培养物。

(2) 取第 3～6 代的营养琼脂培养基培养 18～24 h 的新鲜斜面培养物,用 5.0 ml 吸管吸取 3.0～5.0 ml 稀释液(一般用 TPS,酸化水用生理盐水)加入斜面试管内,反复吹吸,洗下菌苔。随后,用 5.0 ml 吸管将洗液移至另一无菌试管中,用电动混匀器混合 20 s,或在手掌上振打 80 次,以使细菌悬浮均匀。

(3) 初步制成的菌悬液,先用细菌浓度比浊测定法粗测其含菌浓度,然后以稀释液稀释至所需浓度。

(4) 细菌繁殖体悬液应保存在 4 ℃冰箱内备用。应当天使用不得过夜。

(5) 怀疑有污染时,应以菌落形态、革兰染色与生化试验等法进行鉴定。

二、活菌培养计数(倾注法)

(1) 对菌悬液可直接进行培养计数。对菌片和小型固体样本,将其直接投入含 5.0 ml 稀释液的无菌试管中,对棉拭子则将其采样端剪入管内。用电动混匀器混合 20 s,或在手掌上用力振打 80 次,将菌洗下形成菌悬液。以上操作应严格按无菌要求进行。

(2) 将试管按需要数量分组排列于试管架上,每管加入 4.5 ml 稀释液。各组由左向右,逐管标上 10^{-1},10^{-2},10^{-3}……

(3) 将菌悬液样本用电动混匀器混合 20 s,或在手掌上用力振打 80 次,随即吸取 0.5 ml 加至标有 10^{-1}管内。

(4) 将标有 10^{-1}管依前法用电动混匀器混合 20 s,或在手掌上用力振打 80 次,混匀,再吸取出 0.5 ml 加入标有 10^{-2}管内。如此类推,直至最后一管。必要时,还可作某稀释度的 1∶1 或 1∶4 稀释。

(5) 选择适宜稀释度试管(以预计生长菌落数每平板为 15～300 cfu 者为宜),吸取其中混合均匀的悬液 1.0 ml 加于无菌平皿内。每一稀释度接种 2 个平皿。一般需接种 2～3 个不同稀释度。

(6) 将 40～45 ℃熔化的培养基,倾注于已加入样液的平皿中,每平皿 15～20 ml。

(7) 将平皿盖好,即刻轻轻摇动混匀、平放。待琼脂凝固后,翻转平皿使底向上,置 37 ℃恒温培养箱内培养。

(8) 培养至规定时间,计数菌落数。对于现场试验样本,应每日观察并记录菌落数。

(9) 计数菌落时,一般以肉眼观察,必要时用放大镜检查。以每平板菌落数在 15～300 cfu 的稀释度为准记录结果。对黑曲霉菌活菌计数时,以每平板菌落数在 15～100 cfu 的稀释度为准记录结果。对菌量极少的样本,即使平板菌落数未达 15 cfu 时,亦可用其计算最终结果。

(10) 根据稀释倍数和接种量计算每毫升菌液中或每一菌片(染菌载体)上的平均菌落数。

三、活菌培养计数注意事项

(1) 严格无菌操作,防止污染。

(2) 认真检查实验器材有无破损(要特别注意试管底的裂痕和破洞),以防丢失样本和污染环境。

(3) 注意菌液的均匀分散。

(4) 取液要准确,尽量减少误差。

(5) 每吸取一个稀释度样液,必须更换一支吸管或吸头。

(6) 样液加入平皿后应尽快倾注培养基,避免样液干燥。

(7) 倾注时培养基温度不得超过 45 ℃,以防损伤细菌或真菌。

(8) 倾注和摇动应尽量平稳,勿使培养基外溢,确保细菌分散均匀,便于计数菌落。

(安徽医科大学　张志华)

实习16 一起食源性疾病暴发调查

【目的】 通过研究实例，掌握“聚集性”“暴发”和“流行”的定义及暴发调查步骤；学会绘制流行曲线，解释和描述流行曲线的作用；计算并比较相关组别的罹患率，寻找引起暴发的可能传染源和传播途径。

【时间】 3个学时。

课题1 背景

1940年4月19日，纽约州Oswego县Lycoming村的卫生主管向辖区Syracuse卫生局报告，当地有多人出现了食物中毒症状。正在接受流行病学培训的A. M. Rubin医师被派到现场进行调查。

Rubin医师到达现场当天，立即从卫生官员那里了解基本情况，所有已知的病人均参加了前一天(4月18日)晚上的聚餐，参加聚餐者多数在4月19日凌晨发病，家庭中没有参加教堂晚餐的其他人员未发病。因此，Rubin医师重点围绕晚餐情况开展调查，他对已知参加晚餐的80人中的75人进行了访谈，收集了发病情况、症状出现的时间及所吃食物等相关信息，75名受访者中有46人发病。

问题1.1 你认为这是疾病的暴发还是流行？

课题2 现场流行病学调查

所有病例起病急，主要临床表现为恶心、呕吐、腹泻和腹痛，无发热现象；病例均在24～30 h内恢复。大约20%的病人就诊，但没有获得粪便标本进行细菌学检查。调查者怀疑是一起食物作为传播媒介而引起的暴发。

问题2.1 调查者获得了哪些有用的信息？根据上述信息，你作何判断？

问题2.2 暴发调查的基本步骤有哪些？

问题2.3 列出诊断胃肠道疾病暴发需要考虑的主要病因分类及特点。

问题2.4 在流行病学用语中，什么是媒介？什么是生物媒介？其他传播类型有哪些？

问题2.5 如果你准备对参加教堂晚餐的人进行调查，你将收集什么信息？试设计一份问卷用于调查。

Rubin医生的调查结果显示：晚餐是在村教堂的地下室举行的，食物是由许多集会者捐助的。晚餐从下午 6 点开始，一直持续到晚上 11 点，食物摆放在一张桌子上，几个小时后被吃完。75 名被调查者每人的有关发病时间、所吃食物和所喝饮料/水的资料列在一览表中(见表 6.1)，但 46 名病人中仅有 22 人记得大概的进餐时间和发病时间。

问题 2.6 什么是一览表？从一览表中你能得到哪些信息？

表 16.1 1940 年纽约 Oswego 县胃肠道疾病暴发调查一览表

编号	年龄	性别	进餐时间	发病	发病日期	发病时间	烤火腿	菠菜	马铃薯酱	卷心菜色拉	果冻	蛋卷	布朗面包	牛奶	咖啡	水	蛋糕	香草冰淇淋	巧克力冰淇淋	水果
1	11	M	不清楚	N			N	N	N	N	N	N	N	N	N	N	N	N	Y	N
2	52	F	8:00PM	Y	4/19	12:30AM	Y	Y	Y	N	N	Y	N	N	Y	N	N	Y	N	N
3	65	M	6:30PM	Y	4/19	12:30AM	Y	Y	Y	Y	N	N	N	N	Y	N	N	Y	Y	N
4	59	F	6:30PM	Y	4/19	12:30AM	Y	Y	N	N	N	N	N	N	Y	N	Y	Y	Y	N
5	13	F	不清楚	N			N	N	N	N	N	N	N	N	N	N	N	N	Y	N
6	63	F	7:30PM	Y	4/18	10:30PM	Y	Y	N	Y	Y	N	N	N	N	Y	N	Y	N	N
7	70	M	7:30PM	Y	4/18	10:30PM	Y	Y	Y	N	Y	Y	Y	N	Y	Y	N	Y	N	N
8	40	F	7:30PM	Y	4/19	2:00AM	N	N	N	N	N	N	N	N	N	N	N	Y	Y	N
9	15	F	10:00PM	Y	4/19	1:00AM	N	N	N	N	N	N	N	N	N	N	Y	N	Y	N
10	33	F	7:00PM	Y	4/18	11:00PM	Y	Y	Y	N	N	Y	Y	N	N	Y	N	Y	Y	N
11	65	M	不清楚	N			Y	Y	Y	N	Y	Y	N	N	N	N	N	Y	N	N
12	38	F	不清楚	N			Y	Y	Y	N	N	Y	N	N	Y	N	N	Y	Y	Y
13	62	F	不清楚	N			Y	Y	N	Y	Y	Y	Y	N	N	Y	N	N	N	N
14	10	M	7:30PM	Y	4/19	2:00AM	N	N	N	N	N	N	N	N	N	N	N	Y	Y	N
15	25	M	不清楚	N			Y	Y	Y	Y	Y	Y	Y	Y	Y	Y	Y	Y	N	N
16	32	F	不清楚	Y	4/19	10:30AM	Y	Y	N	N	N	Y	N	N	Y	N	Y	Y	Y	N
17	62	F	不清楚	Y	4/19	12:30AM	N	N	N	N	N	N	N	N	N	N	N	Y	N	N
18	36	M	不清楚	Y	4/18	10:15PM	Y	Y	N	Y	N	Y	Y	N	N	N	N	Y	N	N
19	11	M	不清楚	N			Y	Y	?	Y	N	Y	N	N	N	Y	N	N	Y	N
20	33	F	不清楚	Y	4/18	10:00PM	Y	Y	Y	Y	Y	Y	N	N	Y	Y	Y	Y	Y	N
21	13	F	10:00PM	Y	4/19	1:00AM	N	N	N	N	N	N	N	N	N	N	Y	Y	N	N

表 16.1(续)

编号	年龄	性别	进餐时间	发病	发病日期	发病时间	烤火腿	菠菜	马铃薯酱	卷心菜色拉	果冻	蛋卷	布朗面包	牛奶	咖啡	水	蛋糕	香草冰淇淋	巧克力冰淇淋	水果
22	7	M	不清楚	Y	4/18	11:00PM	Y	Y	Y	Y	Y	Y	Y	N	N	Y	Y	Y	Y	N
23	64	M	不清楚	N			N	N	N	N	N	N	N	N	N	N	N	Y	N	N
24	3	M	不清楚	Y	4/18	9:45PM	N	Y	Y	N	N	Y	N	N	N	Y	Y	Y	N	N
25	65	F	不清楚	N			Y	Y	Y	Y	Y	N	Y	N	Y	N	Y	Y	Y	N
26	59	F	不清楚	Y	4/18	9:45PM	N	Y	Y	Y	N	Y	Y	N	N	Y	Y	Y	N	N
27	15	F	10:00PM	Y	4/19	1:00AM	N	N	N	N	N	N	N	N	N	N	Y	Y	Y	N
28	62	M	不清楚	N			Y	Y	N	Y	N	Y	Y	N	Y	Y	Y	N	Y	N
29	37	F	不清楚	Y	4/18	11:00PM	Y	Y	Y	N	Y	Y	Y	N	Y	N	Y	Y	N	N
30	17	M	10:00PM	N			N	N	N	N	N	N	N	N	N	N	Y	Y	Y	N
31	35	M	不清楚	Y	4/18	9:00PM	Y	Y	Y	N	Y	Y	Y	N	Y	N	Y	Y	N	Y
32	15	M	10:00PM	Y	4/19	1:00AM	N	N	N	N	N	N	N	N	N	N	Y	Y	N	N
33	50	F	10:00PM	Y	4/19	1:00AM	N	N	N	N	N	N	N	N	N	N	N	Y	N	N
34	40	M	不清楚	N			Y	Y	N	N	N	Y	Y	N	Y	Y	Y	N	Y	Y
35	35	F	不清楚	N			Y	Y	Y	N	N	Y	Y	N	Y	Y	N	N	Y	N
36	35	F	不清楚	Y	4/18	9:15PM	Y	Y	Y	Y	N	Y	Y	N	Y	N	N	Y	N	N
37	36	M	不清楚	N			Y	N	Y	Y	N	Y	Y	N	Y	N	N	N	Y	N
38	57	F	不清楚	Y	4/18	11:30PM	Y	Y	N	Y	Y	Y	Y	N	Y	N	Y	Y	Y	N
39	16	F	10:00PM	Y	4/19	1:00AM	N	N	N	N	N	N	N	N	N	N	Y	N	Y	N
40	68	M	不清楚	Y	4/18	9:30PM	Y	N	Y	Y	N	N	Y	N	Y	N	N	Y	N	N
41	54	F	不清楚	N			Y	Y	Y	N	N	Y	N	N	Y	N	Y	N	Y	N
42	77	M	不清楚	Y	4/19	2:30AM	N	N	N	N	N	N	N	N	N	N	N	Y	N	Y
43	72	F	不清楚	Y	4/19	2:00AM	Y	Y	N	Y	Y	N	Y	N	Y	N	Y	Y	Y	N
44	58	M	不清楚	Y	4/18	9:30PM	Y	Y	Y	N	N	N	Y	Y	Y	N	N	Y	?	Y
45	20	M	10:00PM	N			N	N	N	N	N	N	N	N	N	N	Y	Y	Y	N
46	17	M	不清楚	N			Y	Y	Y	N	N	Y	N	N	N	Y	N	Y	Y	N
47	62	F	不清楚	Y	4/19	12:30AM	Y	Y	N	N	N	Y	N	N	N	Y	N	Y	N	N

(续)表 16.1

编号	年龄	性别	进餐时间	发病	发病日期	发病时间	烤火腿	菠菜	马铃薯酱	卷心菜色拉	果冻	蛋卷	布朗面包	牛奶	咖啡	水	蛋糕	香草冰淇淋	巧克力冰淇淋	水果
48	20	F	7:00PM	Y	4/19	1:00AM	N	N	N	N	N	N	N	N	N	N	N	Y	N	N
49	52	F	不清楚	Y	4/18	10:30PM	Y	Y	Y	Y	N	Y	N	N	Y	N	N	Y	Y	N
50	9	F	不清楚	N			N	N	N	N	N	N	N	N	N	N	Y	N	Y	N
51	50	M	不清楚	N			Y	Y	Y	Y	Y	Y	Y	Y	Y	Y	Y	N	Y	N
52	8	M	11:00AM	Y	4/18	3:00 PM	N	N	N	N	N	N	N	N	N	N	N	Y	Y	N
53	35	F	不清楚	N			N	N	N	N	N	N	N	N	N	N	N	Y	Y	N
54	48	F	不清楚	Y	4/19	12:00AM[a]	Y	Y	Y	Y	Y	Y	Y	Y	Y	N	Y	Y	Y	N
55	25	M	不清楚	Y	4/18	11:00PM	Y	N	Y	N	N	Y	Y	N	N	Y	Y	Y	Y	N
56	11	F	不清楚	N			N	N	N	N	N	N	N	N	N	N	N	N	Y	N
57	74	M	不清楚	Y	4/18	10:30PM	Y	Y	Y	Y	Y	Y	Y	N	Y	N	Y	Y	N	N
58	12	F	10:00PM	Y	4/19	1:00AM	N	N	N	N	N	N	N	N	N	N	Y	Y	Y	N
59	44	F	7:30PM	Y	4/19	2:30AM	Y	Y	Y	N	N	Y	N	N	N	Y	Y	N	Y	N
60	53	F	7:30PM	Y	4/18	11:30PM	Y	Y	Y	Y	Y	N	Y	N	Y	Y	Y	Y	Y	N
61	37	M	不清楚	N			N	N	N	N	N	N	N	N	N	N	N	N	Y	N
62	24	F	不清楚	N			Y	Y	Y	N	N	Y	N	N	Y	N	N	N	N	N
63	69	F	不清楚	N			N	Y	Y	N	Y	N	Y	N	N	Y	Y	N	Y	N
64	7	M	不清楚	N			Y	Y	Y	Y	Y	Y	N	N	N	Y	Y	N	Y	N
65	17	F	10:00PM	Y	4/19	1:00AM	N	N	N	N	N	N	N	N	N	N	Y	Y	Y	N
66	8	F	不清楚	Y	4/19	12:30AM	Y	N	Y	Y	Y	N	N	N	N	N	Y	Y	Y	N
67	11	F	7:30PM	N			Y	Y	Y	Y	N	Y	N	N	Y	Y	N	N	Y	N
68	17	M	7:30PM	N			Y	Y	Y	Y	N	Y	N	N	Y	N	Y	Y	N	N
69	36	F	不清楚	N			N	N	N	N	N	N	N	N	N	N	N	N	Y	N
70	21	F	不清楚	Y	4/19	12:30AM	Y	N	N	Y	Y	N	N	N	N	N	N	Y	Y	N
71	60	M	7:30PM	Y	4/19	1:00AM	N	N	N	N	N	N	N	N	N	N	Y	Y	N	N
72	18	F	7:30PM	Y	4/19	12:00AM[a]	Y	Y	Y	Y	Y	N	N	N	N	Y	Y	Y	Y	N
73	14	F	10:00PM	N			N	N	N	N	N	N	N	N	N	N	Y	Y	N	N

表16.1(续)

编号	年龄	性别	进餐时间	发病	发病日期	发病时间	烤火腿	菠菜	马铃薯酱	卷心菜色拉	果冻	蛋卷	布朗面包	牛奶	咖啡	水	蛋糕	香草冰淇淋	巧克力冰淇淋	水果
74	52	M	不清楚	Y	4/19	2:15AM	Y	N	Y	N	Y	Y	Y	N	Y	Y	Y	Y	Y	N
75	45	F	不清楚	Y	4/18	11:0PM	Y	Y	Y	Y	Y	Y	Y	N	Y	N	Y	Y	N	Y

【注】 表中:M代表男性,F代表女性,Y代表“是”,N代表“否”。a. 4月18日至19日之间午夜。

课题3　开展描述流行病学分析

Rubin医生将这些信息整理成一览表,详细展示了调查的结果。一览表包含了所有研究对象的基本信息,每一行显示一个病例的信息,每一列表示一个变量,如性别、年龄、临床信息、流行病学危险因素等。一览表具有很大的作用,可以帮助调查者浏览整个数据的变化,可以一目了然地发现问题和发病的趋势等。表16.1是Rubin医生完成的一览表。

通过调查,已经有了足够的信息。从时间、地点和人群方面对本次暴发的疾病进行描述,这对建立为什么会发生暴发、哪些是高危人群和危险因素的假设非常有用。描述疾病流行时间特征的最有用方法是画出流行曲线,图16.1是纽约州Oswego县胃肠道疾病暴发的流行曲线。

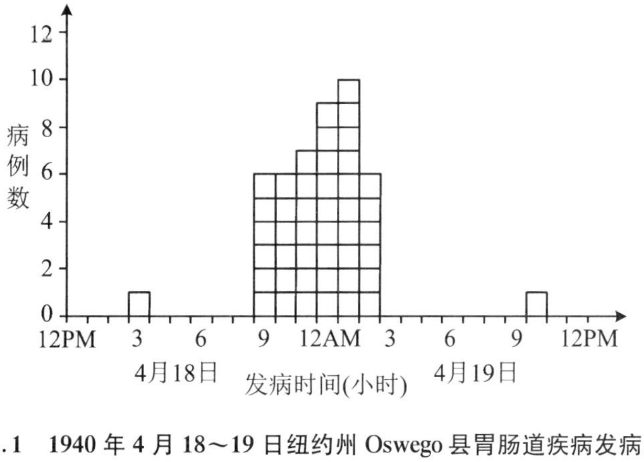

图16.1　1940年4月18～19日纽约州Oswego县胃肠道疾病发病时间

问题3.1　何谓流行曲线?流行曲线有哪些作用?

问题3.2　根据图16.1分析,本次暴发的特点有哪些?哪些病例的发病时间与一般情况不一致？怎样解释？

在发病时间方面，还需关注发病时间与进食时间或暴露时间的关系，即计算潜伏期的问题。掌握已知传染病和毒物的潜伏期，有利于识别疾病的病原体和传染源。Rubin 医生的一览表提供了确定病人潜伏期的数据，但仅有 22 人记得进餐时间和发病时间。根据收集的数据，画出患者的潜伏期图（如图 16.2）。

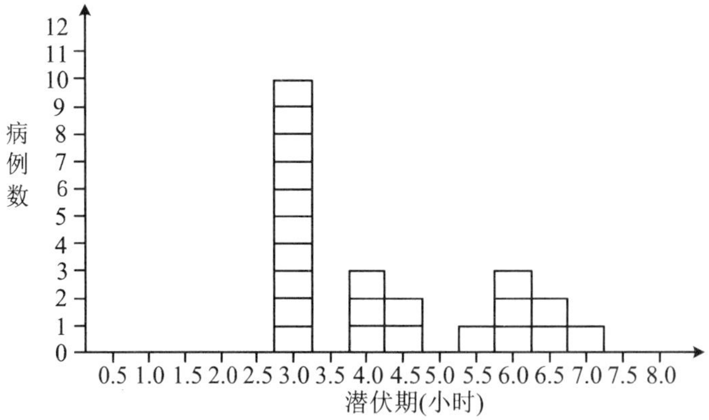

图 16.2　1940 年 4 月 18～19 日纽约州 Oswego 县胃肠道疾病患者的潜伏期

问题 3.3　根据一览表（表 16.1）和图 16.2 确定潜伏期的范围和中位数。

问题 3.4　如何结合潜伏期的长短和临床症状资料来帮助诊断不同的疾病？

问题 3.5　从一览表（表 16.1）和图 16.2，你可以得出什么结论？

课题 4　应用分析流行病学验证假设

Rubin 医生发现接受调查的 75 名对象都食用了 4 月 18 日的晚餐，提示此次胃肠道疾病暴发和晚餐有很大关系。此时的调查，注意力应该集中在共同进餐者的食物（食物或饮料）的暴露情况。

Rubin 医生通过问卷和一览表（表 16.1）了解 18 日晚餐的各种食物，寻找导致发病的可能暴露因素。了解所有病人都吃了些什么食物？如果病人吃某一种食物多于其他食物，则该食物可能是被污染的食物或饮料。将晚餐参加者按照是否进食某种食物，分为两个组，分别计算各组的罹患率，比较两组的发病情况，见表 16.2。

表 16.2　1940 年 4 月纽约州 Oswego 县教堂聚餐者中根据食物和饮料分组的罹患率(%)

提供的食物谱	吃某种食物				未吃某种食物				罹患率之比
	发病	未发病	合计	罹患率	发病	未发病	合计	罹患率	
烤火腿			46				29		
菠菜			43				32		
马铃薯酱			37				37		

表16.2(续)

提供的食物谱	吃某种食物				未吃某种食物				罹患率之比
	发病	未发病	合计	罹患率	发病	未发病	合计	罹患率	
卷心菜色拉			28				47		
果冻			23				52		
蛋卷			37				38		
布朗面包			27				48		
牛奶			4				71		
咖啡			31				44		
水			24				51		
蛋糕			40				35		
香草冰淇淋			54				21		
巧克力冰淇淋			47				27		
水果			6				69		

问题4.1　根据表16.1所示的一览表,完成表16.2。哪一种食物最有可能是感染的媒介物?

问题4.2　通过本案例分析,食源性疾病暴发调查需要重点查找的信息有哪些?

问题4.3　除了上述调查,另外还应进一步开展哪些调查?

问题4.4　根据调查结果,应采取哪些控制措施?

课题5　结　　论

下面内容引自Rubin博士所撰写的调查报告:

冰淇淋是由Petrie姐妹按下列工序准备的:

1940年4月17日下午,从Lycoming村的Petrie农场购买生牛奶,并经水浴煮沸后,加入糖、鸡蛋及少许面粉搅匀。巧克力冰淇淋和香草冰淇淋是分开准备的,Hershey巧克力是巧克力冰淇淋的成分之一。下午6点,两种混合物用有盖的容器盛装后放在教堂地下室过夜,他们确信在这段时间内没有人接触过这两种混合物。

4月18日上午,Coe先生往香草冰淇淋混合物中加入5盎司香草和两罐浓缩牛奶,往巧克力冰淇淋混合物中加入3盎司香草和一罐浓缩牛奶。然后香草冰淇淋混合物被转到冷藏罐再放入冰箱中20 min,从冷藏罐中移出并转盛到另一个事先经被沸水冲洗的罐中;然后将巧克力冰淇淋混合物盛装在用经自来水冲洗过的冷藏罐中冷藏20 min。最后这两个罐都盖好放入到塞满了冰块的木制容器中。如上所述,巧克力冰淇淋混合物仍然盛在一个冷藏罐内。

所有参与冰淇淋制作人员均经过了体检。没有发现外部伤口或上呼吸道感染。采集了两位准备冰淇淋的工作人员鼻咽拭子样。

两种冰淇淋样送到奥尔巴尼研究实验室进行细菌学检测。检测报告如下：在香草冰淇淋样品中发现了大量的 aureus 和 albus 葡萄球菌，而巧克力冰淇淋样中只检测到少量的链球菌。

准备冰淇淋的 Petrie 姐妹的鼻咽拭子样检测报告如下：Grace Petrie 鼻拭子样中培养分离到 aureus 葡萄球菌和溶血型链球菌，在其咽拭培养物中分离到 albus 葡萄球菌；Marian Petrie 鼻拭子样中培养分离到 albus 葡萄球菌。检测到的溶血型链球菌不是通常引起人类感染的型别。

对其来源讨论如下：香草冰淇淋的细菌污染来源不明。无论什么方式导致的葡萄球菌污染，发生在 4 月 17 日晚与 18 日上午之间的时间内的假设是明显合理的。对于香草冰淇淋特有的污染，无可知原因。

分发冰淇淋时，是采用同一工具，因此，巧克力冰淇淋不可能是通过这一途径受到污染的。这似乎是三个没有吃过香草冰淇淋的人发病的最合理解释。

控制措施：5 月 19 日，所有剩余的冰淇淋被封存，教堂晚餐上其他食物均被吃光。

结论：Lycoming 教堂晚餐后发生了一起胃肠道疾病的暴发。暴发的原因是香草冰淇淋被污染。冰淇淋被污染的原因或途径不明，制作冰淇淋的 Petrie 姐妹鼻咽拭子葡萄球菌培养阳性，与冰淇淋污染是否有联系，也只能是一种推测。

注：第 52 号病人是一个小孩，4 月 18 日上午 11 时在观看冷藏操作程序时吃过一碟香草冰淇淋。

（安徽医科大学　黄　芬　李　杰）

实习 17　一起感染性腹泻暴发调查

【目的】 通过感染性腹泻暴发调查实例，掌握病因未明疾病暴发调查步骤；熟练应用流行病学现场调查与分析方法；提升现场调查和处置公共卫生事件的能力。

【时间】 3 学时。

课题 1　背　　景

2018 年 3 月 12 日上午，某市 YH 区卫生监督所接到该市某中学报告，该校有数十名学生出现"恶心、吐、腹痛、腹泻"等症状，已排除食物中毒可能。当晚 8:00，YH 区卫生监督所向区疾病控制中心(简称"疾控中心")通报疫情，请求协查。区疾控中心参与调查并采集相关标本，结果 4 份患者咽拭子标本检测流感病毒呈阴性，1 份患者呕吐物相关病毒检测结果呈阴性。

3 月 13 日下午 4:00，区卫生监督所和疾控中心以"疑似胃肠炎感冒"向市卫生局和疾控中心报告有关疫情；市卫生局立即以"疑似胃肠炎感冒"向市政府和省卫生厅报告。市疾控中心应急小分队立即赶赴该区疫情现场(事发中学)开展流行病学调查，完成 1 925 名住校生的问卷调查，采集咽拭子、肛拭子等标本 20 余件。

3 月 14 日凌晨 1:10，区疾控中心报告 3 件患者肛拭子标本检测结果呈诺如病毒Ⅰ型阳性，12:00 市疾控中心也从 15 件患者肛拭子标本中检出 5 件样本呈诺如病毒Ⅰ型阳性。当日上午，市、区疾控中心对 500 余名走读生和老师进行了普查。与此同时，该区又陆续报告 1 所幼儿园、2 所小学、3 所中学等共 6 所其他学校发生类似症状患者。

3 月 15 日，市卫生局分管局长、疾控处处长，市疾控中心主任赴该区组织协调疫情防控工作。区政府召集区教育局、区卫生局等有关部门召开全区疫情防控动员大会。下午市疾控中心派出 2 名专业人员参与调查处理。下午 5:00 省卫生厅疾控处处长、应急办主任、省疾控中心主任带领有关专家赶赴该区指导疫情处理。晚上 7:30 省卫生厅分管副厅长受厅长委托到该区协调指挥疫情处置工作，并建议启动突发公共卫生事件应急预案。

3 月 16 日，区政府启动突发公共卫生事件Ⅳ级应急响应，成立了由分管区长任总指挥，区政府办公室副主任、区卫生局局长任副总指挥，区卫生局、区教育局、区质量技术监督分局、区工商分局、区公安分局、区食品药品监督管理局等有关部门的分管领导为成员的区突发公共卫生事件应急指挥部，同时成立区突发公共卫生事件专家咨询委员会。为查找病因，市疾控中心拟订了病例对照调查方案，连夜对其中一所中学进行了调查。省、市、区三级疾控中心于当日下午4:00完成流行病学调查，确认为同源暴发，初步排除饮用水污染暴发可能，未发现食物污染线索，认为可能存在接触传播和经空气气溶胶传播，最后确认为Ⅱ型诺如病毒感染性腹泻暴发疫情，共发病147例。

3月17～20日，有散在病例报告，3月21～22日，无诺如病毒胃肠炎新发病例。

3月23日，从20日凌晨3时末例患者发病后，超过该病的最长潜伏期（72小时）无新发病例发生。区专家咨询委员会根据《区突发公共卫生事件应急预案》应急响应的终止条件“突发公共卫生事件隐患或相关危害因素消除后，或末例传染病病例发生后，经过最长潜伏期，无新的病例出现”，建议区突发公共卫生事件应急指挥部终止应急响应，实施常态管理。区政府决定终止区突发公共卫生事件Ⅳ级应急响应。

问题1.1 这起事件调查的目的是什么？

问题1.2 现场流行病学调查有哪些步骤？

问题1.3 此事件调查中应采用哪些调查方法？

课题2 现场流行病学调查

一、一般情况

7所学校中，4所为公立中学，2所为小学，1所为幼儿园，分别位于该区5个乡镇。其中4所初中均有住校生及走读生，小学及幼儿园均为走读生。其中，第一所公立中学有学生2 435人，教师140人；第二所公立中学有学生1 756名，教职工190名；第三所公立中学有学生775名、教职工69名；第四所公立中学有学生391名，教职工38名；第一所小学有学生830人，教职工60人；第二所小学有学生520人，教职工30人；幼儿园有学生393人，教职工35人。

二、临床症状

病例的临床症状为呕吐，伴有恶心、腹部不适、腹痛、腹泻等胃肠道症状，少部分病例还伴有发热、咽痛、咳嗽等症状。出现呕吐的比例较高，达到85%。部分就诊学生病例的血常规结果显示，约有70%的病例白细胞计数和中性粒细胞比例略高于正常值。绝大多数病例的症状较轻，部分经对症治疗或自配药后迅速痊愈。多数病例未经任何治疗，自行痊愈。病例的病程较短，一般为1～3天。

问题2.1 诺如病毒感染性腹泻的临床及流行病学特点是什么？

问题2.2 此次疫情中，如何建立“病例定义”？

三、疫情

（一）病例定义

本次疫情的病例定义为“学校学生、教职员工中，自3月初以来出现呕吐伴恶心、腹痛、腹泻、发热等其他异常症状之一,或每日腹泻次数≥3 次的病例”。

(二) 流行特征

1. 流行强度

7 所学校共计报告发生病例 336 例,其中学生 332 例,教师 4 例(见表 17.1)。

表 17.1　7 所学校发病情况

学校名称	人数			发病人数	罹患率(%)
	合计	学生数	教职工数		
TX 三中	2 575	2 435	140	155	6.02
YH 一中	1 946	1 756	190	107	5.50
XL 中学	844	775	69	32	3.79
PY 二中	429	391	38	8	1.86
TX 一小	890	830	60	19	2.13
YH 三小	550	520	30	10	1.82
CX 幼儿园	428	393	35	5	1.17
合计	7 662	7 100	562	336	4.39

2. 三间分布

ⅰ. 发病时间分布

发病时间最早为 3 月 11 日,发病高峰集中在 3 月 12～13 日,尤其是 12 日晚至 13 日凌晨,流行曲线呈明显的单峰型,拖尾现象明显,符合传染病的发病曲线(如图 17.1所示)。各学校发病时间曲线基本一致。

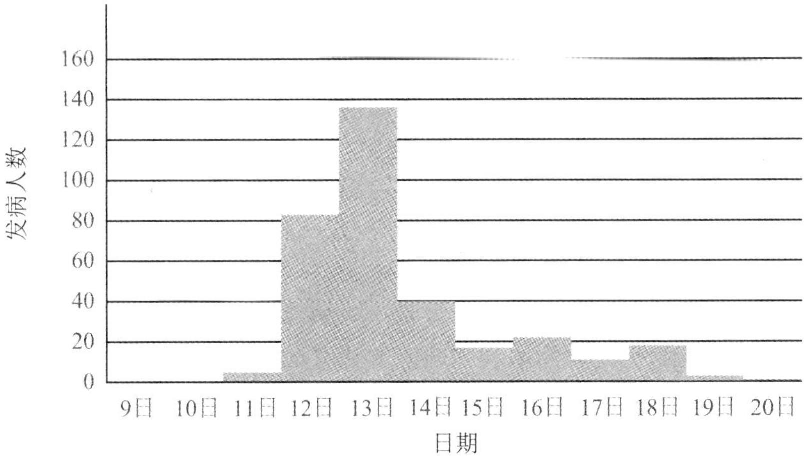

图 17.1　YH 区 7 所学校发病的时间分布

ⅱ. 人群分布

336 例患者中，男性 176 例，女性 160 例，男女之比为 1.10∶1，其中 332 例为学生，4 例为老师。

ⅲ. 地区分布

疫情主要分布于 TX 镇、YH 镇、PY 镇、XL 镇及 CX 镇 5 个乡镇（如图 17.2）。其中，TX 镇 2 所学校有人发病，YH 镇 2 所学校有人发病，PY 镇、XL 镇及 CX 镇各 1 所学校有人发病。发病人数较多的 TX 三中及 YH 一中，各年级均有人发病，无明显班级及宿舍聚集性。

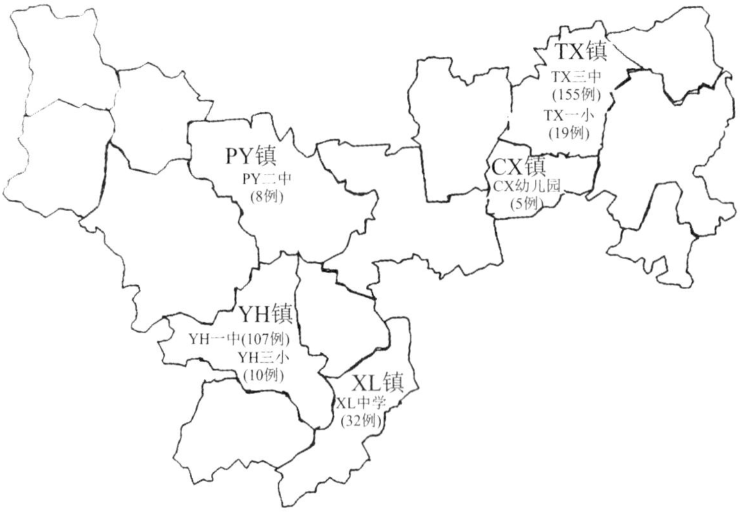

图 17.2　发病的地区分布

问题 2.3　从以上发病情况看，你认为此次疫情是“暴发”还是“流行”？

问题 2.4　从发病时间分布上，你能够得到什么信息？

四、饮食情况

7 所学校均设食堂，有住校生的学校提供三餐，其余学校仅提供午餐。幼儿园学生在教室就餐，其他学校的所有学生及老师均在学校食堂就餐，教师与学生在同一餐厅不同区域就餐，师生饭菜品种一致。住校生一日三餐均在学校食堂就餐，走读生仅午餐在学校食堂用餐。食堂对学生采取配菜制，由食堂人员分菜，每名学生的菜谱相同，餐具统一为不锈钢餐盘，由食堂统一消毒。学校食堂分别由不同配菜公司送菜，经查看菜谱，近期食用的均为烧煮的热菜，未发现可疑食物，也未发现各校间供应过相同来源的食品。

五、饮水情况

学校生活用水及食堂用水均为市政自来水，饮用水均为 YH 区 JS 饮品有限公司生产的 JS 桶装矿泉水。每个班级内均设有饮水机，提供热水及冷水，学生自带水杯。由于学生仅在课间休息时间取水，大部分学生均饮用冷水。根据用水量的不同，平均每班每天要换 1～2 桶水。学校教师在办公室里也饮用同样品牌桶装矿泉水，但大部分教师饮用热水。7 所学校 3 月 8～15 日桶装水供应情况与发病日期关联图如图 17.3 所示。

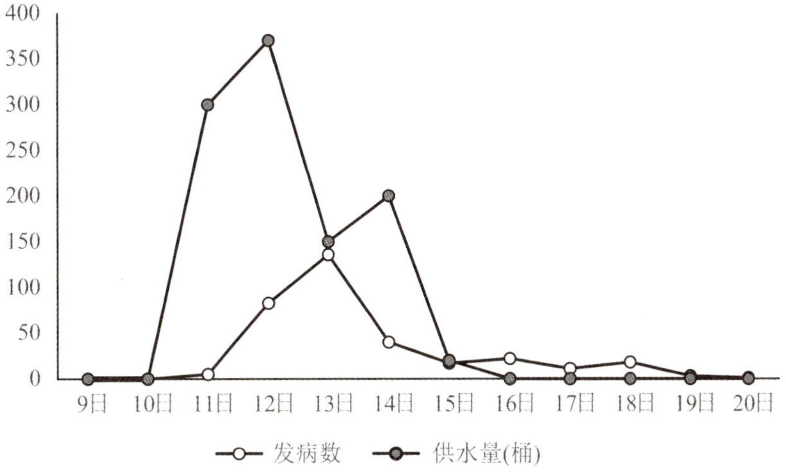

图 17.3　七所学校桶装水供应量与发病关系图

问题 2.5　从以上调查情况，可以得出什么结论？需要进一步开展哪些调查？

六、接触情况

学生教室及宿舍通风普遍不佳，提供住宿的学校每间宿舍内平均居住 8 名学生，个别学校 1 间宿舍最多居住 30 名学生。尤其是 1X 二中体育馆住宿区，原为运动员休息场所，无窗户，通风不良，且居住人员众多，互相之间接触机会较多。调查发现，有病例曾在教室及宿舍发生过呕吐现象，当时均未对吐污物做消毒处理，仅做清扫。现场勘察学校厕所为手动冲水型蹲坑，各坑之间用板材隔断，有 1m 左右高的挡门，无论是教学楼内还是设有公共厕所的宿舍内，所有厕所的蹲位状况均远不能达到国家标准要求。

七、桶装水生产及供应情况

JS 桶装水由 YH-JS 饮品有限公司（以下简称厂）生产，该厂位于 YH-JS 镇 JS 村，厂家已取得卫生许可证、工商营业执照及产品质量 QS 认证，为 YH 区教育部门定点供应桶装水生产厂。该厂共有员工 15 人，其中生产工人 8 人，7 人持有效健康证明。生产水源取自 JS 山脉东侧地面水源，经引水管道引入厂区。同时，该厂以工厂南侧菜地一口 3.5 m 深的自备井水作为备用水源，经三通管与原水管道相通，以便在生产水源不足时使用，但厂方否认近期曾使用过备用水源。现场检查该水源地与工厂的连接水管已经被切断，切口较新，明显系近日所为，是否使用难以判断。该厂日生产桶装水(20 kg 装)500 余桶，高峰时期达 800 余桶，供应 YH 区 17 所学校及部分企事业单位。该厂生产工艺流程为原水进厂后，经综合过滤→活性炭过滤→砂滤棒过滤→膜超滤→贮水罐→臭氧消毒→灌水装桶。卫生学调查发现，水质净化处理存在漏洞。该厂臭氧消毒仪使用不稳定，操作人员仅凭经验操作，消毒(臭氧)设备使用无记录，在使用过程中存在氧气中断导致失去杀菌作用的可能。产品质量检验工作未能有效进行，该厂虽然有产品检验室，但是现场检查表明未开展日常检验工作，部分设备缺少使用记录和日常使用痕迹。桶装水水源之一的 JS 山脉东侧地面水源，无保护，存在污染可能，并可能存在违规使用备用水源等危险因素，影响桶装水质量。

问题 2.6　对于上述信息，应采集何种标本？标本采集时应注意哪些问题？

课题 3　实验室检测情况

一、诺如病毒 RT-PCR 检测结果

YH 区疾控中心和市疾控中心在 7 所学校采集现症病例肛拭子及呕吐物样本，进行诺如病毒病例 PCR 检测，共检测出诺如病毒Ⅰ型阳性标本 32 份，并得到省疾控中心实验室的确认；同时对学校所有食堂从业人员及 JS 饮品有限公司生产人员进行肛拭子诺如病毒检测，结果均为阴性。

二、食品及水质检测结果

YH 区疾控中心采集学校食物样本 4 份、水样本 2 份，检测诺如病毒结果为阴性。采集不同生产日期的 JS 桶装水样本 34 份，均未检出大肠菌群，有 12 份水样本菌落总数超过桶装水标准(菌落总数不大于 0 cfu/ml)，最高达 100 cfu/ml，生产日期为 3 月 9～13 日的样本检测合格率分别为 100%、50%、33.3%、60%、65%、68.7%；采集水厂水源水样本 3 份，菌落总数及大肠杆菌均符合标准；采集自备水井水样本 2 份，菌落总数分别为 470 cfu/ml 和 490 cfu/ml，未检出大肠菌群。

问题 3.1　请根据上述资料，对疫情性质做出判断。

问题 3.2　你认为引起此次疫情的危险因素有哪些？

课题 4　疫 情 分 析

一、疫情性质

学生病例的临床症状以呕吐为主，伴腹部不适、腹痛、腹泻等症状，实验室检测出Ⅰ型诺如病毒，并且学生发病时间集中。根据临床特征、流行病学调查和实验室检测结果分析，可以判定学校疫情为Ⅰ型诺如病毒感染性腹泻暴发疫情。

问题 4.1　暴发调查中，常用的验证假设的方法有哪些？
问题 4.2　如何开展病例对照研究验证假设？
问题 4.3　请针对该起疫情设计一份病例对照调查表。

二、病例对照研究

为查明 YH 区部分学校近期诺如病毒疫情暴发的原因和污染环节，3 月 16～17 日，市、区两级疾控中心在前期调查的基础上，在 TX 三中开展了病例对照研究。

（一）调查方法

采用多阶段分层整群抽样，将年级分层，结合教室楼层和宿舍区域分布，按比例从 7 年级、8 年级和 9 年级分别抽取 4、3、3 个班级，对抽中的班级内所有学生（发病和未发病）进行问卷调查（病例和对照按同一张表格进行）。

（二）调查对象

1. 病例组

3 月 9 日以来出现呕吐或腹泻 3 次及以上，并伴有恶心、腹痛、腹部不适等症状者。

2. 对照组

病例同班级中，3 月 9 日以来未出现腹泻、胃肠道症状及发热的病例。

3. 排除标准

考虑到诺如病毒部分感染者症状往往较轻，为避免选择偏倚，若 9 日以来出现腹泻症状≤2 次者不计入病例，也不计入对照。

（三）调查内容

本次调查采用自行设计的《YH 区诺如病毒疫情流行因素病例对照研究调查表》，由经过培训的专业人员进行现场调查。根据诺如病毒的有关传播特点，并结合实际情况，设计的问卷内容主要包括研究对象基本情况、发病情况、饮水情况、饮食史情况、接触史情况等。

（四）数据统计与分析运用

EpiData 3.1 软件建立数据库，录入数据，运用 SPSS 13.0 统计软件进行统计分析。

（五）调查结果

本次共调查 10 个班 487 人，纳入统计分析的 457 人（其中 30 人出现腹泻次数 1～2 次，不纳入统计分析），其中，病例 15 例，对照 342 例。性别分布为男生 241 人，女生 216 人。7、8、9 三个年级人数分别为 163 人、138 人和 156 人。发病与相关因素影响关系见表 17.2 和表 17.3。

表 17.2　YH 区 TX 三中发病与相关因素关联性分析

暴露因素	*OR* 值	95%CI
饮用桶装水(是/否)	1.71	0.57～5.11
使用饮水杯子(是/否)	2.12	0.79～5.72
冰淇淋(是/否)	1.26	0.79～1.99
雪糕(是/否)	1.17	0.69～2.00
辣条(是/否)	1.88	1.18～3.00
牛肉干(是/否)	0.94	0.39～2.25
鱼干、鱼片(是/否)	1.12	0.29～4.29
同伴病例(是/否)	3.26	1.96～5.44
与病例距离(近/远)	0.68	0.45～1.05

表 17.3　“每天饮用桶装水量”“洗手频次”与发病的关联性分析

	对照	病例	*OR*	95%CI
每天桶装水饮用量(杯)				
<1	96	27	1.00	
1	129	28	0.77	0.43～1.39
2	75	29	1.37	0.75～2.52
3	30	20	2.37	1.17～4.82
≥4	12	11	3.26	1.29～8.20
饭前便后洗手次数				
经常	284	83	1.00	
偶尔	48	22	1.51	0.90～2.75
从不	10	10	3.42	1.38～8.50

根据统计结果，得出饮桶装水量与患病之间呈正相关($r=0.900$，$P=0.037$)；饭前便后洗手频次与患病间呈负相关($r=-1.000$，$P<0.001$)；是否购买辣条[$\chi^2=7.258$，$P=0.007$，*OR*(95%CI)＝1.88(1.18～3.00)]、同宿舍或同伴是否存在病例[$r^2=21.947$，$P<0.001$，*OR*(95%CI)＝3.26(1.96～5.44)]与患病存在统计学关联。对是否购买辣条与患病之间的关系进行进一步的分析，根据：① 辣条仅在调查的 TX 三中出售，其他 6 所学校未发现有出售情况；② 辣条属于袋装食品，受污染的可能性较小；③ 对辣条与喝水量的相关分析中发现，平均喝水量在 1 杯以下、1 杯、2 杯、3 杯、4 杯及 4 杯以上组其辣条食用率分别为 16.13%、25.90%、29.91%、30.36%、39.13%，完全呈现关联性($r=0.900$，$P<0.001$)。综合分析，该因素为混杂因素，不

纳入本次疫情的危险因素。

（六）调查结论

“饮桶装水量”与发病之间呈正相关，喝桶装水量越多，得病的概率越大，提示桶装水是本次疫情的危险因素；饭前便后洗手频次及同宿舍或同伴存在病例两因素有统计学意义，提示存在接触传播及空气传播。

问题 4.4　如何分析病例对照研究的统计结果？从此次病例对照研究可以得出哪些结论？

问题 4.5　综合以上调查分析结果，对此次疫情的暴发因素进行分析。

三、暴发因素分析

此次疫情以带有Ⅰ型诺如病毒病原体桶装水为共同暴露源，同时存在学生间密切接触和患者呕吐物、粪便形成的气溶胶传播等多种传播途径。

（一）有一个共同暴露因素

7 所学校发病日期集中于 3 月 12～13 日，有一个共同发病时间高峰，流行曲线呈明显的单峰型，各学校发病时间曲线基本一致，提示存在一次共同的暴露因素。

（二）食源性传播的可能性不大

1. 发病学校无共同饮食暴露史

此次疫情发生在学校，波及面广，涉及 7 所学校，各学校间相隔较远，相互间食物来源不同，无共同饮食史。食堂从业人员无发病且粪便标本检测结果呈阴性；食堂未供应过生冷食品和海产品，均为现场加工的烧煮食品，发病学生间无共同饮食史。

2. 同校学生吃零食无统计学关联

在各种零食中，购买冰淇淋、雪糕、牛肉干、鱼干、鱼片与发病之间不存在统计学关联，而购买辣条与患病存在统计学关联，其 *OR* 值为 1.99(95%CI：1.30～3.06)。但调查人群中吃辣条者仅占 25.5%，贡献度较小，不是本次疫情的流行因素。

（三）可排除市政自来水污染

调查表明，7 所学校使用的自来水均为当地市政自来水，同期周围居民及附近单位人员中未发现呕吐、腹泻患者增多现象，现场勘查也未发现管网破裂的情况。

（四）桶装水为主要传播因素

1. 桶装水暴露面广，与病例分布一致

发生疫情的学校分布与 JS 桶装矿泉水的供应范围有关，使用其他品牌桶装水的学校未发生Ⅰ型诺如病毒感染性腹泻疫情。全区使用 JS 桶装矿泉水的共有 17 所学校，其中 7 所发生疫情。发生疫情的学校均使用了 3 月 10～11 日的桶装水，未发生

Ⅰ型诺如病毒感染性腹泻疫情的学校没有使用该批次的桶装水。

2. 发病与饮用JS桶装水之间存在时间顺序关系

根据发病时间高峰往前推一个平均潜伏期(1天)推算暴露时间,判定3月10～11日为暴露时间。周一(3月10日)学生返校上课,开始喝桶装水,周二至周三出现病例以及发病高峰,从病例的发病时间和潜伏期(平均潜伏期1天)也说明存在前因后果的时间顺序。

3. 联系强度显著,存在剂量-反应关系

各学校发病的罹患率与3月10～11日的桶装水供应量有关,供应量越大,发病人数越多。病例对照研究结果显示,经常喝桶装水较偶尔或不喝桶装水的发病危险性大,喝水量与发病之间存在剂量-反应关系,随着喝水量增多,发病的危险性增加。

4. 生产过程中存在污染环节

卫生学调查证实JS桶装水在生产过程中的水质净化处理存在漏洞。桶装水水源为JS山脉地面水源,无保护,存在污染可能,生产日期为3月10～13日的部分水样细菌总数超标,提示桶装水存在污染。

5. 桶装水的污染有生物合理性解释

尽管对源水、厂内出水口水、桶装水采样检测,细菌菌落总数不符合国家标准,大肠菌群数未超出国家标准。但是目前水质评估标准是以大肠菌群为指示菌,而研究表明,细菌指示物并不能有效地指示水中病毒污染的情况,肠道病毒在水中的存活时间比细菌长,故对粪便细菌常规检查不足以评价病毒污染,也就是说虽然桶装水中的大肠菌群数未超出国家标准,但是不能说明水中无诺如病毒存在。

6. 可靠性及终止效应

据报道,有一定比例的诺如病毒暴发疫情是由水污染引起的。从3月13日起,各校停止使用JS桶装水后,发病数迅速下降。

(五)同时存在密切接触传播和气溶胶传播

本次疫情的流行曲线呈高峰后拖尾现象,符合传染病因接触传播的特点。调查发现,学生在学校集体生活,存在密切接触的机会;病例发病时一般吐、泻都是在教学楼和宿舍厕所,但也有在宿舍或教室内发生呕吐的情况,例如在宿舍里出现过由于来不及去厕所而出现从上铺往下呕吐的现象。这些当时均未对吐、泻物做过消毒处理,仅仅是清扫。现场察看,学校厕所为手动冲水型蹲坑,各蹲坑之间用板材隔断,有1m左右高的挡门,无论是教学楼还是设公共厕所的宿舍内,厕所的蹲位状况远不能达到国家标准要求。有资料表明,呕吐和便后冲水产生气溶胶可以在空气中悬浮7～8 h。同时病例对照研究也显示,饭前便后是否洗手与是否患病存在统计学关联,病例组与对照组在洗手频率方面存在统计学差异,趋势性检验显示有显著上升趋势;同宿舍或同伴存在病例与是否患病的危险因素,其*OR*值为2.96(95%CI:1.88～4.67)。因此可认为,同班、同宿舍同学之间的密切接触和气溶胶传播在此次疫情中起到助长作用。

问题 4.6　流行病学病因与病原学病因有区别吗？若有，区别是什么？

问题 4.7　流行病学因果推断的原则有哪些？

课题 5　调 查 结 论

根据病例临床症状、流行病学调查、卫生学调查、病例对照研究、生物合理性解释及实验室检测结果，可以认为此次疫情是由于源水受到污染且生产环节消毒不严格导致桶装水污染为主要危险因素，密切接触和气溶胶传播起到助长作用的Ⅰ型诺如病毒感染暴发疫情。

问题 5.1　针对此次疫情，应采取什么控制措施？

课题 6　控 制 措 施

一、启动预案，加强防控工作领导

疫情发生后，省、市人民政府、省卫生厅、市卫生局高度重视，相关领导多次赴现场调查指导，YH 区政府及时启动了Ⅳ级应急响应，成立了由区政府领导牵头，教育局、公安分局、财政局、食品药品监督管理局、质量技术监督分局、卫生局、有关乡镇等部门参与的疫情防控指挥部，明确职责，落实责任。YH 区疾控中心成立了疫情信息组、流行病学调查组、消毒检测组，每天汇总疫情和工作进展。同时，省、市疾控中心和市卫生局卫生监督所加强对 YH 区防病工作的技术指导，市疾控中心派出专家小组驻点 YH 区，指导疫情处理工作。

二、加强监测，规范疫情报告，加强疫情分析

YH 区加强了疫情监测工作，各级医疗机构启动"零报告"制度，实施疫情进展日报告，学校落实晨检制度，及时向辖区疾控中心报告新发病例。

三、做好消毒隔离工作

对本次疫情的现患病例及新发病例立即采取隔离治疗，患者症状消除后 2 天方可返校上课。对患者的排泄物及时消毒后清理，对食堂、学生宿舍、教室等物体表面及厕所做好随时消毒工作。同时，加强各级医院的消毒隔离制度，预防院内感染发生。据统计，已累计对 2 243 户进行消毒随访，使用施康消毒液等约 300 kg，漂精片 13 300 片。

四、加大卫生监测执法力度，加强食堂卫生管理

YH 区卫生监督所加强了学校食品卫生监督执法力度，尤其是学校食堂卫生工作，开展食堂卫生整顿，对餐具、砧板、食品推车等器具进行严格消毒，对食堂内外环

境开展彻底清理和消毒。对有腹泻史的从业人员立即暂离岗位,进行隔离治疗。同时,暂停学校各类聚集性活动。

五、加强学校饮用水管理

YH 区暂停了学校原有 JS 桶装饮用水供应,并对市场上销售的 JS 桶装水进行封存,停止向市场供应。质量技术管理部门和卫生监督部门加强对辖区内桶装饮用水生产企业、流通环节的监督检查,确保桶装饮用水质量安全。

六、开展健康教育,提高防病意识

YH 区加大对以肠道传染病为主的传染病防治知识的宣传教育力度,利用电视、广播、报纸宣传单、黑板报等多种媒介,开展多层次、多形式、广覆盖的宣传活动,教育群众勤洗手、吃熟食、喝开水,开窗通风,增强自我防护意识,消除群众恐慌心理。共入户宣传 2 234 户,发放宣传资料 12 554 份。同时注意消除学生及家长的恐慌心理,维护学校和社会安定。

七、密切关注周边地区疫情动态

市疾控中心要求各辖区疾控中心加强对诺如病毒的监测工作,密切关注 YH 区周边地区疫情动态,防止疫情扩散蔓延。

问题 6.1 如何对此次暴发疫情的控制效果进行评估?

课题 7 控制效果评价

一、消毒效果评估

针对诺如病毒极易通过接触等途径传播的特性,加强学校内物体表面、厕所等消毒显得尤为重要。YH 区疾控中心派专人指导学校开展消毒工作,将消毒液的配制、消毒时间及消毒方法等资料发放到负责教师手中,并提供了施康消毒液、漂白粉等消毒药品。3 月 17～18 日,YH 区疾控中心抽查了 4 所学校的日常消毒情况,并进行了消毒效果评价。共采集 32 件样本(每所学校 8 件)进行消毒效果评价,结果 3 家单位消毒对象中自然菌的灭活率达到 90%以上,为消毒处理合格、1 家单位(CX 幼儿园)未达到 90%,消毒处理不合格。根据消毒效果监测抽查结果,证明消毒效果有效,对发现的问题,及时督促指导进行了整改。21 日开始,诺如病毒性腹泻疫情已基本平息,消毒达到了预期的效果。

二、健康教育评估

在疫情的控制过程中,开展了广泛、多形式的健康教育,使学生们对诺如病毒的知晓率有了显著提高,对如何预防诺如病毒等常识性知识有所掌握。YH 电视台、

YH 区《城乡导报》等媒体多次刊登诺如病毒相关健康教育知识，使大众加强对疾病的了解，掌握预防知识。同时，YH 区还充分发挥社区责任医生的职能，对居家隔离的患者由辖区的社区医生采取人盯人的战术，开展针对性健康知识宣传。经过评估，学生及其家长对诺如病毒的健康知晓率有了显著提高，从而消除了群众的恐慌心理，维护了社会安定。

三、启动应急预案的效果评估

疫情发生后，YH 区卫生局根据《YH 区突发公共卫生事件应急预案》的要求，于 3 月 16 日组织了 YH 区突发公共卫生咨询委员会，进行了分析讨论，建议政府成立突发公共卫生事件应急指挥部，并启动 YH 区突发公共卫生事件应急预案，落实突发公共卫生事件Ⅳ级响应措施。预案启动后，成立了由分管区长任总指挥，区政府办公室副主任、区卫生局局长任副总指挥，区卫生局、区教育局、区质量技术监督分局、区工商分局、区公安分局、区食品药品监督管理局等有关部门的分管领导为成员的区突发公共卫生事件应急指挥部。全面加强了现场防控工作的组织、协调和督导工作。在应急指挥部的组织领导下，各部门密切配合，对患者进行及时、有效的隔离治疗，在疫点实施严格消毒处理，对疫情暴发的主要可疑危险因素——JS 桶装矿泉水及时封存，停止使用，并采取健康教育等多种防控措施，疫情得到了有效控制。

问题 7.1 本次调查有哪些局限性？你从此起暴发疫情调查处理中得到什么启示？

（安徽医科大学 杨林胜）

实习18 一起中学结核病聚集性疫情的调查处置分析

【目的】 掌握暴发调查的概念、步骤、内容以及流行病学研究方法在暴发调查中的应用;熟悉暴发调查的处置方法;了解调查报告的撰写、卫生法律法规在暴发中的应用。

【时间】 2学时。

课题1 背 景

2019年10月12日,某省某市某区疾控中心通过网络监测发现该省其他市传染病医院报告该区某中学1例学生疑似结核病,同时该名患者13日电话告知区疾控中心结核病防治科,自己已被某市传染病医院确诊为肺结核,并住院接受抗结核治疗。

问题1.1 根据《中华人民共和国传染病防治法》,结核病属于哪一类?处置程序有哪些规定?

问题1.2 我国传染病网络监测系统建设的背景、组成和运行情况如何?针对法定传染病是如何监测的?

问题1.3 你认为该区疾控中心接到结核病患者电话后应如何开展工作?

课题2 调查前准备

区疾控中心接到该结核病患者的电话后,于当日组成调查组,制订工作方案,分头开展工作,赶赴医院和学校分别对患者和学校情况进行调查核实,并采取相关处置措施。

问题2.1 假如你作为该区疾控中心的工作人员,被抽调入该调查组,将赶赴现场开展调查处置,出发前你认为应做哪些准备工作?

课题3 核实诊断

为全面了解情况,区疾控中心调查组对该结核病患者的发病过程、就诊和治疗以及生活、学习情况进行了回顾性调查。同时,重点对该学生结核病患者就读学校整体情况进行了调查。

学校基本情况:该学生——结核病患者(定义为首发病例A)所在中学位于该区

某镇，全校共设 6 个年级 25 个班，在册学生 685 名，在册教职工 152 人。学校采取半封闭管理，设有食堂、宿舍，大部分学生在校住宿，每间寝室最多住 5 人，共 451 名学生住校；少数学生走读。

首发病例 A，男，某中学高二学生。患者从 2019 年 8 月初开始出现干咳，晨起及夜间较为明显。后症状加重，到当地社区卫生服务中心进行诊治，曾一度好转，后又加重。其间断续自服抗感染药物，效果不佳。2019 年 8 月末开始咳少量黄痰，曾有发热，最高体温达 39℃，以午后为主。2019 年 9 月初至当地一家三级医院耳鼻喉科就诊，经喉镜检查所见：双侧声带全程见息肉样新生物，声带运动可，闭合有隙。遂诊断为声带息肉，给予抗生素及对症治疗，无明显好转。病程中，患者无盗汗，稍感全身乏力，无胸痛心悸，无呼吸困难。2019 年 9 月下旬至该医院耳鼻喉科复诊，喉镜检查所见：双侧声带肥厚水肿，中部稍隆起，闭合有隙，拟继续按声带息肉治疗。后因夜间咳嗽难以忍受，遂到外市传染病医院就诊，胸部 CT 检查显示“两肺阴影伴空洞形成，考虑疑似肺结核”，转住院诊疗，2019 年 10 月 12 日，经痰涂片检查报告阳性，诊断为两肺继发型肺结核，随后该患者住院接受抗结核药物治疗。患者既往体健，体检均未发现异常。

问题 3.1 什么是首发病例？首发病例在传染病预防和控制中的意义是什么？

问题 3.2 结核病的常见症状有哪些？诊断标准是什么？

问题 3.3 目前结核病诊断和治疗还存在哪些难点？

课题 4 现场流行病学调查

现场流行病学调查过程中发现，首发病例 A 同宿舍同学中有 1 人既往有肺结核病史，病灶广泛且伴有空洞，在抗结核治疗 2 个月后即复课，未休学，目前无症状，平时无自我防护。调查组初步推测此同学可能为此次疫情的传染来源，首发病例 A 被传染发病后未及时就诊，从而成为新的传染源。

问题 4.1 传染源的定义是什么？

问题 4.2 您是否认同调查组的推测，并请你评估首发病例 A 同宿舍那位治疗未愈的同学在本次疫情中的作用？

问题 4.3 流行病学调查包括哪些内容？

调查组进一步通过现场调查，对学校环境及学生住宿条件进行调查评估，划定密切接触范围，确定密切接触者人群，进行结核病筛查。筛查项目包括肺结核可疑症状调查、结核菌素纯蛋白衍化物试验（PPD 试验）、X 线胸片检查，胸片异常者行胸部 CT 检查、痰抗酸杆菌检查（3 次涂片 2 次培养）。

问题 4.4 密切接触者的定义是什么？密切接触者在传染病传播中的意义是什么？

问题 4.5 筛查的定义是什么？针对结核病的筛查应注意哪些事项？

问题 4.6 如何确定筛查范围？

10月14～25日，以首发病例A为中心进行现场调查及密切接触者筛查。区疾控中心组织该患者同班37名师生到市人民医院拍摄X光胸片，初步诊断1例学生肺结核；PPD试验结果显示，PPD试验≥15 mm及出现水泡者有18例。

问题4.7 针对以上结果，假如你作为调查组成员将如何开展后续工作？

区疾控中心将现场调查和首轮筛查结果上报区卫生健康委员会（简称“卫健委”），市卫健委接到区卫健委报告后，召集教育、医院、疾控、监督、学校相关负责人召开专题研究会议，要求相关部门协同，扩大筛查范围。随即，区疾控中心扩大筛查范围，将首发病例A同教学楼层的班级、同宿舍楼层的师生组织拍摄X光胸片和PPD试验，发现1例肺部感染，不排除肺结核可能；另1例左下肺结节，也不排除肺结核可能；PPD试验阳性10例。随后建议继续扩大筛查范围，将首发病例A所在教学和宿舍楼层的上下和相邻楼层或楼宇的班级和宿舍师生纳入筛查范围，拍摄X光胸片和PPD试验。市三级医院组织呼吸内科、影像学专家对所有师生胸片进行复核、会诊，并对拍摄质量较差的几位患者胸片重新加拍胸部CT。

经多次病例核实、现场调查并扩大筛查范围，共筛查密切接触者582人，学生501人，教师81人。筛查后共诊断出结核病19例，其中包括涂阳肺结核3例，涂阴肺结核12例，仅培阳肺结核1例，结核性胸膜炎3例，PPD强反应人数45人，其中，学生40人，教师5人。

调查组对首发病例A以外的其他所有病例进行了个案调查，具体情况如下：

第二例病例，男，17岁，家住本市城郊某街道，与首发病例A同宿舍。2月14日通过首次筛查，在医院拍摄X光胸片确诊为肺结核，痰涂片（－），目前在市医院住院治疗。

第三例病例，女，18岁，家住本市城郊。10月14日接受首次筛查，胸片检查未发现异常；PPD检查呈强阳性。10月20日接受CT检查，经专家会诊，诊断为肺结核，痰涂片（－）。目前在家接受抗结核治疗。

第四例病例，男，17岁，家住本市市区。10月15日接受首次筛查，胸片检查时未发现异常；PPD检查呈强阳性。10月20日接受CT检查，10月23日组织专家会诊，诊断为左上肺结核。

第五例病例，男，16岁，家住本市市区。10月15日接受首次筛查，胸片检查未发现异常；PPD检查阴性。10月20日接受CT检查，10月23日组织专家会诊，诊断为右中肺结核，合并结核性胸膜炎。

第六例病例，男，17岁，家住本市城郊。10月16日接受首次筛查，胸片检查时未发现异常；PPD检查呈强阳性。10月20日接受CT检查，10月23日组织专家会诊，诊断为右上肺结核。

第七例病例，女，17岁，家住本市市区。10月16日接受第二轮筛查，胸片检查未发现异常；PPD检查呈强阳性。10月22日接受CT检查，10月23日组织专家会诊，诊断为左下肺结节，不排除肺结核可能。

第八例病例，男，18岁，家住本市某县城。10月17日接受第二轮筛查，胸片检查未发现异常;PPD 检查呈强阳性。10 月 22 日接受 CT 检查,10 月 23 日组织专家会诊,诊断为右上肺结核。

第九例病例,男,18 岁,家住本市区城郊。10 月 17 日接受第二轮筛查,胸片检查未发现异常;PPD 检查呈阳性。10 月 22 日接受 CT 检查,10 月 23 日组织专家会诊,诊断为右上肺病变,不排除肺结核可能。

第十例病例,男,17 岁,家住本市市区。10 月 17 日接受第二轮筛查,胸片检查无异常;PPD 检查呈强阳性。10 月 22 日接受 CT 检查,10 月 23 日组织专家会诊,诊断结果为活动性肺结核。

第十一例病例,男,17 岁,家住本市城郊。10 月 18 日接受第二轮筛查,胸片检查时未发现异常;PPD 检查呈强阳性。10 月 22 日接受 CT 检查,10 月 23 日组织专家会诊,诊断为右上肺结核。

第十二例病例,男,18 岁,家住本市郊区。10 月 18 日接受第二轮筛查,胸片检查未发现异常;PPD 检查呈强阳性。10 月 22 日接受 CT 检查,10 月 23 日组织专家会诊,诊断为肺部感染,不排除肺结核可能。目前在家接受抗炎治疗。

第十三例病例,男,17 岁,家住本市郊县。10 月 18 日接受第二轮筛查,胸片检查未发现异常;PPD 检查呈强阳性。10 月 22 日接受 CT 检查,2 月 23 日组织专家会诊,诊断为左上肺结核。

第十四例病例,男,16 岁,家住本市市区。10 月 18 日接受第二轮筛查,胸片检查未发现异常;PPD 检查阴性。10 月 22 日接受 CT 检查,10 月 23 日组织专家会诊,诊断为右中肺结核,合并结核性胸膜炎。

第十五例病例,男,17 岁,家住本市郊区。10 月 18 日拍胸片检查时,未发现异常;PPD 检查呈强阳性。10 月 22 日接受 CT 检查,10 月 23 日组织专家会诊,诊断为右上肺结核。

第十六例病例,男,17 岁,家住本市市区。10 月 19 日接受第二轮筛查,胸片检查未发现异常;PPD 检查呈强阳性。10 月 22 日接受 CT 检查,10 月 23 日组织专家会诊,诊断为左下肺结节,不排除肺结核可能。

第十七例病例,男,18 岁,家住本市郊县。10 月 19 日接受第二轮筛查,胸片检查未发现异常;PPD 检查呈强阳性。10 月 23 日接受 CT 检查,10 月 23 日组织专家会诊,诊断为右上肺结核。

第十八例病例,男,18 岁,家住本市市区。10 月 20 日接受第二轮筛查,胸片检查未发现异常;PPD 检查阴性。10 月 23 日加拍胸部 CT,10 月 24 日组织专家会诊,会诊结果为右上肺病变,不排除肺结核可能。

第十九例病例,男,17 岁,家住本市郊县。10 月 20 日接受第二轮筛查,胸片检查未发现异常;PPD 检查阳性。10 月 24 日加拍胸部 CT,专家组会诊结果为右上肺病变,不排除肺结核可能。

问题 4.8　以上病例调查,目的是收集更多的信息,以便于后续分析,你认为上述病例调查一览表信息是否足够?

问题 4.9 您认为该调查组多次扩大筛查范围是否合理？

问题 4.10 卫生主管部门在传染病防控中的作用有哪些？

问题 4.11 针对以上结果，假如你作为调查组成员，请拟定后续工作方案。

课题 5 开展描述流行病学分析

该起疫情首发病例报告时间为 10 月 12 日，最后 2 例确诊日期为 10 月 24 日，以 10 月 18 日发病最为集中，为 5 例。除首发病例外其他病例全部在密切接触者筛查中发现的，所以密切接触者筛查时间即为发病时间。病例发病情况如图 18.1 所示。

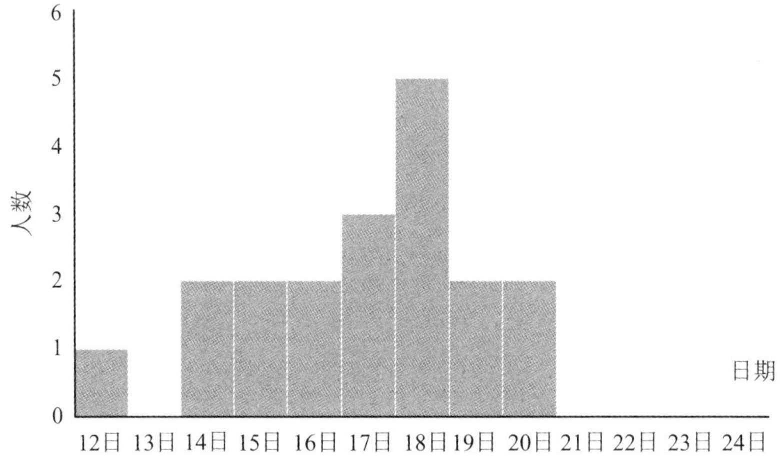

图 18.1 病例发病时间分布图

病例全部为学生，男性 17 人，女性 2 人。年龄 16～18 岁。性别构成情况见表 18.1，分布在同一年级 8 个班，首发病例 A 在 D 班，与 D 班一同上课的学生中发现这个病例最多，达 6 例。班级分布情况见表 18.2。

表 18.1 病例的性别构成情况

性别	发病例数	构成比(%)
男	17	89.5
女	2	10.5
合计	19	100.0

表 18.2 病例的班级分布情况

班级	报告病例数
A 班	1
B 班	2

表 18.2(续)

班级	报告病例数
C 班	3
D 班	6
E 班	2
F 班	2
G 班	1
H 班	0
合计	19

全部病例中居住在 A 号女生宿舍楼 2 例，占 10.5%，B 号男生宿舍楼 17 例，占 89.5%。首发病例 A 居住的二层的 B209 室，其所在的二层发病人数也最多，而且都居住在其宿舍周围。宿舍分布情况见表 18.3。

表 18.3　病例宿舍分布情况

宿舍楼号	楼层	房间号	报告病例数
A 号	一层	A115	1
A 号	一层	A116	1
B 号	一层	B108	1
B 号	一层	B110	1
B 号	一层	B112	2
B 号	一层	B115	1
B 号	二层	B208	2
B 号	二层	B209	2
B 号	二层	B210	2
B 号	二层	B213	2
B 号	三层	B301	1
B 号	三层	B302	1
B 号	三层	B314	1
B 号	四层	B410	1
合计			19

问题 5.1　上述分析属于流行病学哪种研究方法？

问题 5.2　根据上述分析结果，给后续工作的启示有哪些？

问题 5.3 结合前述病例特征，请绘制流行曲线。

问题 5.4 根据案例材料，简述本次暴发的主要危险因素和依据。

课题 6 实施控制措施

现有所有患者均已休学居家或住院接受治疗，并根据属地化管理的原则，由居住地所在疾控部门负责落实专业医务人员全程督导管理。单纯 PPD 强阳性患者在知情同意的情况下开展预防性服药。区疾控中心开展了学校教室、宿舍的环境消毒和通风措施。教育部门联合卫生部门积极开展学生及家长的安抚工作，消除学生恐慌心理，学生家长总体上情绪稳定。学生家长积极配合落实传染源隔离治疗管理措施，19 例患者目前均办理了休学手续，学校和教育体育局将采取切实可行的办法弥补学生因病缺课而造成的学业影响，积极创造条件争取让每例患者不耽误学业。区疾控中心针对学生及家长举办了一次专题讲座。通过发放宣传手册等措施，开展全校师生结核病防治健康教育，培养学生良好的卫生行为习惯。

问题 6.1 一般处置暴发疫情时，实施控制措施的注意事项和目的是什么？

问题 6.2 本次暴发疫情应采取的有效控制措施有哪些？

问题 6.3 请针对本次暴发疫情的特点及整个事件中出现的问题，提出一些今后工作建议。

课题 7 调查结果的交流和反馈

整个暴发的调查处置工作结束。疫情调查处置期间，省、市卫生行政部门十分关切疫情调查的进展情况。该市卫生行政部门和当地政府多次召开专题会议，通报相关情况，并要求各单位密切配合调查组工作，及时落实相关防控措施。调查期间，联合调查组也先后向上级卫生行政部门呈报《关于某市某中学一起结核病疫情暴发的初步调查报告》《关于某市某中学一起结核病疫情暴发调查进程报告》。疫情结束后，调查组全面整理调查结果，撰写了《关于某市某中学一起结核病疫情暴发调查报告》的工作报告。

问题 7.1 请简述行政调查报告和业务调查报告的区别。

问题 7.2 请尝试列出业务行政报告应包括的主要内容。

问题 7.3 如果你是调查组组长，你认为何时暴发调查可视为完成？

（皖南医学院 文育锋）

实习 19　一起“发热待查”暴发疫情调查

【目的】 理解病因未明疾病的调查方法；掌握暴发调查的基本步骤；学会流行曲线的绘制，以及解释和描述流行曲线的作用；掌握分析流行病学研究方法在暴发调查中的应用；熟悉调查报告的撰写。

【时间】 3 学时。

课题 1　背　　景

2017 年 8 月 5 日，某省 X 镇卫生院向所在县（Y 县）疾病预防控制中心报告：该镇××村一名村民于 7 月 17 日因病死亡，具体原因不明，曾与其接触的数名村民随后陆续出现发热、血小板及白细胞计数降低等临床表现。Y 县疾控中心立即进行核实，并及时上报至县卫健委和上级疾控中心。8 月 5 日下午，省、市、县疾控中心成立联合调查组，赶赴现场开展调查处置。

调查组到达现场后，从当地卫生部门了解到，本次共报告 12 例病例，其中，××村的村民 A 最先发病，并于 7 月 17 日死亡，其他 11 例病例均为参加了病例 A 的葬礼或是××村村民，××村周边村的村民中没有参加葬礼的其他人员未发病。因此，调查组重点围绕首发病例 A 的密切接触者、参加葬礼的人员及××村的村民开展调查。

问题 1.1 该事件可称为暴发吗？疾病发生模式中散发、流行、暴发和聚集性是如何定义的？

问题 1.2 如果你是该省疾控中心的工作人员，接到疫情报告，应如何开展工作？

课题 2　调 查 前 准 备

问题 2.1 作为疾控中心的工作人员，假如你被抽调入该调查组，将赶赴现场开展调查处置，出发前你认为应做哪些准备工作？

课题 3　核 实 诊 断

为全面了解发热病例的发病情况，联合调查组对 X 镇卫生院及周边所有医疗机构的就诊记录进行了回顾性调查。同时，重点对××村参加丧事的村民、病例家属或密切接触者进行了访视和调查，收集了病例的病历、发病过程、临床诊断和实验室检测结果等信息。调查发现：

X镇位于某省某市某县，地处大别山腹地，主要地形为山地和水库，森林覆盖率达70%，气候湿润，居民多从事水稻、茶叶和板栗的种植，以及家畜养殖或捕鱼等农事活动。全镇辖10个行政村，95个村民小组，总人口2.8万人。××村为该镇10个行政村之一，全村有农户386户，总人口1 965人。

调查初期，调查组仅调查病例7例，其中，1例死亡。7例病例的主要临床表现为发热、乏力、头痛、畏寒、全身酸痛、咳嗽和食欲减退等。血常规检测结果显示，所有病例的血小板均减少，6例的白细胞数减少。经调查组专家提议，建议采集现症病例的血样送该省疾控中心实验室开展发热伴血小板减少综合征(severe fever with thrombocytopenia syndrome，SFTS)检测。送检的6例病例的实验室标本的检测结果为：核酸阳性2例、仅IgM阳性2例、IgM和IgG双阳性2例。表19.1列出了这起发热伴血小板减少综合征暴发疫情病例临床表现。

表19.1　某省一起发热伴血小板减少综合征暴发疫情病例临床表现(n=7)

临床特征	例数	比例(%)
发热(体温≥38 ℃)	7	100.0
血小板减少	7	100.0
白细胞计数减少	6	85.7
乏力	6	85.7
头痛	6	85.7
畏寒	5	71.4
全身酸痛	5	71.4
咳嗽	4	57.1
食欲减退	4	57.1
腹泻	2	28.6
恶心	1	14.3
牙龈等出血	1	14.3
呕吐	1	14.3
淋巴结肿大	1	14.3

问题3.1　暴发前期应该进行核实诊断，为什么要进行核实诊断？应如何开展核实诊断工作？

课题 4 制定病例定义和开展病例搜索

调查组继续开展深入调查，调查发现：首发病例 A，男，63 岁，农民，与其配偶长期生活在某省某市××村，主要从事水稻种植、采茶和捕鱼等农事活动。病例既往有乙肝、酒精肝病史，有饮酒史和抽烟史。据病例 A 妻子口述，病例 A 发病前无外出史，居住地附近有杂草和灌木，卫生条件较差。发病前曾穿短袖衣裤从事除草、喂养家畜等活动，7 月份以来，常到离家 2 km 处水库捕鱼，晚上会在水库边的丛林中休息，休息时无任何防护措施。其妻子口述，病例 A 右臂有蚊虫叮咬的焦痂，怀疑发病前有蜱虫叮咬史。

2017 年 7 月 10 日病例 A 因出现发热、乏力、全身酸痛和咳嗽等症状前往当地医院就诊，初步诊断为感冒，输液治疗 2 天，症状无明显好转。7 月 15 日下午，病例 A 出现头痛、乏力和反应迟钝等症状，发热 39.5 ℃，引起家属重视，随即送至 Y 县医院就诊。接诊医院诊断为发热待查，给予头孢噻肟钠、利巴韦林和清开灵等消炎和抗病毒治疗。

7 月 16 日中午，病例 A 症状进一步加重，高热不退，神志不清、行走不稳，Y 县医院建议转诊至当地市人民医院。市人民医院入院诊断为：发热待查？低血小板症、肝功能损害待查。查血常规：WBC：1.45×10^9/L、血小板：36×10^9/L；尿常规：蛋白尿＋＋，隐血＋；凝血五项：APTT 73.9 s、FIG 1.10 g/L；生化：ALT 352.5 U/L、AST 1 415.7 U/L、CK 2 137 U/L、CKMB 155.9 U/L。

7 月 17 日 10 时，病例 A 躁动不安后遂深度昏迷，牙龈和消化道有出血，经救护车转至某省省立医院急诊内科救治。在医院救治期间出现神志不清、呼吸困难、多脏器损害、凝血功能障碍，并有部分器官出现出血倾向，给予输注血浆与冷沉淀预防出血、床边气管插管。病例 B 和病例 C 为病例 A 的儿子，在医院护理期间，两人曾用手抠出病例 A 的嘴中带血的痰液；18 时病例 A 病危，经家属商议放弃治疗返家，出院诊断为“昏迷待查、多器官功能不全、脑腔隙性梗塞、酒精性肝炎、低血小板症”。病例 A 在返家途中死亡。

调查发现，病例 A 死亡后，其妻子(病例 D)在家中为病例 A 换衣物、擦洗并准备葬礼，期间发现死者口中和换下的尿不湿中血迹，出血量中等，未见其他部位和床铺有血迹，整个换衣和擦洗过程约 20 min，曾接触过死者血液，接触后曾洗手。19 时 40 分左右，有邻居和亲戚等帮忙为死者穿寿衣，并收敛入棺，整个过程约 30 min。在穿寿衣和收殓入棺过程中，多人曾明确接触过死者尸体，但并未明确是否接触到死者血液或分泌物，随后均在同一盆中洗手。7 月 18 日 7 时，病例 A 送至当地殡仪馆火化。

问题 4.1 什么是流行病学的病例定义？有哪些类别？其作用是什么？如何制定病例定义？

问题 4.2 如果你是调查组人员，请问针对本次疫情，如何制定病例定义？

问题 4.3 为什么要开展病例搜索？如果你是调查组人员，如何开展病例搜索？

课题 5 开展描述流行病学分析

调查组经过一段时间调查发现，自 7 月 1 日至 8 月 10 日，在 Y 县 X 镇××村共收集到符合病例定义的病例 13 例，疑似病例 1 例，占 7.7%；确诊病例 12 例，占 92.3%。其中确诊病例中 1 例缓和，其症状不典型，但实验室检测结果阳性。13 例病例发病、暴露和诊疗的基本情况如下：

病例 A，为首发病例，男，63 岁，农民，7 月 10 日发病，7 月 17 日因治疗无效死亡。与其配偶长期生活在某省某市××村，主要从事水稻种植、采茶和捕鱼等农事活动。据其妻子口述，病例 A 发病前有蜱虫叮咬史，可见焦痂。调查组虽然未能采集到其血样进行确诊实验，但根据结合流行病学史、临床表现及血常规检测结果，可判定为疑似 SFTS 病例。

病例 B 和病例 C 为病例 A 儿子。病例 B，35 岁，7 月 23 日发病，发热 38.5 ℃。病例 C，32 岁，7 月 22 日发病，发热 39 ℃。两人的主要症状为发热、全身乏力、头痛等。两人平时在外地上班，7 月 16～17 日，病例 A 住院期间，两人在医院护理时，曾在无防护措施下用手抠出病例 A 的嘴中带血的痰液。病例 A 出现大便失禁后，两人曾在无任何防护措施的情况下轮流给病例 A 擦拭身体和处理被污染的床单。经访谈，两人在院期间与其父亲无共用茶具史。7 月 17 日，两人返回家中参加病例 A 的丧事办理，与病例 A 也有接触，自述在家期间无蜱虫叮咬史，经医院查体也未见蜱虫叮咬痕迹。

病例 D 为病例 A 妻子，62 岁，7 月 24 日发病，发热 39 ℃。主要症状为发热、畏寒、恶心、全身乏力等。在病例 A 住院期间负责照看，其间与病例 A 有密切接触史，但未接触血液。7 月 17 日病例 A 死亡后，在家中为病例 A 换衣物、擦洗并准备葬礼，期间发现死者口中和换下的尿不湿中血迹，出血量中等，未见其他部位和床铺有血迹，整个换衣和擦洗过程约 20 min，曾直接接触过死者血液，过程接触后曾洗手。主诉发病前无蜱虫叮咬史。

病例 E，男，65 岁，农民，为首发病例 A 的邻居，平时以种地为主。7 月 25 日无明显诱因发热，最高体温 39 ℃，伴有乏力、畏寒、全身酸痛和食欲减退等。7 月 25～27 日先后两次就诊于镇卫生院，7 月 30 日转县医院就诊，实验室检测结果调查时未提供。家属口述，医生告知血小板减少。发病前曾于 7 月 17 日帮助首发病例 A 穿寿衣，在无防护措施下直接接触尸体持续 25 min，接触后有洗手。家属口述经询问患者，近 2 周内无蜱虫叮咬史。

病例 F：男，64 岁，农民，为首发病例 A 邻居，既往有高血压病史。7 月 25 日出现发热，最高 38.5 ℃，伴有畏寒、头痛、乏力、全身酸痛、咳嗽、呕吐和腹泻等症状。目前在市人民医院就诊，家属告知病例 F 入院时，血小板和白细胞降低，但经治疗已好转，目前患者病情稳定，拟出院。家属告知，7 月 17 日曾为首发病例 A 穿寿衣，接触首发病例 A 头部，接触后洗手，患者家属否认有蜱虫叮咬史。

病例 G：男，61 岁，农民，为首发病例 A 的亲戚，居住在同一乡镇不同村。7 月 29 日发病，首发症状发热，最高 38 ℃，伴有纳差、乏力、咳嗽、全身酸痛和淋巴结肿大。先后就诊于镇卫生院和 Y 县医院。7 月 29 日当地卫生院查白细胞 4.59×10^9/L、血小板 112×10^9/L，遂转往 Y 县医院给予抗病毒治疗。病例 G 曾于 7 月 17 日给死者穿寿衣、接触过死者尸体，并在协助病例 A 家属操办丧事中接触过病例 A 用过的床单，平时上山割野草，蜱虫叮咬史不详。

病例 H：男，65 岁，农民，为首发病例 A 邻居，平时体健。7 月 29 日无特殊诱因发热，最高体温 38.5 ℃，伴咳嗽、乏力、枕部疼痛等症状。7 月 29～30 日自行前往镇卫生院就诊，诊断为感冒，抗病毒治疗，血常规查白细胞 3.89×10^9/L、血小板 29×10^9/L。8 月 2 日患者要求转至市人民医院，检测血小板和白细胞均较低(具体值不详)，并采样送检布尼亚病毒核酸检测，显示 PCR 结果阳性。病例 H 于 7 月 17 日曾给首发病例 A 穿寿衣，并直接接触其尸体，接触时无个人防护，接触后未洗手，自述无蜱虫叮咬史。

病例 I：男，59 岁，农民，为首发病例 A 的邻居，既往有饮酒、吸烟史。7 月 28 日无明显诱因出现发热，最高 39 ℃，伴有畏寒、纳差、腹泻等症状。7 月 28～29 日至村卫生院输液治疗 2 天，体温下降后复升，于 7 月 30 日至镇医院就诊，查白细胞 1.95×10^9/L，血小板 46×10^9/L。8 月 2 日转至 Y 县医院住院，查体球浅表淋巴结肿大，相对缓脉，初步诊断为“发热伴血小板减少综合征?”，予抗病毒治疗。病例曾于 7 月 17 日为首发病例 A 穿寿衣，并直接接触首发病例 A 的尸体。自述平时户外活动以种地为主，无蜱虫叮咬史。

病例 J：男，60 岁，为首发病例 A 的亲戚，住病例 A 的邻村。既往有高血压病史，乙肝病史。于 7 月 30 日无明显诱因出现发热，最高 38 ℃，伴畏寒、头痛、咳嗽等症状。发病后先后就诊于镇卫生院、Y 县医院，由于症状严重，由 Y 县医院转至市人民医院住院治疗，初步诊断为“发热待查?”。8 月 3 日查白细胞 1.89×10^9/L、血小板 35×10^9/L。发病前，病例 J 曾在医院短暂护理过首发病例 A，病例 A 返回家时，也曾帮忙抱首发病例 A 上救护车，接触其身体。病例 A 死亡后，帮忙拨留置针，但无明确血液接触史，接触时无个人防护，接触后未洗手。病例 J 以种地割草养鸡为主，蜱虫叮咬史不详。

病例 K：男，64 岁，农民，为首发病例 A 的邻居，无吸烟酗酒史，既往体健。8 月 1 日无明显诱因出现发热，最高 38℃，伴有畏寒、全身酸痛、乏力和咳嗽等症状。发病后，自行前往当地卫生室输液治疗，当天退热。但第二天再次出现发热症状，遂前往镇医院给予抗病毒治疗。治疗过程中，听说其他人有同样症状，随即要求转院至市人民医院治疗。市人民医院于 8 月 4 日查白细胞 2.81×10^9/L、血小板 37×10^9/L。7 月 17 日曾为首发病例 A 穿寿衣，接触首发病例 A 的头部，接触后洗手，自述无外出史，平日在家种植水稻和采茶为主，无蜱虫叮咬史。

病例 L，男，65 岁，为首发病例 A 的邻居，7 月 27 日无明显诱因发热，最高体温

38 ℃,伴有乏力、全身酸痛和食欲减退等症状。7 月 27 日和 29 日先后就诊于村卫生室和镇卫生院,镇医院血常规检测,显示白细胞 2.84×10^{9}/L、血小板 69×10^{9}/L。7 月 30 日,转至 Y 县医院住院治疗。自述曾于 7 月 17 日帮助首发病例 A 穿寿衣,曾直接接触病例 A 尸体,接触后洗手。家属口述病例 L 无外出史,平时以种地和采茶为主,偶尔会打鱼,蜱虫叮咬史不详。

病例 M:男,52 岁,农民,与首发病例 A 同村。病例 M 无发热等症状,有轻微腹泻,口述曾于 7 月 17 日到病例 A 家奔丧,其间曾围观首发病例 A 的更衣过程,但由于帮忙人员较多,未参与穿寿衣过程。该病例的症状不典型,查体有蜱虫叮咬痕迹。8 月 7 日,调查组在采集密切接触者时采集了该病例血液送检。8 月 10 日,省疾控中心反馈检测结果为 IgM 和 IgG 双阳性。据病例 M 口述,近一个月内上山劳作,疑似被蜱虫叮咬多,但未见蜱虫,不能确定。

问题 5.1 通过病例搜索后,在开展描述流行病学分析前,一般应制定病例的一览表,进行病例调查,以便收集更多的信息。一览表有哪些作用?

问题 5.2 如果您设计病例一览表,应包括收集哪些信息?请按照上面信息,列出一览表。

问题 5.3 描述流行病学方法主要有哪些?应如何开展描述流行病学分析?

问题 5.4 流行曲线有哪些作用?作流行曲线图要点有哪些?请根据上述资料,绘制上述 13 例病例的流行曲线图。

课题 6 形成假设

调查组将流行病学调查结果总结如下:按照病例定义,共搜索到 SFTS 病例 13 例,其中 11 例为确诊病例,占 84.6%;疑似病例和隐性感染者各 1 例,分别占 7.6%。首发病例 A,发病时间为 7 月 10 日,由于临床症状和并发症较重,于 7 月 17 日死亡,可疑暴露为蜱虫叮咬。7 月 21 日至 8 月 1 日期间,先后有 11 例发病,其中 8 例否认发病前有蜱虫叮咬史,另有 3 例的叮咬史不详,但体检未见叮咬痕迹。8 月 10 日,实验室检测出同村 1 例的 SFTSV 检测结果阳性,但无典型临床表现。

13 例患者中有 9 例为某省某市 X 镇××村村民;2 例不在××村长期居住,但病例 A 住院和丧葬期间进行过陪护;2 例为××村邻村,但为病例 A 亲戚,病例 A 丧葬期间进行陪护或帮忙穿寿衣。13 例病例中,男性 12 例,女性 1 例;年龄最小 32 岁,最大 65 岁,年龄中位数为 62 岁。13 例患者的流行曲线图如图 19.1 所示。按照暴露日期推测潜伏期最短 5 天,最长 15 天,中位数 10 天。

11 例续发病例中,7 例参与了病例 A 的丧葬、穿寿衣过程,直接接触过死者尸体,并无保护措施;2 例发病前护理病例 A 的过程中直接接触过血液或分泌物;1 例全程陪护,并帮死者穿寿衣且直接接触过血液和尸体;1 例陪护过病例 A,帮忙抱病例就诊,参与丧葬全过程,并在病例 A 死亡后为其拔留置针。1 例无典型症状,无明确直接接触史,但曾来病例 A 家中奔丧,近距离围观病例 A 穿寿衣过程,该病例有蜱

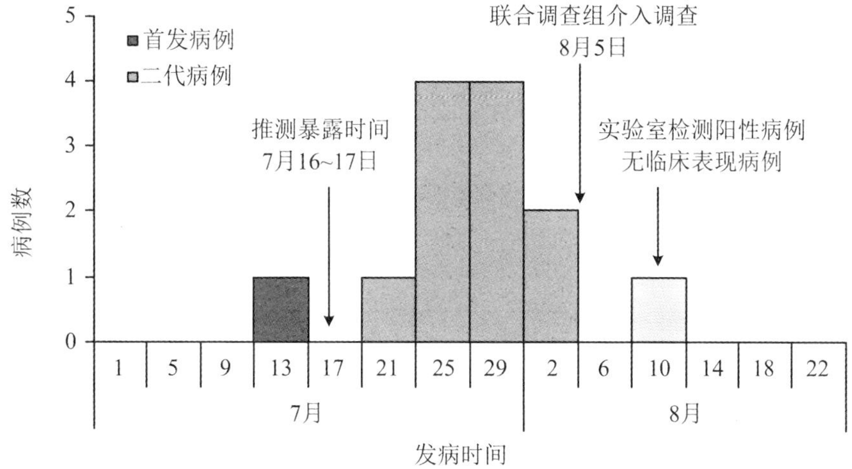

图 19.1　2017 年某省一起发热伴血小板减少综合征暴发流行曲线图(间隔 4 天)

虫叮咬史。

截至 8 月 12 日数据，11 例续发病例中 10 例已痊愈或拟出院，1 人好转但仍住院治疗。此外，共有病例 A 密切接触者 64 人，除 11 例发病和 1 例隐性感染者外，还有抢救的医护人员、住院期间其他陪护的亲属及奔丧的亲戚和村民等，所有密切接触者均开展了个案访谈或电话调查。

问题 6.1　根据案例材料，判断本次疫情暴发的性质及依据。

问题 6.2　根据图 19.1 所示的流行曲线资料，结合发热伴血小板减少综合征的材料，简述通过该流行曲线可获得的信息。

问题 6.3　根据案例材料，简述本次疫情暴发的主要危险因素及依据。

问题 6.4　如何设计调查验证你的假设？

课题 7　应用分析流行病学验证假设

调查组为了验证假设，开展回顾性队列研究。疫情暴发期间，联合调查组通过现场询问、个案访谈、电话调查等方式对病例 A 的 64 名密切接触者开展了个案调查(见表 19.2)，但未对其他病例的密切接触者开展详细调查。续发病例的密切接触者，由各县区的疾控中心负责开展医学观察，如发现发热等症状，及时报告。调查结果显示，病例 A 的密切接触者包括病例亲属 22 人、医务人员 20 人、邻居 9 人和同村村民 13 人。

表 19.2　2017 年某省一起发热伴血小板减少综合征暴发疫情的队列研究结果(n=11)

暴露方式	暴露		未暴露		罹患率(%)		RR(95%CI)
	病例数	总人数	病例数	总人数	病例数	总人数	
为死者更衣入殓	8	11	3	53	72.7	5.7	12.8(4.0～40.9)
同乘救护车	3	8	8	56	37.5	14.3	2.6(0.8～7.9)
直接接触血液	3	3	8	61	100	13.1	7.6(4.0～14.5)
陪护照料患者	4	14	7	50	28.6	14.0	2.0(0.7～6.0)

【注】 ① 未将隐性感染者 M 纳入分析。
② 同乘救护车指病例 A 放弃治疗后返家途中。
③ 直接接触血液,指无保护措施情况下直接接触病例 A 血液和分泌物,不包括医务人员就诊病例过程中有保护的接触。

问题 7.1　如果你是调查组成员,你认为密切接触者的范围应如何界定?

问题 7.2　请设计一个回顾性队列的个案调查表,列出应包含的主要信息。

课题 8　因果关联的推断

调查组还开展了现场卫生学和环境学调查,调查发现××村地处 X 镇西南,为大别山腹地,森林环绕,树木茂盛。多数村民在山上有自家茶园,清明前后和初夏为采茶高峰时间。访谈居民口述,采茶时可见游离蜱,采茶时被蜱虫叮咬经常发生。调查人员观察发现部分村民家中饲养的狗、羊和牛等家畜有寄生蜱。该村卫生条件一般,首发病例 A 居家的院子周围有部分杂草,卫生条件较差。所有续发病例除参加病例 A 葬礼外,在发病前无集体活动,且目前处于采茶淡季,没有出现集体采茶等农业活动。调查人员查阅国家疾病监测信息报告管理系统发现,Y 县和 Y 县 X 镇 2014～2016 年均有 SFTS 病例报告,其间,Y 县共报告散发病例 10 例,其中 X 镇有 2 例报告,且病例报告地区均为某省级医院,提示该地区可能已形成 SFTS 疫源地,且存在漏诊漏报情况。此外,搜索文献发现发热伴血小板减少综合征国内已出现多起人传人案例,但多为直接接触死者血液和分泌物。

问题 8.1　根据案例材料,结合上述调查结果,请对假设做初步判断。

问题 8.2　简述评价因果关系或关联性的指标有哪些。

课题 9　实施控制措施

联合调查组认为 SFTS 是新发传染病,虽然其病死率较高,但传播机制不容易实现。本次暴发疫情调查组介入时,疫情高峰已过,且超过最长潜伏期,无新发病例发生,初步判断疫情已经自发终止。控制措施的实施主要包括现场控制措施和预防今后类似事件发生应采取的行动和措施。

问题 9.1 一般处置暴发疫情时，实施控制措施的注意事项和目的是什么？

问题 9.2 本次暴发疫情应采取的控制措施有哪些？

问题 9.3 请针对本次暴发疫情的特点及整个事件中出现的问题，提出一些今后工作建议。

课题 10 调查结果的交流和反馈

8 月 20 日，整个疫情暴发的调查处置工作结束。疫情调查处置期间，省、市卫生行政部门和 Y 县的县委、县政府高度重视，十分关切疫情调查的进展情况。Y 县的县委、县政府和当地政府多次召开专题会议，通报相关情况，并要求各单位密切配合调查组工作，及时落实相关防控措施。调查期间，联合调查组也先后向上级卫生行政部门呈报《关于 Y 县一起发热伴血小板减少综合征暴发的初步调查报告》《关于 Y 县一起发热伴血小板减少综合征暴发调查进程报告》的行政暴发调查报告。疫情结束后，调查组全面整理调查结果，撰写了《关于某省 Y 县一起发热伴血小板减少综合征暴发调查报告》的工作报告。

问题 10.1 请简述行政调查报告和业务调查报告的区别。

问题 10.2 请尝试列出业务调查报告应包括的主要内容。

问题 10.3 如果你是调查组组长，你认为何时疫情暴发调查可视为完成？

（安徽医科大学　苏　虹）

（六安市疾病预防控制中心 秦伟）

实习 20 高血压的流行病学研究

【目的】 通过实例分析，让学生回顾流行病学的基本任务和基本研究方法。
【时间】 3 学时。

课题 1 高血压流行现状研究

随着我国社会经济的发展和人类生活方式的改变，以心脑血管疾病、恶性肿瘤、慢性阻塞性肺部疾病等为主的慢性非传染性疾病已成为影响我国居民健康和经济社会发展的主要疾病。其中，原发性高血压(essential hypertension，EH)不仅严重影响患者的生存质量，而且还可引起脑卒中、心脏病、肾脏病、眼底病等多种并发症，给家庭和社会带来了沉重的经济负担，已经成为我国乃至全球危害人类健康的重大公共卫生问题。

新中国成立以来，我国多次在全国范围内进行高血压的抽样调查，具体情况见表 20.1，这些调查结果作为重要的流行病学证据，反映了我国高血压的流行情况和趋势，对我国当时的卫生政策制定起到了积极的作用。

表 20.1 我国六次高血压患病率调查结果

年份	调查地区	年龄(岁)	诊断标准	调查人数	高血压例数	患病率(%)
1958～1959	13 个省、市	≥15	不统一	739 204	37 773	5.1[a]
1979～1980	29 个省、市、自治区	≥15	≥160/95 mmHg 为确诊高血压，140～159/90～95 mmHg 为临界高血压	4 012 128	310 202	7.7[a]
1991	29 个省、市、自治区	≥15	≥140/90 mmHg 和(或)2 周内服用降压药者	950 356	129 039	13.6[a]
2002	29 个省、市、自治区	≥18	≥140/90 mmHg 和(或)2 周内服用降压药者	272 023	51 140	18.8[a]
2012	31 个省、市、自治区	≥18	≥140/90 mmHg 和(或)2 周内服用降压药者	—	—	25.2[b]

表 20.1(续)

年份	调查地区	年龄(岁)	诊断标准	调查人数	高血压例数	患病率(%)
2015	31 个省、市、自治区	≥18	≥140/90 mmHg 和(或)2 周内服用降压药者	451 755	125 988	27.9[a]

【注】 a. 患病粗率;b. 综合调整患病率。

资料来源:《中国高血压防治指南》修订委员会. 中国高血压防治指南[J]. 2018 年修订版. 中国心血管杂志,2019,24(1)2:24-56.

问题 1.1　在全国范围内开展高血压抽样调查,用哪种抽样方法比较合适?

问题 1.2　表 20.1 中每次调查高血压诊断标准不同,对不同年份比较有影响吗?

我国心血管病中心发布的《第五次全国高血压控制状况调查》显示,我国高血压患病率为 23.2%,男性高于女性,患病率随年龄增加而升高,如图 20.1 所示。①

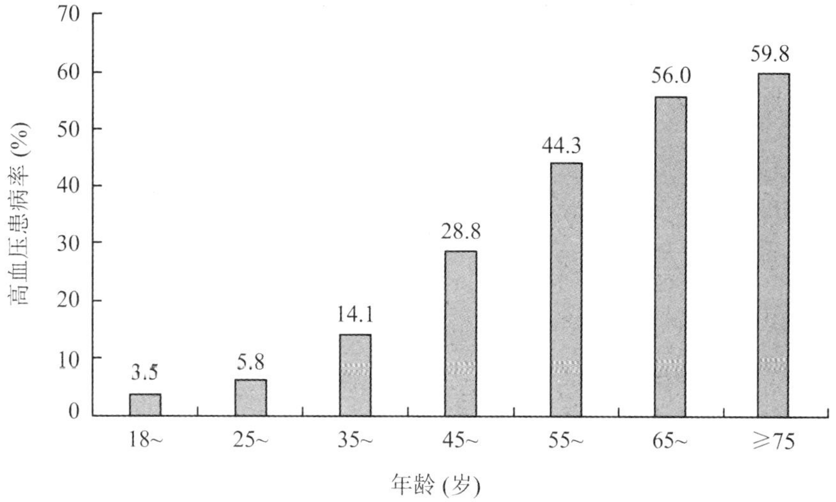

图 20.1　不同年龄段居民高血压患病率

问题 1.3　从图 20.1 我们可以得到什么结论?

问题 1.4　在不同人群进行患病率比较时,要不要对年龄进行标化? 为什么?

问题 1.5　一次横断面调查,我们可以从哪些方面进行资料分析?

① 胡盛寿,高润霖,刘力生,等. 中国心血管病报告:2018 概要[J]. 中国循环杂志,2019,34(3):209-220.

课题2　高血压影响因素研究

近年来，随着生活水平的提高及生活方式的改变，我国中老年人群高血压的发生率呈日益上升趋势，由于其病因复杂多样、患病率高、病程长、疾病负担重等特点受到人们的广泛关注。为了解我国中老年人群高血压患病的影响因素，为采取相应的干预措施提供参考依据，研究者收集2015年中国健康与养老追踪调查(china health and retirement longitudinal study, CHARLS)中6 366名中老年人群的数据资料，提取并整理得到的变量包括性别、年龄(周岁)、婚姻状况、中午睡眠时间(分钟/次)、夜间睡眠时间(小时/次)、每周有无体力活动、每月有无社交活动、有无高血脂史、有无高血糖史、是否中心性肥胖、体质指数、是否高血压患病等，应用多因素非条件Logistic回归模型分析中老年人群高血压患病的影响因素①。结果见表20.2和表20.3。

表20.2　不同组别中老年人群高血压患病相关因素比较

特征		调查人数	非高血压组		高血压组		χ^2值	P值
			例数	占比(%)	例数	占比(%)		
性别	男性	3 040	1 719	56.55	1 321	43.45		
	女性	3 326	1 903	57.22	1 423	42.78		
婚姻状况	非在婚	741	339	45.75	402	54.25		
	在婚	5 625	3 283	58.36	2 342	41.64		
每周体力活动	无	617	288	46.68	329	53.32		
	有	5 749	3 334	57.99	2 415	42.01		
每月社交活动	无	2 763	1 525	55.19	1 238	44.81		
	有	3 603	2 097	58.20	1 506	41.80		
高血脂史	无	5 598	3 366	60.13	2 232	39.87		
	有	768	256	33.33	512	66.67		
高血糖史	无	5 833	3 443	59.03	2 390	40.97		
	有	533	179	33.58	354	66.42		
中心性肥胖	否	2 344	1 620	69.11	724	30.89		
	是	4 022	2 002	49.78	2 020	50.22		

①　刘晓迪，修璟威，李欣阳，等.中国中老年人群高血压患病影响因素分析[J].中国公共卫生，2018，34(6)：795-797.

表 20.3　我国中老年人群高血压患病影响因素多因素非条件 Logistic 回归分析

因素		参照组	β	$S_{\bar{X}}$	Wald χ^2 值	P 值	OR 值	95% CI
性别	女性	男性	−0.162	0.057	8.061	0.005	0.851	0.761～0.951
年龄较大	是	否	0.055	0.003	301.499	<0.001	1.057	1.050～1.064
婚姻状况	在婚	非在婚	−0.255	0.089	8.262	0.004	0.775	0.651～0.922
每周体力活动	有	无	−0.288	0.093	9.562	0.002	0.750	0.625～0.900
每月社交活动	有	无	−0.117	0.056	4.351	0.037	0.890	0.797～0.993
高血脂史	有	无	0.688	0.089	59.527	<0.001	1.991	1.671～2.371
高血糖史	有	无	0.599	0.105	32.766	<0.001	1.821	1.483～2.235
中心性肥胖	是	否	0.193	0.075	6.557	<0.001	1.213	1.046～1.405
体质指数较高	是	否	0.148	0.010	203.966	<0.001	1.160	1.137～1.184

问题 2.1　计算表 20.2 中 χ^2 值和 P 值,并说明其意义。

问题 2.2　条件与非条件 Logistic 回归分析各自适用条件是什么?

问题 2.3　表 20.3 的计算结果对我们疾病预防控制有什么样的启示?

问题 2.4　这是运用什么研究方法进行的影响因素分析?这种研究方法的局限性是什么?

问题 2.5　多因素 Logistic 回归分析相对于单因素分析,其优势在哪里?

课题 3　高血压干预效果研究

我国高血压管理模式主要是通过在社区实施国家基本公共卫生服务项目落实的,即社区卫生服务中心(站)、乡镇卫生院等基层医疗卫生机构严格按照《国家基本公共卫生服务规范(2017 版)》要求对辖区内高血压患者进行健康管理,因此高血压患者主要集中在社区,高血压的治疗也主要在社区卫生服务机构进行。社区卫生服务体系以基层医疗卫生机构为载体,以全科医生为骨干,高效利用社区资源,合理应用适宜技术,除了为社区居民解决大多数常见病、多发病就诊问题外,还提供预防保健、健康教育、医疗康复、计划免疫、治疗措施指导、定期随访等多种医疗服务。全科医疗综合干预是新型健康管理模式,通过将预防保健、慢性病管理和健康教育结合,可针对不同年龄段人群特点制定不同预防、治疗、健康教育措施,从根源上减少高血压的危险因素。目前社区高血压的全科医疗综合干预在医学领域中受到了广泛重视,相对于传统药物管理方式,如何在社区开展高效的全科医疗综合干预,已成为我国高血压研究的热点课题。

某市在借鉴国内外有关疾病群组干预经验的基础上，观察社区高血压群组与全科医疗防治模式之间的相关性，探讨全科医疗综合干预是否可提高高血压防治知识知晓率、血压控制率、居民满意度等，以期建立一种医患双方共同参与、共同负责的医疗新模式，形成紧密和谐的新型医患关系，为慢性病综合防治提供一种较好方式。

一、研究对象

某市从所有社区中用简单随机抽样方法，随机抽取2个社区卫生服务中心，随机分为干预社区和对照社区。然后在每个社区卫生服务中心管理的高血压患者中随机抽取300名作为研究对象。纳入标准：① 当地常住居民；② 自愿参加本研究；③ 35岁及以上；④ 收缩压≥140 mmHg或(和)舒张压≥90 mmHg。排除标准：① 糖尿病患者、高胆固醇血症等慢性疾病患者；② 身体活动不便者；③ 精神异常者。

问题 3.1 试述严格制定研究对象纳入和排除标准的重要性。

问题 3.2 排除的病例对研究结果有没有影响？如果有，那么有什么样的影响？

问题 3.3 这是流行病学中哪种研究方法？该方法的原理是什么？

问题 3.4 影响此研究样本量的因素有哪些？

二、干预措施

先对两组人群进行一次基线调查和相关化验室检查。基线调查结束后，对照组患者进行自我管理，接受门诊治疗。干预组进行全科医疗综合干预，干预前对患者进行详细的问诊、查体，评估患者病情，结合环境因素与患者沟通后共同拟定个体化治疗方案。通过多种方式，例如讲座、面对面沟通、发放宣传册等对患者进行健康教育、生活干预、心理疏导。定期随访，做好随访记录，分析评估病情变化，及时调整药物方案和保健方案。干预完成后参照《中国高血压防治指南2010》，进行一次性复查评估。

问题 3.5 利用你所学的知识，分析基线调查包括哪些内容？

问题 3.6 对整个研究过程如何进行质量控制？

三、研究结果

（一）不同人口学特征高血压患者高血压控制率比较

研究者对不同人口学特征高血压患者高血压控制率作了比较，其结果列于表20.4。

表 20.4 不同人口学特征高血压患者高血压控制率比较

变量		例数	高血压控制率 n(%)	χ^2 值	P 值
性别	男	348	126(36.2)	2.23	>0.05
	女	252	99(39.3)		
年龄	18～44 岁	147	57(38.8)	3.50	>0.05
	45～59 岁	213	75(35.2)		
	60 岁及以上	240	93(38.8)		
受教育程度	初中及以下	141	40(28.4)	6.61	<0.05
	高中或中专	291	114(39.2)		
	大专及以上	168	70(41.7)		
高血压家族史	有	114	33(28.9)	14.77	<0.05
	无	486	192(39.5)		
用药情况	服药	498	219(44.0)	4.54	<0.05
	未服药	102	6(5.9)		
心脑血管合并症	有	138	39(28.2)	8.49	<0.05
	无	462	186(40.3)		

(二) 两组干预前后血压的比较

干预组与对照组在干预前后收缩压与舒张压测量结果列于表 20.5。

表 20.5 干预前后血压水平变化($\bar{x} \pm s$)

血压	干预组				对照组			
	干预前	干预后	t 值	P 值	干预前	干预后	t 值	P 值
收缩压	159.1±16.3	144.9±15.1			160.3±15.9	147.5±16.7		
舒张压	97.1±9.2	93.4±8.1			97.4±10.2	93.5±9.1		

问题 3.7 是否需要对干预组和对照组的基线资料进行比较？为什么？

问题 3.8 根据表 20.4 的结果，谈谈我国目前对高血压病的控制现状。

问题 3.9 完成表 20.5，并对结果进行解释。

问题 3.10 此项研究结果对我们进行慢性病的预防有何启示？

（蚌埠医学院 芈 静）

实习21 临床流行病学调查

【目的】 掌握流行病学方法在临床实践中的应用和基本思路;熟悉针对临床实践中危险因素的预防与控制策略,提高医务工作者应急处理能力。

【时间】 3学时。

课题1 3例麻疹住院患儿医院感染暴发流行病学调查①

一、案例背景

麻疹是由麻疹病毒引起的急性呼吸道传染病,多见于儿童。其临床特征为发热、流涕、咳嗽、眼结膜炎,出现特殊的科氏斑(又称麻疹黏膜斑)和广泛的皮肤斑丘疹。本病传染性极强,在人口密集而未普种疫苗的地区易发生流行。

2014年4月11日,上海市某医院肝脏外科儿童病区内患儿杨某,在住院治疗期间开始出现反复咳嗽、间断发热,体温高达39.0℃。5月6日开始出现红疹,5月12日实验室检测麻疹IgM抗体阳性,确诊为麻疹实验室诊断病例。浦东新区疾病预防控制中心在进行麻疹流行病学调查时发现,与杨某同病区的另一名儿童出现类似症状,并在后期追踪事件进展时发现第3例疑似麻疹病例,经血清标本麻疹IgM抗体检测均为阳性。

二、调查对象及方法

(一)调查对象

2014年5月4～15日,上海市某医院肝脏外科儿童病区发现3例麻疹病例。为此开展麻疹流行病学调查。

---

① 选自:任亚萍,彭毅,费怡,等.3例麻疹住院患儿医院感染暴发流行病学调查[J].中国生物制品学杂志,2017,30(3):290-292.

（二）调查方法

1. 病例搜索

对上述医院肝脏外科儿童病区的患者和医护人员开展病例搜索；对于符合监测病例定义者使用《上海市麻疹个案调查表》进行调查，包括病例基本情况、临床症状、流行病学情况（就诊史、疫苗接种史、外来外出史等）。

2. 基本情况调查

现场查看该医院肝脏外科儿童病区的诊室分布、就诊流程、诊疗记录、院内感染控制、住院患者人数等基本情况。

（三）疾病诊断标准

根据中华人民共和国卫生部 2008 年发布的《麻疹诊断标准（WS 296-2008）》，符合实验室确诊、流行病学确诊或临床确诊麻疹病例者。

（四）实验室检测

采集病例的血液标本，采用酶联免疫捕获法检测麻疹 IgM 抗体（检测试剂购自珠海经济特区海泰生物制药有限公司，酶标仪 450 nm 和 630 nm 双波长检测）。判断标准：Cutoff 值＝阴性对照平均 A 值×2.1，样品值≥ Cutoff 值，判为阳性；样品 A 值＜Cutoff 值，判为阴性。

（五）统计方法

数据录入使用 EpiData 3.1 软件，统计学分析使用 SPSS 17.0 软件。

问题 1.1 医院感染暴发的定义是什么？

问题 1.2 医院感染暴发调查的思路是什么？暴发调查应涉及哪些内容？

二、调查结果

（一）疫情概况

共确诊麻疹病例 3 例，症状以发热、皮疹、反复咳嗽为主。病例均为男性，7～8 月龄，无麻疹疫苗免疫史，因胆道闭锁，为做肝脏移植手术在上海市某医院肝脏外科儿童病区住院治疗。该病区大门常规关闭，相对独立，未启用中央空调，采用自然通风，通风较差。住院期间会至隔壁医院（儿童专科医院，以下简称 B 医院）做术前检查。

（二）病例搜索及疫情进展

首例患儿杨某于 2014 年 4 月 11 日因胆道闭锁，为行肝脏移植术至该院小儿肝脏外科肝移植病区住院治疗，住院期间反复咳嗽、间断发热。5 月 4 日再次出现发热，体温达 39.0 ℃，使用退热药输液治疗。5 月 6 日开始出现红疹，5 月 9 日，体温 38.5 ℃，出现呼吸急促、面色发绀、精神萎靡，当日中午转至 B 医院 PICU 病房，以呼吸窘迫、胆道闭锁、肝硬化等收治入院，并诊断为麻疹疑似病例。5 月 12 日实验室检测麻疹 IgM 抗体阳性，确诊为麻疹实验室诊断病例。

浦东新区疾病预防控制中心在麻疹流行病学调查时发现，与首例病例同病区的另一名儿童出现类似症状，并在后期追踪事件进展时发现第 3 例疑似麻疹病例，具体情况列于表 21.1。

表 21.1　3 例麻疹病例的基本情况

患者编号	姓名	年龄（月）	性别	入院日期	发热日期	出疹日期	疑似麻疹报告日期	麻疹确诊日期	相互关系
1	杨某	8	男	2014-04-11	2014-05-04	2014-05-06	2014-05-09	2014-05-12	第 1 例病例
2	卢某	7	男	2014-03-27	2014-05-05	2014-05-07	2014-05-09	2014-05-12	与第 1 例邻床
3	黄某	7	男	2014-04-11	2014-05-09	2014-05-12	2014-05-12	2014-05-13	住第 1 例对面病房

（三）病例流行病学特点

3 例确诊病例均为外省来沪就诊病例，发病前 7～21 d 均在该院小儿肝脏外科肝移植病区住院治疗。为进一步调查 3 例患儿与非密切接触患儿之间的关联，对患儿在病房外停留 30 min 以上的地点、时间和接触人员进行调查，结果显示，3 例患儿在发病前 7～21 d 内均在 B 医院做相关术前检查，见表 21.2。

表 21.2　3 例麻疹患儿在上海市 B 医院停留 30 min 以上的地点和时间

患儿编号	姓名	发病日期	上海市 B 医院		
			心电图室	心脏彩超室	CT 室
1	杨某	2014-05-04	2014-05-15(30 min)	2014-05-15(90 min)	—
2	卢某	2014-05-05	—	2014-04-28(30 min)	2014-04-25(30 min)
3	黄某	2014-05-09	2014-04-22(30 min)	2014-04-26(60 min)	2014-04-26(60 min)

（四）病例临床特点

3 例确诊病例均有间歇性发热，全身少量散在皮疹，伴有咳嗽、气促症状，均未观察到结膜炎、柯氏斑。

（五）实验室检测结果

3 例确诊病例的血清标本麻疹 IgM 抗体均为阳性。

（六）确定暴发的传播链

3 例确诊麻疹患儿发病前 7～21 d 内除接触其家属、医护人员和同病房的儿童外，主要是在 B 医院等待各项术前检查时接触的其他人员。经主动搜索指示病例发病前 21 d，该院小儿肝脏外科肝移植病区患儿 28 名（包括已出院患儿）、陪护人员 49 名、医护人员 11 名、工勤人员 3 名，均未出现发热、出疹症状。经调查，B 医院各医技科室未开展发热预检工作，所有患儿在排队等待检查时共用 1 个候诊大厅，人员较多、较杂，该大厅采用自然通风，通风较差，考虑 3 例麻疹患儿等候时造成麻疹病毒感染可能性较大。

问题 1.3　上述资料提示该医院感染有哪些流行病学特征？可通过何种指标进行描述？请具体计算。

问题 1.4　表 21.1、表 21.2 提示该医院感染暴发可能由什么原因导致，可采用什么方法进行确认？

问题 1.5　医院感染暴发调查中，首发病例与潜伏期的意义是什么？

四、医院感染暴发处置

（一）处置措施

疫情处置措施：3 例病例均隔离住院治疗。要求医院收治新患者时开展发热预检工作，对于发热患者先收治于单间病房。对所有密切接触者进行麻疹类疫苗应急接种和医学观察 21 d。督促落实所有前来就诊的患儿及家长带好口罩。加强对医护人员的麻疹知识培训，提高麻疹监测敏感性。加强医院通风换气和终末消毒。要求医院各医技科室的候诊大厅单独设置发热预检台。

（二）处置结果

自 5 月 9 日后，经过 21 d 最长潜伏期无新病例发生，这起麻疹疫情得到有效控制。

五、总结

医院为易感人群聚集地，一旦发生呼吸道传染病，极易造成疫情扩散和流行，国内外均有报道因院内感染引起的麻疹暴发疫情。医院应加强麻疹监测的敏感性，落实包括医技科室在内的发热预检和通风消毒等防控措施，同时对有严重基础性疾病和免疫功能低下的人群所在的病房，建议常规开展陪护人员的麻疹疫苗接种工作。

问题 1.6　该起医院感染暴发的处置要点是什么？在医院背景下的麻疹暴发与其他地方发生的暴发有什么特点？

问题 1.7　请以本案例的疫情暴发调查为基础，设计一个医院感染疫情暴发调查及处置的流程图。

课题 2　国内首起甲型 H1N1 流感医院感染暴发调查分析[①]

一、案例背景

2009 年 8 月 17 日广州市某医院小儿外科病区发生甲型 H1N1 流感暴发疫情。8 月 11 日，首发病例 A，女孩，9 岁，因“左锁骨血管瘤术后复发”收入病区。该患儿于 8 月 7 日起出现咳嗽、咳痰，体温不详。8 月 11 日，随其父亲(B)和祖父(C)从浙江义乌乘火车至广州，入住该科，当晚由 C 陪护。8 月 12～13 日由 B 陪护，期间父女俩均有间歇性咳嗽，自觉有发热。陪护期间 B 有到病区灌肠室冲调牛奶史。8 月 14 日，同病房 35 床和 32 床 2 位陪护开始发热。因 A 发热不宜手术，于是出院。17 日 A、B 经检测确诊，C 也有流感样症状但未采样检测。病区护士(L)，8 月 11～15 日值夜班。8 月 12 日出现咽喉发痒，咳嗽症状，8 月 16 日体温 37.9 ℃，8 月 17 日确诊。

二、调查对象及方法

(一) 调查对象

将 8 月 11～18 日暴露于小儿外科的人群共 132 例符合甲型 H1N1 流感疑似病例和确诊病例者纳入病例组，其余纳入对照组。

(二) 调查方法

疾病控制专业人员通过面对面访谈并结合电话调查等方式，收集 8 月 11～18 日暴露于小儿外科的住院患者、陪护家属及医务人员的个案信息，并将信息填入自行设计的调查表中。

(三) 疾病诊断标准

参照国家卫生部《甲型 H1N1 流感流行病学调查和暴发疫情处理技术指南(试行)》《甲型 H1N1 流感诊疗方案》(2009 年试行第 2 版)中相关要求确定病例。

(四) 实验室检测

按国家卫生部《甲型 H1N1 流感监测方案》要求，采集发热病例的咽拭子标本，由广州市疾病预防控制中心实验室(国家流感病毒网络实验室)检测甲型 H1N1 流感病毒、甲型和乙型季节性流感病毒核酸。

---

① 选自：陈建东，袁俊，杨智聪，等. 国内首起甲型 H1N1 流感医院感染暴发调查分析[J]. 中华医院感染学杂志，2010，20(2)：177-179.

（五）统计方法

使用 Epi Info 2002 和 SPSS 13.0 进行统计分析。

问题 2.1　暴发调查表应当涉及哪些内容？

问题 2.2　根据《中华人民共和国传染病防治法》，甲型 H1N1 属于乙类传染病，在临床工作中发现甲型 H1N1 流感疑似病例应当如何处置？

三、调查结果

（一）疫情概括

经调查，符合病例者 35 例（疑似 23 例，确诊 12 例），罹患率 26.5%。

（二）病例搜索情况及疫情进展

首发病例判定为 A，女，9 岁，于 8 月 11 日因“左锁骨血管瘤术后复发”收入病区。该患儿于 8 月 7 日起出现咳嗽、咳痰，体温不详。8 月 11 日，随其父亲（B）和祖父（C）从浙江义乌乘火车至广州，入住该科，当晚由 C 陪护。8 月 12～13 日由 B 陪护，期间父女俩均有间歇性咳嗽，自觉有发热。陪护期间 B 有到病区灌肠室冲调牛奶史。8 月 14 日，同病房 35 床和 32 床两位陪护开始发热。因 A 发热不宜手术，于是出院。17 日 A、B 经检测确诊，C 也有流感样症状但未采样检测。病区护士（L），8 月 11～15 日值夜班。8 月 12 日出现咽喉发痒，咳嗽症状，8 月 16 日体温 37.9℃，8 月 17 日确诊。

（三）病例流行病学特点

1. 时间分布

首发病例 A 于 8 月 7 日发病，其他病例发病时间分布依次是 8 月 11 日 1 例、12 日 2 例、13 日 1 例、14 日 5 例、15 日 16 例、16 日 5 例、17 日 4 例，因疫情 17 日关闭病区后，未再出现新发病例。

2. 地点分布

在 13 间病房中，9 间出现病例。其中最多为 13 例/间（其中 8 例陪护）。另外，护士 1 例，医师 5 例。病房分布无聚集性（χ^2 值＝0.00，$P>0.05$）。

3. 人群分布

男、女罹患率为 35.3% 和 17.2%，差异有统计学意义（χ^2 值＝5.51，$P<0.05$）。患儿、陪护、医师及护士罹患率为 46.2%、19.6%、26.3% 和 5.6%，差异有统计学意义（χ^2 值＝13.14，$P<0.01$）。

（四）实验室检测结果

8 月 16～17 日，共检测 25 份标本，12 例检出甲型 H1N1 流感病毒核酸阳性（患儿 7 例,陪护 1 例,医师 3 例,护士 1 例),甲型和乙型季节性流感阴性。

(五)病例对照研究

研究表 21.3 和表 21.4,并回答问题 2.3、2.4、2.5。

表 21.3 小儿外科甲型 H1N1 流感暴发病例的感染暴露率(%)

暴露因素		病例组			对照组			OR 值	95%CI
		调查例数	暴露例数	暴露率	调查例数	暴露例数	暴露率		
患儿 11 日及之前手术		18	8	44.44	21	5	23.81	2.56	0.54～12.67
住院患儿及陪护	清洁间	29	23	79.31	66	39	59.09	2.65	0.87～8.44
	灌肠室	29	27	93.10	66	48	72.73	5.06	1.01～34.23
	重病房	29	26	89.66	66	56	84.85	1.55	0.35～7.79
	卫生间	29	11	37.93	66	25	37.88	1.00	0.37～2.70
	病区走廊散步	29	27	93.10	66	63	95.45	0.64	0.08～5.89
	串病房	29	27	93.10	66	63	95.45	0.64	0.08～5.89
	患儿与陪护同床	29	17	58.62	66	37	56.06	1.11	0.42～2.95
住院患儿及陪护	更换纸尿布	29	3	10.34	66	14	21.21	0.43	0.09～1.81
	处理尿袋	29	1	3.45	66	8	12.12	0.26	0.01～2.23
	长时间开窗	29	8	27.59	66	45	68.18	0.14	0.05～0.39
患儿和陪护及医务人员	长时间病区暴露	35	25	71.43	97	43	44.33	3.14	1.27～7.90
	近距离接触 L 护士	34	26	76.47	97	49	50.52	3.18	1.22～8.54
	戴口罩	35	1	2.86	97	17	17.53	0.14	0.01～1.06
	勤洗手	35	9	25.71	97	74	76.29	0.11	0.04～0.28

表 21.4 部分暴露因素与甲型 H1N1 流感感染剂量反应关系

暴露方式	暴露频率	病例		OR 值	χ^2 值	P 值
		是	否			
病区暴露时间(d)	<2	4	20	1.00	5.737	0.017
	2～≤5	6	34	0.88		
	>5～≤7	25	43	2.91		

表 21.4(续)

暴露方式	暴露频率	病例		OR 值	χ^2 值	P 值
		是	否			
每天洗手频率(次)	≤1	26	23	1.00	37.136	<0.001
	2～3	7	9	0.69		
	≥4	2	65	0.03		
开窗时间	不开	21	21	1.00	13.830	<0.001
	<12 h	4	13	0.31		
	≥12 h	4	32	0.13		

问题 2.3　请描述该起医院感染暴发的传播链。

问题 2.4　该研究采用的是什么流行病学方法？

问题 2.5　从表 21.3 和表 21.4 能够得出什么结论？

四、总结

加强院内甲型 H1N1 流感疫情防控，首先应该做到的是对新进病区人员(包括患者、陪护、医护人员等)的体温和呼吸道症状的筛检，防止传染源进入病区。其次，医护人员可能成为院内甲型 H1N1 流感传播的主要载体之一。文献报道，医护人员在传播医院感染中起到很大的作用。因此，加强对医务人员医院感染控制的管理是院内甲型 H1N1 流感重要的防控手段，特别是一旦发现医务人员出现流感样症状，必须要强制休息，采取必要的医学观察或隔离治疗措施。

问题 2.6　该医院感染暴发发生后，应如何采取控制措施？如何评价该措施的效果？

问题 2.7　该研究对未来医院感染暴发的防控有什么启示？在今后的工作中，如何预防此类事件发生？

问题 2.8　请思考本案例调查及处置全过程中的优点与不足。

课题 3　脑卒中相关性感染预测标志物的临床研究①

一、案例背景

脑卒中相关性感染(Stroke-associated infection, SAI)是脑卒中发生后 7 d 内出现的感染，是急性脑卒中患者常见的并发症，以肺部感染和泌尿道感染最为常见。

① 选自：王君，顾彬，叶军，等. 脑卒中相关性感染预测标志物的临床研究[J]. 中华临床感染病杂志，2017，10(6)：440-443.

急性脑卒中患者的预后不仅与脑损伤本身有关，而且与由此产生的神经系统功能缺失有关，此外，还与急性脑卒中后感染并发症有关。因此，对急性脑卒中后相关性感染进行早期预测和干预意义重大。关于 SAI 预测因子的研究较多，降钙素原(PCT)、C-反应蛋白(CRP)、白细胞介素-1(IL-1)、IL-6、T 细胞亚群均报道与 SAI 相关。中性粒细胞明胶酶相关脂质运载蛋白(NGAL)是一种 25×10^3 的载脂蛋白，与炎症、免疫应答、信号传输以及肿瘤的发生、发展有关，在呼吸、消化、泌尿道等多种炎症反应过程中，NGAL 表达均升高。本研究围绕缺血性脑卒中患者的一般情况、基础疾病、血清炎症因子(PCT、CRP、IL-6 和 NGAL)以及美国国立卫生研究院卒中量表(NIHSS 评分)等，探讨这些相关指标对 SAI 的预测价值。

二、调查对象及方法

(一) 调查对象

选取 2015 年 1 月至 2016 年 12 月某市人民医院收治，发病时间在 24h 内的脑卒中患者共 243 例。入选患者经过临床表现、头颅 CT 或 MRI 确诊为缺血性脑卒中。所有入选患者根据指南给予常规治疗和护理。根据发病 7 d 内是否发生感染分为 SAI 组 98 例，非 SAI 组 145 例。并排除以下患者：出血性脑卒中、短暂性脑缺血发作、3 个月内有感染发作、有明显的炎症和(或)自身免疫性疾病、血液疾病、肝、肾功能不全及恶性肿瘤患者。

(二) 观察指标

入院后收集患者信息，统计吸烟史、高血压、糖尿病、高血脂、慢性肺阻塞性疾病(COPD)等资料；入院后进行格拉斯哥昏迷指数(GCS)及 NIHSS 评分；入院 24h 内提取空腹血液样本，分别按检测说明书操作，检测血清 PCT、IL-6、CRP、NGAL 水平。治疗过程中记录是否进行溶栓治疗，以及留置胃管和留置导尿情况。注意患者病情变化，若怀疑感染发生，及时进行血常规、痰培养、尿液培养、肝肾功能、胸部 CT 等检查。

(三) 统计方法

使用 SPSS 22.0 统计学软件分析数据，计量资料用 $\overline{X}\pm S$ 表示，采用 t 检验，计数资料用例(%)表示，采用 χ^2 检验。采用多因素 Logistic 回归分析 SAI 发生的危险因素，用受试者工作特征曲线(ROC)进一步判断各项指标对 SAI 的预测价值，以 $P<0.05$ 为差异具有统计学意义。

问题 3.1 该研究采用的是哪种流行病学研究方法？

问题 3.2 该研究可能存在哪些偏倚？可以通过哪些措施来控制偏倚？

问题 3.3 该研究收集上述患者信息的意义是什么？

三、调查结果

此项调查结果详见表 21.5、表 21.6、表 21.7 和图 21.1。

表 21.5　脑卒中后相关性感染患者(SAI)和非 SAI 患者临床资料比较

相关指标	SAI 组(n=98)	非 SAI 组(n=145)	$t(\chi^2)$值	P 值
年龄(岁,$\bar{X}\pm S$)	74.62±6.63	73.16±6.24	1.718	>0.05
男性	54(55.10)	87(60.00)	0.576	>0.05
高血压	55(56.12)	67(46.21)	2.057	>0.05
糖尿病	50(51.02)	62(42.76)	1.606	>0.05
高血脂	59(62.22)	80(55.17)	0.605	>0.05
吸烟	42(42.86)	58(40.00)	0.197	>0.05
COPD	48(48.98)	59(40.69)	1.631	>0.05
溶栓治疗	24(24.49)	42(28.97)	0.592	>0.05
留置胃管	52(53.06)	54(37.24)	5.951	<0.05
留置导尿	50(51.02)	49(33.79)	7.188	<0.01
GCS>12 分	75(76.53)	130(89.66)	7.635	<0.01
NIHSS(分)	15.10±4.02	13.49±5.07	2.759	<0.05
PCT(μg/L)	5.13±1.94	4.35±1.54	3.312	<0.05
CRP(mg/L)	13.38±3.93	8.92±3.00	9.525	<0.05
NGAL(ng/ml)	93.30±28.81	59.81±21.44	9.816	<0.05
IL-6(pg/ml)	11.61±3.60	8.25±2.68	7.875	<0.01

【注】 COPD:慢性阻塞性肺疾病;GCS:格拉斯哥昏迷指数;NIHSS:美国国立卫生研究院卒中量表评分;PCT:降钙素原;CRP:C-反应蛋白;NGAL:中性粒细胞明胶酶相关脂质运载蛋白;IL-6:白细胞介素-6。

表 21.6　脑卒中相关性感染患者多因素 Logistic 回归分析

危险因素	回归系数(B)	标准误(SE)	Wald 检验(χ^2值)	Exp 值	95%CI	P 值
CRP	0.335	0.070	22.818	1.398	1.218～1.604	<0.01
GCS>12 分	1.065	0.647	2.709	2.899	0.816～10.300	>0.05
留置胃管	−0.235	0.644	2.709	0.790	0.224～2.794	>0.05
留置尿管	−0.124	0.645	0.037	0.883	0.249～3.128	>0.05

【注】 CRP:C-反应蛋白;GCS:格拉斯哥昏迷指数。

表 21.7　脑卒中相关性感染预测指标的 ROC 曲线分析

指标	AUC	标准误	95%CI	P 值
CRP	0.816	0.029	0.759～0.872	<0.01
IL-6	0.776	0.031	0.715～0.838	<0.01
NGAL	0.829	0.027	0.776～0.882	<0.01
PCT	0.614	0.038	0.541～0.688	<0.01
NIHSS	0.606	0.036	0.535～0.677	<0.01
CRP/IL-6/NGAL/PCT/NIHSS 联合	0.936	0.016	0.905～0.968	<0.01

【注】 CRP：C-反应蛋白；IL-6：白细胞介素-6；NGAL：中性粒细胞明胶酶相关脂质运载蛋白；PCT：降钙素原；NIHSS：美国国立卫生研究院卒中量表评分；AUC：受试者工作特征曲线下面积。

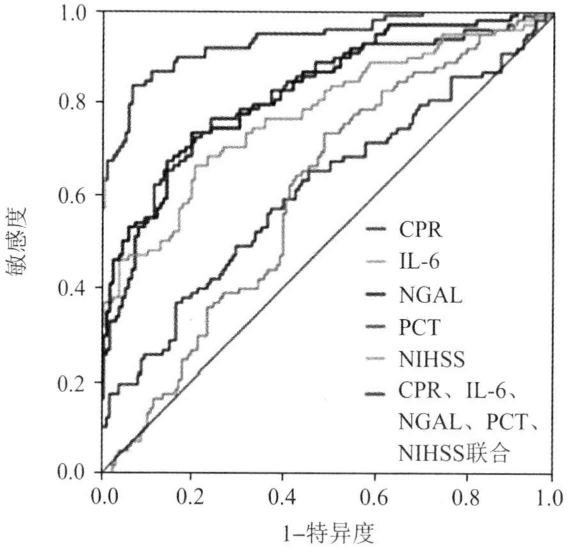

图21.1　脑卒中相关性感染预测指标的受试者工作特征曲线图

问题 3.4　表 21.5 中临床资料比较的目的是什么？

问题 3.5　表 21.6 中 Logistic 回归分析结果说明了什么？

问题 3.6　ROC 曲线是什么？如何反映诊断价值？

问题 3.7　图 21.1、表 21.7 提示哪种指标预测价值最好？

问题 3.8　试从研究设计的角度出发，你认为该研究存在哪些不足？

（南方医科大学　毛　琛　陈沛良）

自学内容　重大突发公共卫生事件——新型冠状病毒感染的肺炎疫情

新华社北京(2020年)1月20日电:近期,湖北省武汉市等多个地区发生新型冠状病毒感染的肺炎疫情。截至1月20日18时,我国境内累计报告新型冠状病毒感染的肺炎病例224例,其中确诊病例217例(武汉市198例,北京市5例,广东省14例);疑似病例7例(四川省2例,云南省1例,上海市2例,广西壮族自治区1例,山东省1例)。日本通报确诊病例1例,泰国通报确诊病例2例,韩国通报确诊病例1例。

疫情发生后,党中央、国务院高度重视。中共中央总书记、国家主席、中央军委主席习近平作出重要指示:湖北武汉市等地近期陆续发生新型冠状病毒感染的肺炎疫情,必须引起高度重视,全力做好防控工作。目前正值春节期间,人员大范围密集流动,做好疫情防控工作十分紧要。各级党委和政府及有关部门要把人民群众生命安全和身体健康放在第一位,制定周密方案,组织各方力量开展防控,采取切实有效措施,坚决遏制疫情蔓延势头。要全力救治患者,尽快查明病毒感染和传播原因,加强病例监测,规范处置流程。要及时发布疫情信息,深化国际合作。要加强舆论引导,加强有关政策措施宣传解读工作,坚决维护社会大局稳定,确保人民群众度过一个安定祥和的新春佳节。

中共中央政治局常委、国务院总理李克强作出批示,各相关部门和地方要以对人民群众健康高度负责的态度,完善应对方案,全力以赴做好防控工作,落实早发现、早报告、早隔离、早治疗和集中救治措施。加快查明病毒源头和感染、传播等机理,及时客观发布疫情和防控工作信息,科学宣传疫情防护知识。做好与世界卫生组织、有关国家和港澳台地区的沟通协调,密切协作形成合力,坚决防止疫情扩散蔓延。

根据习近平主席指示和李克强总理要求,国务院联防联控机制1月20日召开电视电话会议,对新型冠状病毒感染的肺炎疫情防控工作进行全面部署。国家卫生健康委员会成立新型冠状病毒感染的肺炎应对处置工作领导小组,指导地方做好疫情应对处置工作。湖北省等有关地方进一步落实属地责任,采取切实有效措施,坚决做好疫情防控各项工作。

请同学们学习以下资料后，回答下面问题。

1. http://www.xinhuanet.com/，新冠肺炎疫情防控相关新闻.

2. http://www.nhc.gov.cn/，新冠肺炎疫情防控相关动态.

3. 国家卫生健康委员会.新型冠状病毒肺炎诊疗方案（试行1～7版），2020年.

4. 国家卫生健康委员会.新型冠状病毒肺炎防控方案（1～6版），2020年.

5. 中国疾病预防控制中心新型冠状病毒肺炎应急响应机制流行病学组.新型冠状病毒肺炎流行病学特征分析[J].中华流行病学杂志，2020，41(2)：145-151.

6. 中华预防医学会新型冠状病毒肺炎防控专家组.新型冠状病毒肺炎流行病学特征的最新认识[J].中华流行病学杂志，2020，41(2)：139-144.

7. 中国疾病预防控制中心新型冠状病毒肺炎疫情防控流行病学组和防控技术.新型冠状病毒肺炎聚集性疫情流行病学调查技术指南：试行第1版[J].中华流行病学杂志，2020，41(3)：293-295.

8. Wu Z, McGoogan J M. Characteristics of and Important Lessons From the Coronavirus Disease 2019 (COVID-19) Outbreak in China: Summary of a report of 72 314 cases from the Chinese Center for Disease Control and Prevention[J]. JAMA, 2020. doi: 10.1001/jama.2020.2648. [Epub ahead of print]

9. Huang C, Wang Y, Li X, et al. Clinical features of patients infected with 2019 novel coronavirus in Wuhan, China[J]. Lancet, 2020, 395(10223): 497-506.

10. Li Q, Guan X, Wu P, et al. Early Transmission Dynamics in Wuhan, China, of Novel Coronavirus-Infected Pneumonia[J]. N Engl J Med, 2020, 382(13): 1199-1207.

11. Bauchner H, Fontanarosa P B. Randomized clinical trials and COVID-19: managing expectations[J]. JAMA, 2020. doi: 10.1001/jama.2020.8115.

12. Phelan A L. COVID-19 immunity passports and vaccination certificates: scientific, equitable, and legal challenges[J]. Lancet, 2020. https://doi.org/10.1016/S0140-6736(20)31034-5.

问题1 何谓突发公共卫生事件？它有何特征？

问题2 何谓新发传染病？它有何特点？

问题3 简述传染病的传染过程和流行过程。

问题4 简述新冠肺炎传染源、传播途径和易感人群。

问题5 我国在新冠肺炎疫情流行的不同时期都采取了哪些防控措施？

问题6 简述流行病学调查在新冠肺炎疫情防控中的作用。

问题7 在新冠肺炎防控中，全球遇到哪些挑战？

问题8 全球各个国家有哪些新冠疫情防控措施？

问题9 探讨新冠病毒核酸和抗体检测的人群筛查的适用性。

问题10 探讨主动免疫和被动免疫在新冠肺炎防治中的作用。

问题11 探讨各类新冠肺炎药物的临床试验结果。

问题 12 论述此次疫情对我国改革疾病预防控制体系、提升疫情监测预警能力的作用。

问题 13 论述此次疫情对我国应急管理体系建设的启示。

（安徽医科大学 黄 芬）

复习思考题

一、单选题

1. 流行病学方法可用于(　　)。
   A. 探讨某种疾病的病因及危险因素
   B. 筛检某种疾病的病人
   C. 对诊断试验或方法进行评价
   D. 评价治疗效果与预后
   E. A+B+C+D
2. 流行病学研究方法的核心是(　　)。
   A. 统计分析
   B. 对比分析
   C. 普查
   D. 抽样调查
   E. 人群筛查
3. 流行病学中的群体是指(　　)。
   A. 有典型症状的病人
   B. 无症状的健康人
   C. 在一定范围内的人群,可以小到一个家庭,大到全人类
   D. 传染病患者
   E. 病原携带者
4. 流行病学的分析性研究不包括(　　)。
   A. 病例对照研究
   B. 临床试验
   C. 队列研究
   D. 回顾性队列研究
   E. 匹配的病例对照研究
5. 流行病学与临床医学的区别在于(　　)。
   A. 在群体水平上研究疾病现象
   B. 研究疾病的病因学
   C. 提供诊断依据
   D. 不涉及药物治疗
   E. 不研究疾病的预后
6. 流行病学研究的观察法与实验法的根本区别在于(　　)。
   A. 设立对照组
   B. 不设立对照组
   C. 是否人为控制研究的条件
   D. 盲法
   E. 统计学检验
7. 流行病学研究的主要用途是(　　)。
   A. 进行统计学检验
   B. 探讨病因与影响流行的因素及确定预防方法
   C. 研究疾病的发生概率
   D. 研究疾病的死亡情况
   E. 研究疾病的临床表现
8. 流行病学的描述性研究不包括(　　)。
   A. 普查
   B. 抽查
   C. 队列研究
   D. 现况调查
   E. 生态学研究
9. 流行病学的实验性研究不包括(　　)。
   A. 临床试验
   B. 干预试验
   C. 人群现场试验
   D. 病例对照研究
   E. 防治实验研究
10. 对儿童进行急性呼吸道感染检测,

测量疾病频率的指标应选用(　　)。
A. 发病率
B. 罹患率
C. 患病率
D. 期间患病率
E. 时点患病率

11. 下列哪项因素与发病率的变化无关?(　　)
A. 致病因素的作用明显加强和减弱
B. 患病率的升高或降低
C. 疾病诊断水平的提高或下降
D. 诊断标准的变化
E. 防疫措施的有效与否

12. 下列哪项因素与患病率的变化无关?(　　)
A. 发病率的升高或下降
B. 病死率的升高或下降
C. 人口总数自然增加或减少
D. 治疗水平的提高或降低
E. 存活时间长短

13. 进行感染性腹泻监测时应选用的疾病的频率测量指标是(　　)。
A. 发病率
B. 发病专率
C. 罹患率
D. 时点患病率
E. 期间患病率

14. 在比较不同地区发病率或死亡率时应注意使用(　　)。
A. 年龄别发病率,年龄别死亡率
B. 性别发病率,性别死亡率
C. 职业别发病率,职业别死亡率
D. 民族别发病率,民族别死亡率
E. 标化发病率,标化死亡率

15. 发病率指标来自(　　)。
A. 对住院病人的调查
B. 对门诊病人的调查
C. 对社区人群的调查
D. 对所有病人的调查
E. 对专科医院病人的调查

16. 患病率指标常来自(　　)。
A. 现况调查资料
B. 门诊病例资料
C. 住院病例资料
D. 专科医院病例资料
E. 对所有病人的调查

17. 对暴发性肝炎评价临床抢救效果时最恰当的指标应是(　　)。
A. 死亡率
B. 发病率
C. 患病率
D. 病死率
E. 罹患率

18. 对于一种危害严重的疾病,采取针对病因的措施后,在评价其预防效果时应采用哪些指标最合适?(　　)
A. 死亡率
B. 发病率
C. 患病率
D. 病死率
E. 罹患率

19. 据某高速公路交通事故统计,蓝色车辆较其他颜色的车辆出事故更多,由此推论驾驶蓝色车比其他颜色的车发生事故的危险性更高。该推论是(　　)。
A. 正确的
B. 不正确,因为没有采取对照组
C. 不正确,因为该比较不是基于率的比较
D. 不正确,因为未进行统计学检验
E. 不正确,因为用流行率而未用发病率

20. 当某一新疗法可延长病人生存时间但

不能使疾病痊愈时，将会发生(　　)。

A. 该病发病率增加

B. 该病患病率减少

C. 该病患病率增加

D. 该病发病率降低

E. 发病和患病均减少

21. P 和 Q 两个社区年龄调整死亡率相等，P 社区粗死亡率较 Q 社区低，则可能得出结论(　　)。

A. 两个社区有相同的年龄分布

B. 诊断在 P 社区较 Q 社区更不准确

C. 诊断在 P 社区较 Q 社区更准确

D. P 社区较 Q 社区有更多的青年人

E. P 社区较 Q 社区有更多的老年人

22. 在一次某病的现况研究中，发现男性符合该病症状标准的为 5/1000，而同年龄女性为 10/1000。该年龄组女性发生该病危险性大的推论是(　　)。

A. 正确的

B. 不正确，因为未区分发病率和患病率

C. 不正确，因为未在性别之间作率的比较

D. 不正确，因为未设立对照

E. 不正确，因为随机分组

23. 一种疾病的病死率为(　　)。

A. 每 100000 人的粗死亡率

B. 该病的死亡专率

C. 某疾病的死亡结果

D. 该病死亡在各种死亡中的比例

E. 该病患者的死亡百分比

24. 死亡率是指(　　)。

A. 某人群在一定期间内的总死亡人数与该人群同期平均人口数之比

B. 某人群在一定期间内的总死亡人数与该人群同期暴露人口数之比

C. 某人群在一定期间内的总死亡人数与该人群同期患病人口数之比

D. 某人群在一定期间内的总死亡人数与该人群同期发病人口数之比

E. 某人群在一定期间内的总死亡人数与该人群同期期末人口数之比

25. 在发病率和病程长时期保持稳定的情况下，发病率、患病率与病程的关系可用如下的公式近似反映(　　)。

A. 发病率＝患病率×病程

B. 患病率＝发病率×病程

C. 发病率＝患病率＋病程

D. 发病率＝患病率－病程

E. 病程＝发病率×患病率

26. 周期性的正确解释是(　　)。

A. 疾病依规律性的时间间隔发生流行

B. 疾病突然升高的现象

C. 疾病发病率超过一般水平

D. 疾病发病率保持在一般水平

E. 以上都不是

27. 表示流行强度的一组术语是(　　)。

A. 散发、流行和暴发

B. 周期性、季节性和长期性

C. 发病率、死亡率和患病率的大小

D. 传染性、易感性和免疫性的大小

E. 以上都不是

28. 流行是指(　　)。

A. 发病率低，但持续时间长

B. 发病率高达 1%

C. 季节性出现的传染病

D. 某地区某病的发病率显著超过该病历年发病水平

E. 每 100000 人发生的病例数

29. 流行病学最常用的指标有(　　)。
A. 发病率、死亡率、病死率
B. 发病率、出生率、病死率
C. 发病率、死亡率、患病率
D. 死亡率、缓解率、流行率
E. 患病率、生存率、感染率
30. 罹患率是指(　　)。
A. 1 年内某病新发病例数与同期暴露人口数之比
B. 观察期间病例数与同期平均人口数之比
C. 观察期间新发病例数与同期期初人口数之比
D. 观察期间某病新发病例数与同期暴露人口数之比
E. 观察期间新旧病例数与同期暴露人口数之比
31. 关于患病率,下列哪项是错误的?(　　)
A. 患病率的增加不一定表示发病率的增加
B. 患病率的调查对于病程短的疾病没有多大用途
C. 患病率可以反映人群对疾病的负担情况
D. 患病率的单位是人年
E. 患病率是由横断面调查得出的频率
32. 关于描述疾病分布常用的率,下列哪项是错误的?(　　)
A. 死亡率反映一个人群的总死亡水平
B. 病死率常用来说明疾病的严重程度
C. 发病率是队列研究的常用指标
D. 患病率等于罹患率
E. 患病率又称流行率
33. 下列哪项不是疾病时间分布的变化形式?(　　)
A. 流行
B. 短期波动
C. 周期性
D. 季节性
E. 长期趋势
34. 在感染性疾病的暴发研究中,绘制流行曲线的目的是(　　)。
A. 帮助确定发病类型
B. 显示人群是否有免疫力
C. 帮助确定潜伏期
D. A 和 C
E. A、B 和 C
35. 年龄调整死亡率是用来(　　)。
A. 纠正因年龄而致的死亡率错误
B. 确定人群中特定年龄段的实际死亡人数
C. 纠正忽略了年龄信息的死亡率
D. 在相同年龄的人群中做比较
E. 在比较死亡率时消除人群中年龄分布差异的影响
36. 两个工厂男性工人每年的癌症死亡情况如下表,B厂工人患呼吸系统癌症而死亡的危险性比 A 厂高(假设两厂的工人年龄分别相近),下列哪项正确?(　　)

	A厂		B厂	
	死亡人数	构成比(%)	死亡人数	构成比(%)
呼吸系统	180	33	248	45
消化系统	160	29	160	29
泌尿生殖系统	80	15	82	15
其他	130	23	60	11
合计	550	100	550	100

A. 结论正确
B. 结论错误,应该用年龄别死亡率
C. 结论错误,没有可对比的人群
D. 结论错误,应该用归因死亡率
E. 以上都不对
37. 进行人群高血压普查时应选择的疾病频率测量指标是(　　)。
A. 发病率

B. 发病专率
C. 罹患率
D. 时点患病率
E. 期间患病率

38. 临床医生进行社区诊断时最常使用的流行病学调查方法是(　　)。
A. 个案调查
B. 典型调查
C. 现况调查
D. 问卷调查
E. 暴发调查

39. 根据现况调查资料可计算出(　　)。
A. 发病率
B. 患病率
C. 死亡率
D. 治愈率
E. 病死率

40. 对某大城市20～25岁妇女进行的一项现患调查发现:在服用口服避孕药者中,宫颈癌年发病率为5/(10万),而未服用者为2/(10万)。据此,研究者认为,服用口服避孕药是引起宫颈癌的危险因素。此结论是(　　)。
A. 正确
B. 不正确,因为没有区分新发病例与现患病例
C. 不正确,因为没有进行年龄标化
D. 不正确,因为本研究无法确定暴露与发病的时间关系
E. 不正确,因为没有做假设检验

41. 欲调查某地HBsAg携带情况,可采用(　　)。
A. 个例调查
B. 前瞻性调查
C. 抽样调查
D. 暴发调查
E. 回顾性调查

42. 下列哪种情况适用于抽样调查?(　　)
A. 为发现某病全部病例并提供治疗
B. 为早期发现癌症患者以降低死亡率
C. 欲调查的人群人数很少
D. 欲知道某地一定时间内某病的患病情况
E. 要了解各种疾病的常年发病情况

43. 某乡5000户约2万人口,欲抽其1/5人口进行某病调查,随机抽取1户开始后,即每隔5户抽取1户,抽到的户,其每个成员均进行调查。这种抽样方法为(　　)。
A. 分层抽样
B. 系统抽样
C. 整群抽样
D. 简单抽样
E. 多级抽样

44. 在抽样调查中,下列哪种抽样方法的抽样误差最大?(　　)
A. 单纯随机抽样
B. 系统抽样
C. 分层抽样
D. 整群抽样
E. 先分层再整群抽样

45. 在流行病学研究中,使用较多的一类方法是(　　)。
A. 观察法
B. 临床试验法
C. 病例询问法
D. 流行病学数学模型
E. 干预试验法

46. 现患研究主要分析指标是(　　)。
A. 死亡构成比
B. 某病的患病率
C. 某病的发病率
D. 某病的二代发病率
E. 某病的死亡率

47. 真正的普查是指(　　)。
A. 对某人群的系统追踪观察
B. 对某人群中的部分人进行调查
C. 对某人群中某事件的完全调查
D. 以发现隐性感染为目的的调查
E. 对某人群的大部分人进行筛查

48. 连续传播造成的流行或暴发的特点是(　　)。
A. 病例分批出现，可以划分成代
B. 发病曲线突然升高，很快下降
C. 有一个流行高峰
D. 全部病例在一个最长潜伏期内
E. 流行曲线一般不留拖尾现象

49. 关于描述性研究的叙述，下列哪项是正确的？(　　)
A. 描述性研究总是设立对照组
B. 生态学研究以个体为单位收集和分析资料
C. 描述性研究最大的优点是直接验证病因假设
D. 现况调查可描述疾病的分布特点，其结果可提供某病的病因线索
E. 抽样调查通常要求进行随机分组

50. 流行病学研究中最基本的方法是(　　)。
A. 现场观察
B. 实验工作
C. 调查分析
D. 统计处理
E. 写调查报告

51. 关于现况调查的叙述，哪项是错误的？(　　)
A. 抽样调查是一种观察法
B. 整群抽样适用于大规模调查
C. 单纯随机抽样所得样本代表性最好
D. 普查不适用于发病率很低的疾病
E. 相同调查人数下，抽样调查比普查覆盖面大

52. 如果孕妇孕期暴露于某因素与出生婴儿神经管畸形的相对危险度是 3，意味着(　　)。
A. 暴露组孕妇生畸形儿的危险是非暴露组孕妇的 4 倍
B. 暴露组孕妇生畸形儿的危险是非暴露组孕妇的 3 倍
C. 暴露组孕妇生畸形儿的危险比非暴露组孕妇大 4 倍
D. 暴露组孕妇生畸形儿的危险比非暴露组孕妇大 3 倍
E. 暴露组孕妇生畸形儿的危险是非暴露组孕妇的 2 倍

53. 病例对照研究的缺点是(　　)。
A. 不能估计相对危险度
B. 不能调查多种可疑的病因
C. 容易产生医德问题
D. 回忆时易发生偏倚
E. 样本含量要求很大

54. 下列哪项不属于病例对照研究的特点？(　　)
A. 相对经济
B. 根据所得结果可以近似估计相对危险度
C. 可计算发病率
D. 选择无病者作为对照
E. 对暴露因素的估计可能存在偏性

55. 队列研究的最佳对象是(　　)。
A. 暴露于某种特定因素的病人和非病人
B. 未暴露于某种特定因素的病人和非病人
C. 暴露和未暴露于某种特定研究因素的病人
D. 暴露和未暴露于某种特定研究因素的病人和非病人

E. 暴露和未暴露于某种特定研究因素的健康人

56. 下列哪项不属于队列研究的特点？（　　）
  A. 能研究多种因素与一种疾病的关系
  B. 能研究一种因素与多种疾病的关系
  C. 是由因到果的研究
  D. 能计算研究因素所引起的发病率
  E. 能直接计算相对危险度

57. 在进行子宫内膜癌病因的病例对照研究时，下列哪一组病例最为理想？（　　）
  A. 一所肿瘤专科医院收治的所有子宫内膜癌病人
  B. 一个地区多所医院诊断的所有子宫内膜癌病人
  C. 一个地区肿瘤发病监测系统登记的所有子宫内膜癌病人
  D. 一个地区肿瘤死亡监测系统登记的所有子宫内膜癌病人
  E. 一个地区多所医院新诊断的子宫内膜癌病人

58. 在一个乳腺癌与产次关系的病例对照研究中，结果 100 例乳腺癌患者中有 25 人未产，100 例对照中有 10 例未产，那么未产使妇女患乳腺癌的危险增大（　　）。
  A. 2.0 倍
  B. 3.0 倍
  C. 2.5 倍
  D. 1.0 倍
  E. 1.5 倍

59. 与队列研究相比，应用病例对照研究探讨某病可疑因素作用的主要缺点是（　　）。
  A. 花费昂贵，并且拖延时间较长
  B. 在确定可疑因素有或无时可能存在偏倚
  C. 在确定所研究疾病有或无时可能存在偏倚
  D. 较难获得对照
  E. 难于保证病例组和对照组的可比性

60. 在一项有关某病 50 名病例和 50 名对照的研究中，关于某一可能的病因因素所发现的差异并无统计学显著性，由此可得出结论（　　）。
  A. 该因素和疾病无联系
  B. 该差异临床上可能有显著性
  C. 该差异可能是由抽样误差造成的
  D. 证明病例组和对照组有可比性
  E. 观察和访视偏倚已被消除

61. 下列哪项是病例对照研究的优点？（　　）
  A. 估计对危险因素的暴露情况时，很少或没有偏倚
  B. 在选择出暴露因素后，可研究多种疾病的结局
  C. 可减少研究对象对回忆的依赖性
  D. 有可能确立该病的真实发病率
  E. 可用于研究罕见病的病因

62. 在一项病例对照研究中，500 个病例中有暴露史者 400 人，而 500 个对照中有暴露史者 100 人。有暴露史者的发病率为（　　）。
  A. 80%
  B. 40%
  C. 20%
  D. 100%
  E. 无法计算

63. 一份有关吸烟与肺癌关系的病例对照研究结果显示：$\chi^2=12.36$，

$P<0.05$，$OR=3.3$，正确的结论是(　　)。

A. 病例组肺癌患病率明显大于对照组

B. 病例组发生肺癌的可能性大于对照组

C. 对照组发生肺癌的可能性大于病例组

D. 对照组肺癌的患病率明显大于病例组

E. 不吸烟者发生肺癌的可能性小于吸烟者

64. 在匹配病例对照研究时，为了节约样本，提高效率，常用 1∶A 配比，但 A 的取值一般(　　)。

A. <2

B. <3

C. <4

D. <5

E. <6

65. 在 500 名病例与 500 名对照的匹配病例对照研究中，有 400 名病例与 100 名对照具有暴露史。据此资料，计算 OR 值为(　　)。

A. 18

B. 16

C. 20

D. 10

E. 无法计算

66. 在设计病例对照研究时，对照的选择最好是(　　)。

A. 从医院的其他病人中选对照

B. 从该地区未患该病的全人群中选对照

C. 从病人的亲属中选对照

D. 从病人的同事中选对照

E. 从不同人群中选择多组对照

67. 一项子宫内膜癌与雌激素应用之间关系的匹配病例对照研究，共计 63 对，病例和对照两组均有雌激素暴露史者 27 对，两组均无暴露史者 4 对，病例组暴露而对照组未暴露者 29 对，其余为对照组暴露而病例组未暴露者。据此计算 OR 值为(　　)。

A. 10.67

B. 9.67

C. 2.24

D. 1.24

E. 4.47

68. 在检验某因素与某疾病的因果联系时，下列哪种观察法最有效？(　　)

A. 现况调查

B. 生态学研究

C. 病例报告

D. 前瞻性队列研究

E. 抽样调查

69. 前瞻性队列研究与流行病学实验的根本区别是(　　)。

A. 是否人为控制研究条件

B. 是否设立对照组

C. 是否进行显著性检验

D. 是否在现场人群中进行

E. 是否检验病因假设

70. 与病例对照研究比较，前瞻性队列研究的最明显的优点是(　　)。

A. 用于探讨疾病的发病因素

B. 疾病与病因的时间顺序关系明确，利于判断因果联系

C. 适用于罕见病的研究

D. 有利于减少失访偏倚

E. 设立对照组

71. 队列研究的最大优点是(　　)。

A. 对较多的人进行较长时间的随访

B. 发生偏倚的机会少

C. 较直接验证病因与疾病的因果关系
D. 控制混杂因数的作用易实现
E. 研究的结果常能代表全人群

72. 评价一个致病因子的公共卫生意义，宜选用（　　）。
A. 绝对危险度
B. 相对危险度
C. 特异度
D. 归因危险度百分比
E. 人群归因危险度

73. 前瞻性队列研究最初选择的队列应由下列哪种人员组成？（　　）
A. 患该病的人
B. 未患该病的人
C. 具有欲研究因素的人
D. 具有该家族史的人
E. 不具有欲研究因素的人

74. 研究者在进行队列研究时，队列必须（　　）。
A. 有相同的出生年代
B. 经过相同的观察期限
C. 居住在共同地区
D. 暴露于同种疾病
E. 有共同的疾病史

75. 可由下列哪项指标对患某病的危险进行测量？（　　）
A. 发病率乘以该病平均病程
B. 发病率
C. 患病率
D. 发病率除以患病率
E. 患病率乘以该病的平均病程

76. 某因素和某疾病间联系强度的最好测量可借助于（　　）。
A. 潜伏期
B. 传染期
C. 相对危险度
D. 整个人群的发病率
E. 以上都不是

77. 衡量病因危害强度的指标为（　　）。
A. r
B. χ^2
C. P
D. RR
E. 平均数

78. 关于相对危险度（RR）的叙述，下列哪项是正确的？（　　）
A. 不是流行病学病因调查的测量指标
B. 在估计公共卫生措施的影响时比特异危险度更有用
C. 在调查特定疾病的病因时比归因危险度更有用
D. 无效假设值为零
E. 以上都不是

79. 关于前瞻性队列研究基本特征的叙述，下列哪项最恰当？（　　）
A. 调查者必须在研究人群发病或死亡发生前就开始研究，同时确定暴露状况
B. 调查者必须根据疾病或死亡发生前就已存在暴露因素对研究人群加以分组，并能发现该人群中的新发病例或死亡
C. 调查者必须在研究开始时就分清人群队列
D. 调查者必须选择病例和对照，并测量暴露
E. 调查者必须比较队列中暴露组和非暴露组的发病率

80. 在 Framingham 研究的最初检查中，人们发现 30～44 岁男女两组人群的冠心病患病率均为 5％，那么，该年龄组男女两性具有发生冠心病同等

危险的结论是（　　）。

A. 正确的

B. 不正确的，因为没有区分发病率和流行率

C. 不正确的，因为当要求用率来支持这一推论时却采用了百分比

D. 不正确的，因为没有识别可能的队列现象

E. 不正确的，因为没有对照组

81. 在队列研究中（　　）。

A. 不能计算相对危险度

B. 不能计算特异危险度

C. 只能计算比值比

D. 既可计算相对危险度，又可计算特异危险度

E. 不能计算发病率

82. 在病例对照研究中，病例组有暴露史的比例显著高于对照组，则认为（　　）。

A. 暴露与该病有因果联系

B. 暴露是该病的原因

C. 该病是由这种暴露引起的

D. 该病与暴露存在联系

E. 该疾病与暴露无关

83. 在配对的病例对照研究资料分析中，计算比值比的公式中的分子的含义是（　　）。

A. 病例暴露、对照非暴露于某因素的对子数

B. 病例和对照均暴露于某因素的对子数

C. 病例非暴露、对照暴露于某因素的对子数

D. 病例和对照均不暴露于某因素的对子数

E. 以上都不是

84. 在病例对照研究中，选择对照的要求是（　　）。

A. 未患某病的人

B. 病例来源的人群中未患某病，其他特征与病例组相同

C. 病例来源的人群中未患所研究的疾病，某些可能影响患病的因素与病例组具有可比性的人

D. 未患某病，其他特征与病例组相同

E. 未患某病，与病例组具有同质的人

85. 病例对照研究中，调查对象应是（　　）。

A. 病例组选择怀疑患某病的人，对照组应选择未患某病的人

B. 病例组应是确定患某病的人，对照组为怀疑患某病的人

C. 病例和对照均未确定患某病

D. 病例和对照均是患某病的人

E. 病例应是确定患某病的人，对照应是不患某病的人

86. 相对危险度是（　　）。

A. 暴露组的发病率减去非暴露组的发病率

B. 暴露组的发病（死亡）率除以非暴露组的发病（死亡）率

C. 暴露组的死亡率加上非暴露组的死亡率

D. 病例组有某因素的比例减去对照组有某因素的比例

E. 以上都不是

87. 混杂因素是指（　　）。

A. 影响研究结果判断的因素

B. 影响统计处理的因素

C. 与所研究的疾病和对研究因子的暴露都有联系的因素

D. 与所研究的疾病有关的因子

E. 与所研究的暴露有关的因子

88. 以医院为基础的病例对照研究，最易出现的偏倚是（　　）。
A. 信息偏倚
B. 选择偏倚
C. 观察偏倚
D. 混杂偏倚
E. 以上都不是

89. 关于分析性研究的叙述，下列哪项是正确的？（　　）
A. 分析性研究属于流行病学实验
B. 流行病学的分析性研究包括数学模型和普查
C. 分析性研究属于观察法，主要包括病例对照研究和队列研究
D. 病例对照研究是一种从“因”求“果”的研究
E. 队列研究是一种从“果”推“因”的研究

90. 在分析流行病学研究中，下列哪项是暴露的最确切含义？（　　）
A. 暴露是指一个发病因素
B. 暴露是指多个危险因素
C. 暴露是指研究对象具有某种疑为与患病与否可能有关的特征或曾受到某种疑为与患病与否可能有关的因子的影响
D. 暴露是指接触了危险因素
E. 暴露是指感染了病原体

91. 病例对照研究的病例组最好选择（　　）。
A. 死亡病例
B. 旧病例
C. 可疑病例
D. 新发病例
E. 有待确诊的病例

92. 在病例对照研究中，匹配是指（　　）。
A. 病例组的样本数等于对照组的样本数
B. 在安排病例和对照组时，使两者的某些特征或变量相一致的方法
C. 在安排病例和对照组时，使两者的研究因素相一致的方法
D. 在安排病例和对照组时，使两者的所有特征或变量相一致的方法
E. 病例组的研究因素的数量与对照组完全一致

93. 在病例对照研究中，比值比（*OR*）的含义是指（　　）。
A. 病例组的发病率与对照组的发病率之比
B. 病例组的发病率与对照组的发病率之差
C. 病例组的暴露比值与对照组的暴露比值的比
D. 对照组的暴露比值除以病例组的暴露比值
E. 病例组的暴露比值与对照组的暴露比值之差

94. 前瞻性队列研究与回顾性队列研究的区别在于（　　）。
A. 研究观察的方向
B. 作为观察终点的事件在研究开始时是否已发生
C. 确定暴露因素的时间
D. 是否设立对照组
E. 是否随机选择研究对象

95. 在队列研究中，累积发病率是指（　　）。
A. 某固定人群在一定时期内某病新发病例数与时期开始时总人数之比
B. 某动态人群在一定时期内某病新发病例数与时期开始时总人数之比
C. 某动态人群在一定时期内某病新

发病例数与同期平均人数之比

D. 某固定人群在一定时期内某病现患病例数与时期开始时总人数之比

E. 某动态人群在一定时期内某病新发病例数与同期暴露人数之比

96. 在队列研究中,发病密度是指(　　)。

A. 在某动态人群中,某期间内现患(新旧)病例数与同期该人群提供的人时数总和之比

B. 在某动态人群中,某期间内新发病例数与同期该人群提供的总观察时间数之比

C. 在某动态人群中,某期间内新发病例数与同期该人群的总人数之比

D. 在某动态人群中,某期间内新发病例数与同期平均人口数之比

E. 在某动态人群中,某期间内新发病例数与同期该人群提供的人时数总和之比

97. 在队列研究中,率差是指(　　)。

A. 病例组的发病率或死亡率与对照组同种率之差

B. 病例组的暴露率与对照组的暴露率之差

C. 暴露组的暴露率与对照组的暴露率之差

D. 暴露组的发病率或死亡率与对照组同种率之差

E. 以上都不是

98. 关于相对危险度,下列叙述哪项不正确?(　　)

A. 相对危险度的取值范围为 0～∞

B. 相对危险度等于 1,说明暴露与疾病无联系

C. 相对危险度为 0.001 时,比相对危险度为 1.1 时的联系强度更弱

D. 相对危险度小于 1,说明其间存在负联系

E. 相对危险度大于 1,说明其间存在正联系

99. 下述哪项不是队列研究的特点?(　　)

A. 可直接计算发病率

B. 多数情况下要计算人年发病(死亡)

C. 多用于罕见病

D. 每次调查能同时研究几种疾病

E. 因素可分为几个等级,以便计算剂量-反应关系

100. 关于分析性研究的叙述,下列哪项是错误的?(　　)

A. 队列研究中,相对危险度等于暴露组发病率除以对照组发病率

B. 病例对照研究中,相对危险度等于病例组发病率除以对照组发病率

C. 病例对照研究中,可用比值比估计相对危险度

D. 特异危险度等于暴露组发病率减去对照组发病率

E. 病例对照研究中,成组资料与匹配资料的效应测量值的计算公式不同

101. 下列哪项不是影响病例对照研究样本大小的主要因素?(　　)

A. 人群中暴露者的比例

B. 假定暴露造成的相对危险度

C. 要求的显著性水平

D. 要求的把握度

E. 要求研究的变量的性质

102. 在队列研究中缺少随机化导致的主要问题是(　　)。

A. 某因素导致暴露的可能性超过

暴露本身产生疾病的可能性
B. 更大比例的研究人群可能暴露过
C. 更少比例的研究人群可能暴露过
D. 研究实施花费的时间长
E. 容易出现混杂

103. 在一项胰腺癌的病例对照研究中，17%的胰腺癌病人被诊断为糖尿病患者，根据年龄、性别、种族和其他特征配对的对照组有 4%被诊断为糖尿病患者，由此得出糖尿病在胰腺癌中起了病因的作用(　　)。
A. 正确
B. 不对，因为没有对照组或可比人群
C. 不对，因为在糖尿病和胰腺癌的发生间没有建立时间顺序
D. 可能不对，因为在胰腺癌病例中缺少糖尿病的确诊
E. 可能不对，因为在非糖尿病患者中可能确诊胰腺癌

104. 用人年为单位计算发病率可信的一个前提是(　　)。
A. 样本量必须足够大
B. 追踪观察的时间必须足够长
C. 相对危险度必须足够大
D. 观察期相对危险度变异小
E. 暴露因素在人群中比例高

105. 提高筛检试验效益的手段为(　　)。
A. 对高危人群进行检测
B. 降低试验的灵敏度
C. 提高试验的特异度
D. 在患病率低的人群中检测
E. 以上均正确

106. 关于筛检下列哪项说法是错误的(　　)。
A. 可以实现二级预防
B. 筛检可确诊病人
C. 筛检可早期发现病人
D. 筛检可在人群中发现未被识别的病人
E. 在外表健康的人群中发现可能患病的人

107. 诊断试验可(　　)。
A. 用于表面健康的人
B. 用于有可疑检出结果的人
C. 用于人群组
D. 用一个标准武断结果
E. 由技术人员进行

108. 关于筛检的疾病下列哪些说法是错误的？(　　)
A. 有可识别的早期症状和体征
B. 应是临床前期患病率低的疾病
C. 是危害严重的疾病或缺陷
D. 疾病的自然史清楚
E. 有确诊的条件和办法

109. 下列哪些疾病适合做大规模的筛检？(　　)
A. 原位子宫颈癌
B. 全民检查 HBsAg
C. 艾滋病
D. 流行性感冒
E. 麻疹

110. 筛检试验被检对象确定为阳性结果时，表明他们确实有病的指标称(　　)。
A. 灵敏度
B. 特异度
C. 阳性似然比
D. 阳性结果的预测值
E. 阴性结果的预测值

111. 实际有病，用该筛检实验标准正确判为阳性的能力称(　　)。

A. 灵敏度
B. 特异度
C. 阳性似然比
D. 阳性结果的预测值
E. 阴性结果的预测值

112. 如果某项检验指标高低度与疾病有联系，将诊断标准降低一个稀释度则很可能会导致(　　)。
A. 灵敏度和特异度都增加
B. 特异度减小而灵敏度增加
C. 灵敏度减小而特异度增加
D. 灵敏度、特异度都减小
E. 灵敏度增加，特异度则根据周围情况增加或减小

113. 在A、B两组人群中进行筛检，假定筛检试验的灵敏度和特异度是已知的，A人群患病率为10%，B人群为1%，则下列哪种结论是正确的？(　　)
A. A人群阳性结果者中真阳性的比例低于B人群
B. A人群中特异度低于B人群
C. A人群中可靠性高于B人群
D. A人群阳性结果者中假阳性者所占比例低于B人群
E. A人群中灵敏度高于B人群

114. 为提高诊断试验的特异度，对几个独立试验可(　　)。
A. 串联使用
B. 并联使用
C. 先串联后并联使用
D. 要求每个试验假阳性率低
E. 要求每个试验特异度低

115. 对某一疾病进行筛检时，经筛检检出的病例有较长的临床前期，这些病例的生存期可能较长。为此，用这类病例来研究疾病的存活期时可能引起(　　)。
A. 病程长短偏倚
B. 领先时间偏倚
C. 信息偏倚
D. 混杂偏倚
E. 以上都不是

116. 某一特定的筛检试验，当用于患病率较高的人群时，下列叙述哪项是正确的？(　　)
A. 阳性预测值升高、阴性预测值升高
B. 阳性预测值升高、阴性预测值降低
C. 阳性预测值降低、阴性预测值升高
D. 阴性预测值降低、阴性降低
E. 以上都不是

117～125题

Sketch用冠状动脉造影术与运动试验后的心电图改变对195个男性患者做检查，结果如下表：

分级踏旋器运动后心电图异常	冠状动脉造影显示≤75%狭窄为异常		合　计
	+	−	
+	55	7	62
−	49	84	133
合　计	104	91	195

117. 阳性预测值为(　　)。
A. 53%
B. 92%
C. 8%
D. 47%
E. 89%

118. 阴性预测值为(　　)。
A. 63%
B. 53%

C. 92%
D. 8%
E. 47%

119. 灵敏度为(　　)。
A. 92%
B. 53%
C. 8%
D. 47%
E. 89%

120. 特异度为(　　)。
A. 53%
B. 89%
C. 8%
D. 47%
E. 92%

121. 假阴性率为(　　)。
A. 53%
B. 92%
C. 47%
D. 8%
E. 89%

122. 假阳性率为(　　)。
A. 53%
B. 92%
C. 8%
D. 47%
E. 89%

123. 阳性似然比为(　　)。
A. 5
B. 6.9
C. 6.6
D. 7.2
E. 7.5

124. 符合率为(　　)。
A. 52%
B. 63%
C. 74%
D. 71%
E. 80%

125. 正确诊断指数为(　　)。
A. 0.35
B. 0.45
C. 0.55
D. 0.60
E. 0.65

126～131 题

假定某一筛检计划检查了 1 000 人，某病的流行率为 4%，而这种筛检试验的灵敏度为 90%，特异度为 80%。

126. 被筛检出来的阳性者中假阳性者是(　　)。
A. 40 人
B. 4 人
C. 72 人
D. 192 人
E. 768 人

127. 被筛检出来的阴性者人数是(　　)。
A. 40 人
B. 392 人
C. 772 人
D. 192 人
E. 768 人

128. 被筛检出来的阳性者人数是(　　)。
A. 228 人
B. 392 人
C. 72 人
D. 192 人
E. 768 人

129. 被筛检出来的阴性者中真病人人数是(　　)。
A. 40 人
B. 4 人
C. 392 人
D. 192 人

E. 288 人

130. 被筛检出来的阴性者中非病人数是(　　)。

A. 40 人

B. 4 人

C. 392 人

D. 192

E. 768 人

131. 被筛检出来的阳性者中真病人人数是(　　)。

A. 40 人

B. 4 人

C. 36 人

D. 192 人

E. 768 人

132. 筛检的定义是(　　)。

A. 在大量人群中通过快速的试验和其他方法，去发现那些未被识别的病人、可疑病人或有缺陷的人

B. 在大量人群中通过快速的诊断试验确诊病人的过程

C. 在某个人群中随机抽取一部分人进行检查的过程

D. 对某个人群的全部人员进行调查

E. 在大量人群中通过快速的试验或其他方法确诊病人的过程

133. 在联合诊断试验中，平行试验是指(　　)。

A. 当使用两个或两个以上的试验进行诊断时，其中只要一个试验有一个阳性即诊断为阳性

B. 同时使用两个试验

C. 当使用两个或两个以上的试验进行诊断时，其中每个试验都有阳性时才诊断为阳性

D. 同时使用两个以上的试验

E. 当使用两个或两个以上的试验进行诊断时，其中只要一个试验有一个阴性即诊断为阴性

134. 在联合诊断试验中，系列试验是指(　　)。

A. 当使用两个或两个以上的试验进行诊断时，其中只要一个试验有一个阳性即诊断为阳性

B. 同时使用两个试验

C. 当使用两个或两个以上的试验进行诊断时，其中每个试验都有阳性时才诊断为阳性

D. 同时使用两个以上的试验

E. 当使用两个或两个以上的试验进行诊断时，其中每个试验都有阴性时才诊断为阴性

135. 两名儿科医生想研究一个新的用来证明链球菌感染的实验室检查，王医生用标准的传统检查，灵敏度为 90%，特异度为 96%，李医生用新的检查，灵敏度为 96%，特异度为 96%，如果对 200 名病人实施两种检查，则(　　)。

A. 王医生比李医生能检查出更多的链球菌感染者

B. 王医生比李医生能检查出更少的链球菌感染者

C. 王医生比李医生能检查出更多的非链球菌感染者

D. 链球菌患病率的确定取决于哪位医生能正确地检查出更多的患病者

E. 以上均不对

136. 某地结肠癌的患病率是 12/1 000，在该地进行一项结肠癌的筛检，若该检查的灵敏度是 70%，特异度是

75%，则阳性预测值是(　　)。
A. 33%
B. 3.3%
C. 96.7%
D. 66%
E. 45%

137. 在设计配对的病例对照研究时，确定配对条件的主要原则是(　　)。
A. 对所研究疾病有影响的项目均应列为配对条件
B. 对所研究疾病有较大直接影响的项目均应列为配对条件
C. 对所研究疾病有较大直接影响但并非研究的项目应列为配对条件
D. 对所研究疾病有较大影响的项目不应列为配对条件
E. 以上均不对

138. 流行病学研究病因出发点是宏观(　　)。
A. 群体水平
B. 个体水平
C. 团体水平
D. 队列水平
E. 生态水平

139. 缺乏某一因素不会引起该病，这个因素被称为(　　)。
A. 充分病因
B. 必需病因
C. 非必需病因
D. 非充分病因
E. 危险因素

140. 美国 Boston Vincent 纪念医院妇产科医师 Herbst 注意到：于 1966～1969 年间该院诊断了 7 例年轻女性阴道腺癌病例，这是一种罕见的女性生殖系统癌症，且多发生于 50 岁以上的妇女中。为详细了解这些病例从胚胎期至发病前的情况，以及她们的母亲在妊娠期的情况，Herbst 将 1969 年 Boston 另一所医院发生的一个阴道透明细胞癌的 20 岁女子也包括在内。这样 8 个病例，每个病例配 4 个非该病病人作对照，要求与病例在同等级病房中出生时间前后不超过 5 天的女婴作为对照候选人，优先选择与病例出生时间最近者为对照。对病例、对照以及他们的母亲进行随访调查。通过对 8 个病例与 32 个对照的研究，Herbst 等作出推论(　　)。
A. 证实雌激素是阴道腺癌的病因
B. 证实雌激素是阴道腺癌的病因之一
C. 证实雌激素是阴道腺癌的病因之外，尚存在其他病因因素
D. 提示己烯雌酚可能是阴道腺癌的病因线索
E. 证实己烯雌酚可能是阴道腺癌的诱发因素

141. 必需病因对疾病的作用在时间上必须在疾病发病(　　)。
A. 之后
B. 同时
C. 之前后
D. 之前
E. 之初

142. 判断因果联系时的必需条件是(　　)。
A. 联系的合理性
B. 联系的强度
C. 联系的一致性
D. 时间顺序——先“因”后“果”
E. 联系的剂量-反应关系

143. 下列哪项是病因的最确切含义？（　　）
A. 病原微生物
B. 物理因子
C. 化学因子
D. 心理因素
E. 凡能使人们发病概率增加的因子

144. 疾病发生的基本条件是（　　）。
A. 机体抵抗力下降
B. 环境中有大量的病原体存在
C. 人群中营养状况普遍不良
D. 致病因素与宿主同时存在
E. 致病因素、宿主和环境相互作用失去平衡

145. 验证病因假设最可靠的方法是（　　）。
A. 病例对照研究
B. 现况调查
C. 动物实验
D. 抽样调查
E. 社区干预实验

146. 宿主状态是遗传因素与下列哪种因素发生相互作用的结果（　　）。
A. 生物因素
B. 物理因素
C. 环境因素
D. 化学因素
E. 精神因素

147. 在判断因果联系的标准中，存在剂量-反应关系表明（　　）。
A. 联系的强度不明显
B. 随着暴露剂量增加（或降低）而联系强度也随之增大（或降低）
C. 疾病的患病率升高
D. 疾病的发病率降低
E. 因果之间的联系存在许多偏倚

148. 关于病因研究的方法，下列叙述哪项不恰当？（　　）
A. 病因研究的方法有实验医学、临床医学和流行病学
B. 流行病学主要从群体水平探讨病因
C. 临床医学主要从个体水平探讨病因
D. 流行病学可为临床及实验研究提供病因线索
E. 临床医学验证病因最可靠

149. 关于因果联系，下列哪项是错误的？（　　）
A. 无剂量-反应关系表明不存在因果联系
B. 联系的强度越大，存在因果联系的可能性就越大
C. 联系的一致性好，说明存在因果联系的可能性大
D. 先因后果是判断因果联系的必要条件
E. 联系的合理性好，表明存在因果联系的可能性大

150. 下列哪项不是判断因果联系的标准？（　　）
A. 时间顺序
B. 联系的合理性
C. 样本大小
D. 剂量-反应关系
E. 联系的强度

151. 研究日本人移民到美国，发现某病 X 的标化死亡比如下表，则（　　）。

人　群	SMR(%)
住在日本的日本人	100
日本移民	105
日本人的孩子	108
美国白人	591

A. 环境因素是这些 SMR 的主要决定因素
B. 遗传因素是这些 SMR 的主要决定因素
C. 可能涉及与移民文化相关的环境因素
D. 选择的移民没有代表本国的人
E. 国际间某病 *X* 的死亡鉴定不同是这些 SMR 的主要决定因素

152. 传染源是指体内有病原体发育、繁殖并能排出病原体的(　　)。
A. 人和动物
B. 病原携带者
C. 病人
D. 鼠类
E. 家畜

153. 病原携带者作为传染源意义的大小,主要取决于(　　)。
A. 所携带病原体的型别、毒力
B. 携带病原体时间的长短
C. 排出病原体数量的多少
D. 有无间接排出病原体
E. 病原携带者的职业和个人卫生习惯

154. 某地 20 世纪 50 年代暴发一起病毒性肝炎,发病人数达 9 万例以上,饮用河水患病率为 2.05%,6 倍于其他水源,其最大可能传播途径是(　　)。
A. 接触传播
B. 经水传播
C. 经食物传播
D. 经土壤传播
E. 垂直传播

155. 传染病在人群中发生流行的基本条件是(　　)。
A. 传染源、传播途径、易感者
B. 必须有易感者的存在
C. 必须有传染来源
D. 在外界因素的影响下,传染源、传播途径和易感者三个环节相互联系
E. 病原体有机会侵犯机体

156. 自病原体侵入机体到临床症状最早出现的一段时间称为(　　)。
A. 潜伏期
B. 传染期
C. 前驱期
D. 发病前期
E. 隔离期

157. 传染期是指(　　)。
A. 最短与最长潜伏期之间的时间
B. 病人能排出病原体的整个时期
C. 从感染病原体到症状出现的时期
D. 从临床症状出现到停止排出病原体的时期
E. 从症状出现到完全消失的时期

158. 决定传染病患者隔离期限长短的主要依据是(　　)。
A. 潜伏期
B. 前驱期
C. 传染期
D. 临床症状期
E. 恢复期

159. 确定接触者检疫期限长短的主要依据是(　　)。
A. 前驱期
B. 恢复期
C. 传染期
D. 潜伏期
E. 临床症状期

160. 疫源地是指(　　)。
A. 传染源能达到的范围

B. 传染源所在的地区
C. 传染源容易聚集的地方
D. 传染源向四周传播病原体所能波及的范围
E. 易感者聚集的地方

161. 疫源地范围的大小取决于(　　)。
A. 传染源数量的多少及其活动范围的大小
B. 传染源的数量、易感者在人群中的比例
C. 传染源的活动范围、传播途径的特点和周围人群的免疫状况
D. 传播途径的特点
E. 以上都不是

162. 下列哪项不是人群易感性降低的影响因素?(　　)
A. 新生儿增加
B. 计划免疫
C. 传染病流行后免疫人口增加
D. 隐性感染后免疫人口增加
E. 应急接种

163. 医学检验和留验的期限是根据(　　)。
A. 传染期
B. 潜伏期
C. 恢复期
D. 带菌期
E. 排菌期

164. 传染病的流行过程是指(　　)。
A. 传染源不断向外界排出病原体的过程
B. 病原体沿一定传播途径扩散的过程
C. 易感人群受病原体侵袭而发病的过程
D. 一系列相互联系、相继发生的新旧疫源地的过程
E. 病原体在外界环境中不断繁殖的过程

165. 关于传染病潜伏期的叙述，下列哪项是错误的?(　　)
A. 确定病人的隔离期限
B. 确定免疫接种的时间
C. 评价某些预防措施的效果
D. 判断疾病的流行面貌
E. 判断受感染的时间

166. 下列哪项不是饮用水传播的流行病学特征?(　　)
A. 发病有明显的季节性特点
B. 病人有饮用同一水源水的历史
C. 除哺乳婴儿外，不同年龄、性别、职业均可发病
D. 水源经常被污染，病例终年不断
E. 水源净化后流行即可平息

167. 下列哪种疾病一般不存在慢性或健康病原携带者?(　　)
A. 伤寒
B. 白喉
C. 细菌性痢疾
D. 甲型肝炎
E. 乙型肝炎

168. 下列哪项不是人群易感性升高的影响因素?(　　)
A. 新生儿增加
B. 易感人口的迁入
C. 免疫人口的死亡
D. 免疫人口免疫力的自然消退
E. 预防接种

169. 人工自动免疫是指免疫源物质接种人体，使人体产生(　　)。
A. 非特异性免疫
B. 人工免疫
C. 抗体
D. 免疫性
E. 特异性免疫

170. 用毒素免疫动物取得的含特异性抗体的血清称(　　)。
A. 抗毒素
B. 特异性抗体
C. 特异性血清
D. 免疫血清
E. 精制丙种球蛋白

171. 发现甲类传染病病人或疑似病人,报告时限为(　　)。
A. 3 小时以内
B. 4 小时以内
C. 6 小时以内
D. 7 小时以内
E. 2 小时以内

172～174 题

2 型糖尿病病人董某,体重 75kg,身高 1.75m,血糖 16.0mmol/L,体检心电图不正常,出现 Q 波。

172. 医生建议患者减轻体重,控制体重是(　　)。
A. 治疗
B. 第一级预防
C. 第二级预防
D. 保健措施
E. 第三级预防

173. 医生进行心电图检查对心脏病属于(　　)。
A. 第一级预防
B. 筛检
C. 早发现
D. 早诊断
E. 第二级预防

174. 医生用降糖药物治疗,控制病情进展是(　　)。
A. 预防并发病
B. 防止复发
C. 第三级预防
D. 减少不良作用
E. 减少伤残

175. 传染病的预防措施最确切的含义是(　　)。
A. 针对疫情出现后的措施
B. 针对疫情存在时的措施
C. 针对传播途径的措施
D. 指疫情未出现时,针对病原体可能存在的实体或可能受病原体威胁的人群所采取的预防措施
E. 针对传染源的措施

176. 预防接种的流行病学效果评价指标是(　　)。
A. 患病率
B. 死亡率
C. 病死率
D. 保护率
E. 比值比

177. 预防接种的免疫学效果评价指标是(　　)。
A. 患病率
B. 死亡率
C. 病死率
D. 相对危险度
E. 转化率

178. 预防接种的免疫学效果评价的对照常用(　　)。
A. 自身对照
B. 亲友对照
C. 邻居对照
D. 以未接种的健康人为对照
E. 该病的病例为对照

179. 在下列疾病流行期间,预防接种哪种生物制品可能诱发相应疾病?(　　)
A. 流行性脑脊髓膜炎多糖体菌苗
B. 伤寒、副伤寒菌苗

C. 麻疹疫苗
D. 流行性乙型脑炎疫苗
E. 脊髓灰质炎糖丸疫苗

180. 我国规定发现乙类传染病及其疑似病人时，应以最快方式向卫生防疫站报告，报告时限是(　　)。
A. 6 小时之内
B. 3 小时之内
C. 12 小时之内
D. 24 小时之内
E. 48 小时之内

181. 注射白喉抗毒素的同时，又接种白喉类毒素，这种免疫称为(　　)。
A. 自然被动
B. 自然自动
C. 人工被动
D. 人工自动
E. 人工自动被动免疫

182. 慢性病的三级预防措施是(　　)。
A. 病因预防、"三早"预防、对症防治
B. 病因预防、"三早"预防、心理治疗
C. 早发现、早治疗、预防并发症
D. 早发现、早治疗、对症防治
E. 早发现、对症治疗、心理治疗

183. 预防肠道传染病的综合性措施中，其主导措施是(　　)。
A. 早期隔离病人
B. 对密切接触者进行医学观察
C. 及时发现带菌者，并给予治疗
D. 对易感者进行预防接种
E. 切断传播途径，搞好"三管一灭"

184. 改善饮水卫生，最有利于减少哪种传染病的发病率？(　　)
A. 细菌性痢疾
B. 阿米巴痢疾
C. 乙型肝炎
D. 伤寒、副伤寒
E. 脊髓灰质炎

185. 饭店的碗筷，每次用后都进行消毒，这是(　　)。
A. 终末消毒
B. 疫源地消毒
C. 随时消毒
D. 预防性消毒
E. 化学消毒

186. 消毒是清除或杀灭停留在外界环境中的(　　)。
A. 细菌
B. 细菌芽孢
C. 病毒
D. 微生物
E. 病原体

187. 预防接种的时间一般要求(　　)。
A. 在夏季
B. 在秋季
C. 在冬季
D. 在流行季节前 1～2 个月
E. 在流行季节前 3～6 个月

188. 对大多数慢性病可施行第二级预防，这是指(　　)。
A. 早发现、早诊断、早治疗的"三早"措施
B. 针对致病因素的措施
C. 防止疾病恶化的措施
D. 针对传染源的措施
E. 促进康复的措施

189. 一位伤寒患者住在传染病房治疗，此时应采取(　　)。
A. 预防性消毒
B. 终末消毒
C. 随时消毒
D. 化学消毒

E. 紫外线消毒

190. 下列哪项措施不是第一级预防？（　　）
A. 预防接种
B. 合理营养
C. 消除病因
D. 定期复查
E. 保护环境

191. 下列哪项不是人工自动免疫使用的制剂？（　　）
A. 脊髓灰质炎活疫苗
B. 丙种球蛋白
C. 卡介苗
D. 麻疹活疫苗
E. 白喉类毒素

192. 下列哪项不是人工被动免疫使用的制剂？（　　）
A. 免疫血清
B. 免疫球蛋白
C. 丙种球蛋白
D. 麻疹活疫苗
E. 血清抗毒素

193. 院内感染是指（　　）。
A. 发生在门诊感染
B. 发生在住院感染
C. 发生在病房感染
D. 发生在手术室感染
E. 发生在医院感染

194. 一位患胃出血病人，手术中输了医院提供的血液，输血后30天出现肝区疼痛，转氨酶升高，HBsAg阳性，该患者是（　　）。
A. 自身感染
B. 住院感染
C. 院外感染
D. 院内感染
E. 带入感染

195～197题

一位住院患者，住院15日后出现类似伤寒症状，病情较轻，发热38℃，腹泻，腹部疼痛，粪便培养鼠伤寒沙门菌阳性。该患者发病前这个病室有一类似症状患者，两人有食物交换。

195. 该患者住院后所致感染是（　　）。
A. 院内感染
B. 住院感染
C. 医源性感染
D. 带入传染
E. 自身感染

196. 此处感染属于哪一种感染类型？（　　）
A. 自身感染
B. 交叉感染
C. 院内感染
D. 病室感染
E. 接触感染

197. 感染途径是（　　）。
A. 经手
B. 医疗用品
C. 血液制品
D. 输液制品
E. 经食物

198. 某医院收入一痢疾患者，该患者在入院时又感染了白喉杆菌。入院后发生白喉，这属于（　　）。
A. 交叉感染
B. 自身感染
C. 医源性感染
D. 带入感染
E. 以上都不是

199. 医院感染的含义是（　　）。
A. 病人在住院期间发生的感染
B. 所有发生在医院内的细菌感染
C. 医院内病人直接或间接传播引

起的感染

D. 因为医疗器械消毒不严格造成的感染

E. 病人在住院期间或医院职工在护理或治疗患者过程中发生的感染

200. 医院感染者经常发生的疾病是（　　）。

A. 肠道传染病

B. 呼吸道传染病

C. 表皮传染病

D. 泌尿道感染

E. 外伤感染

201. 发生医院感染时，停止收容新病人的时间是（　　）。

A. 该病最长潜伏期过去

B. 该病最短潜伏期过去

C. 该病平均潜伏期过去

D. 该病常见潜伏期过去

E. 观察一段时间没有新病人发生

202. 判断某传染病患者是否为医院感染引起的主要依据是（　　）。

A. 传染期

B. 临床症状期

C. 病程

D. 检查结果

E. 潜伏期

203. 医院感染最重要的传染来源是（　　）。

A. 各种病人

B. 病原携带者

C. 动物

D. 血液制品

E. 食品

204. 下列哪种是最重要的医院感染的传播媒介？（　　）

A. 衣物

B. 饮水

C. 手

D. 医疗器械

E. 食品

205. 目前引起医院感染最主要的病原体是（　　）。

A. 链球菌

B. 表皮葡萄球菌

C. 金黄色葡萄球菌

D. 大肠杆菌

E. 卡他球菌

206. 下列哪项不是医院感染的特点？（　　）

A. 易感人群抵抗力低，病死率高

B. 医院中病原体来源广泛

C. 医院中流行的菌株大多为多重耐药性

D. 在医院内一旦发生感染很容易播散

E. 在医院感染中人群的病死率很低

207. 医院感染的传播途径一般不包括（　　）。

A. 经空气传播

B. 经土壤传播

C. 经接触传播

D. 经共同媒介物传播

E. 经生物媒介传播

208. 衡量医院感染的常用指标不包括（　　）。

A. 发病率

B. 患病率

C. 漏报率

D. 时点患病率

E. 比值比

209. 平时医院感染的控制和管理措施不包括（　　）。

A. 加强消毒隔离

B. 设立检验科
C. 检疫
D. 加强传染病管理
E. 加强对医务人员的保护

210. 流行病学工作的三个阶段是指(　　)。
A. 整理资料、分析资料、得出结论
B. 描述分布、提出假设、验证假设
C. 揭示现象、找出原因、提供措施
D. 筛查病人、确诊病人、治疗病人
E. 观察性研究、实验性研究、理论性研究

211. 综合描述疾病"三间分布"最经典的流行病学方法是(　　)。
A. 遗传流行病学研究
B. 出生队列研究
C. 血清流行病学研究
D. 移民流行病学研究
E. 横断面研究

212. 下列研究设计类型中,因果论证强度由强至弱的排列顺序是(　　)。
A. 现场干预实验,队列研究,病例对照研究,横断面研究
B. 随机对照实验,病例对照研究,队列研究,生态学研究
C. 前瞻性队列研究,病例对照研究,横断面研究,实验性研究
D. 历史性队列研究,前瞻性队列研究,病例对照研究,横断面研究
E. 实验性研究,分析性研究,描述性研究,理论流行病学研究

213. 在高氟地区,为了评价改水降氟预防氟骨病的效果,对某社区居民饮用水使用活性氧化铝除氟,这种方法属于(　　)。
A. 随机对照临床试验
B. 现场试验
C. 类试验
D. 社区试验
E. 病例报告

214. 临床试验的"双盲"研究是指(　　)。
A. 研究组接受干预,对照组接受安慰剂
B. 观察者和研究对象均不知道分组情况,也不知道研究对象接受的干预措施
C. 研究组和对照组均不知道观察者的身份
D. 研究对象既不知道组别,也不知道接受的干预措施
E. 研究者既不知道组别,也不知道接受的干预措施

215. 所谓金标准指的是(　　)。
A. 目前医学界公认的诊断疾病的最便捷的方法
B. 目前医学界公认的诊断疾病的最便宜的方法
C. 目前医学界公认的诊断疾病的最可靠的方法
D. 目前医学界公认的诊断疾病的最先进的方法
E. 目前医学界公认的诊断疾病的最快速的方法

216. ROC 曲线决定最佳临界点,此时(　　)。
A. 筛检试验的灵敏度和特异度均相对最小
B. 筛检试验的灵敏度和特异度均最大
C. 筛检试验的灵敏度和特异度均相对最优
D. 筛检试验的灵敏度最大和特异度最小
E. 筛检试验的灵敏度最小和特异度最大

217. 流行病学研究中常说的三类偏倚是(　　)。
A. 失访偏倚、信息偏倚、混杂偏倚
B. 失访偏倚、混杂偏倚、回忆偏倚
C. 回忆偏倚、信息偏倚、混杂偏倚
D. 回忆偏倚、选择偏倚、混杂偏倚
E. 选择偏倚、信息偏倚、混杂偏倚

218. 根据特殊需要，由上级单位进行专题调查或要求下级单位严格按照规定收集资料的监测，这种监测称为(　　)。
A. 常规报告
B. 被动监测
C. 主动监测
D. 症状监测
E. 哨点监测

219. 为了预测流感的流行动态，以中小学生缺课情况作为监测指标进行监测，这种监测方法属于(　　)。
A. 哨点监测
B. 症状监测
C. 常规监测
D. 主动监测
E. 被动监测

220. 2020 年我国法定传染病有多少种?(　　)
A. 三大类 37 种
B. 三大类 38 种
C. 三大类 39 种
D. 三大类 26 种
E. 三大类 40 种

221. 甲类传染病是指(　　)。
A. 鼠疫、炭疽
B. 霍乱、炭疽
C. 鼠疫、霍乱
D. 鼠疫、艾滋病
E. 霍乱、伤寒

222. 目前我国传染病疫情信息主要通过哪种方式进行报告?(　　)
A. 电话报告
B. 定期报告
C. 逐级上报
D. 网络直报
E. 以上均可

223. 不属于传染病监测内容的是(　　)。
A. 伤害监测
B. 不明原因肺炎监测
C. 发热出疹性疾病监测
D. 感染性腹泻监测
E. 流感样病例监测

224. 有关系统评价，下列说法不正确的是(　　)。
A. 是一种文献综述形式
B. 要收集发表和未发表的原始研究文献
C. 必须对纳入文献进行质量评价
D. 每篇系统评价均要进行定量分析
E. 对文献检索策略要有明确详细的描述

225. 下列哪类证据的论证强度最弱?(　　)
A. 队列研究
B. 随机对照临床试验
C. 病例分析
D. Cochrane 系统评价
E. 巢式病例对照研究

226. 系统评价异质性检验的目的是(　　)。
A. 检查各个独立研究的结果的真实性
B. 检查各个独立研究的结果的特异性
C. 检查各个独立研究的结果的敏感性

D. 检查各个独立研究的结果的代表性

E. 检查各个独立研究的结果的可合并性

227. 下列不属于系统评价敏感性分析的方法是(　　)。

A. 排除一些可能影响研究结果的研究(如低质量、小样本)重新进行分析

B. 比较选用不同模型时结果是否存在差异

C. 根据研究特点分层分析,考察结论有无变化

D. 改变纳入和剔除标准,考察结论的变化情况

E. 回归分析

228. 1848～1854 年,英国著名内科医生 JohnSnow 取得的流行病成就是(　　)。

A. 发明了牛痘接种预防天花

B. 利用死亡数据创制了第一张寿命表

C. 证实坏血病是由于缺乏新鲜蔬菜和水果引起的,开创了流行病学临床试验的先河

D. 创造性的利用标点地图法提出"霍乱是经水传播"的著名科学论断

E. 开展了吸烟与肺癌关系的研究,开创了生活方式的研究领域

229. 免疫接种所起的作用(　　)。

A. 仅保护个体

B. 仅保护群体

C. 仅保护高危人群

D. 仅保护家庭

E. 既保护个体也保护群体

230. 目前对提高人群免疫力起关键作用的是(　　)。

A. 锻炼身体

B. 加强营养

C. 预防服药

D. 免疫接种

E. 注射丙种球蛋白

231. 高危人群的预防策略是指(　　)。

A. 针对患病个体采取预防干预措施来降低其死亡的风险

B. 针对处于生活高风险的个体采取预防干预措施来降低其将来发病的风险

C. 针对环境高风险的状况采取预防干预措施来降低其人群发病的风险

D. 针对疾病高风险的个体采取预防干预措施来降低其将来发病的风险

E. 针对某一群体采取预防干预措施来降低其将来发病的风险

232. 全人群的预防策略是指(　　)。

A. 针对整个群体的疾病状况进行干预来降低该人群死亡的风险

B. 针对影响整个群体的健康危险因素进行干预来降低该人群疾病的风险

C. 针对影响整个群体的环境因素进行干预来降低该人群疾病的风险

D. 针对影响整个群体的行为危险因素进行干预来降低该人群疾病的风险

E. 针对影响整个群体的健康危险因素进行干预来降低该人群死亡的风险

233. 健康中国 2030 规划纲要的战略主题是(　　)。

A. 共建共享，全民健康
B. 共建共享，全民参与
C. 全民健康，和谐发展
D. 共同建设、全民参与
E. 人人享有卫生保健

234. 为减少交通事故伤亡，公安部交通管理局部署在全国开展"一盔一带"安全守护行动，属于(　　)。
A. 工程干预
B. 主动干预
C. 被动干预
D. 评估干预
E. 环境改善干预

235. 伤害评估的测量指标不包括(　　)。
A. 伤害发生率
B. 伤害续发率
C. 伤害死亡率
D. 潜在减寿年数
E. 伤残调整寿命年

236. 我国伤害的流行特征描述不正确的是(　　)。
A. 道路交通伤害是老年人最常见的伤害类型
B. 2000～2008 年间中国伤害死亡率总体呈下降趋势
C. 溺水是我国 1～17 岁儿童伤害死亡第一位死因
D. 伤害死亡中男性占比较高
E. 道路交通伤害是我国人群伤害死亡的第 1 位死因

237. 全球伤害的流性特征描述不正确的是(　　)。
A. 发展中国家的伤害死亡率高于发达国家
B. 发达国家的职业性伤害有逐步下降的趋势
C. 发达国家的道路交通伤害有逐步下降的趋势
D. 0～14 岁的儿童期伤害死亡率随年龄增加而增加
E. 女性的伤害死亡率低于男性

238. 下列属于故意伤害的是(　　)。
A. 车祸
B. 溺水
C. 医疗事故
D. 跌落
E. 虐待

239. 下列不属于突发公共卫生事件的是(　　)。
A. 新冠肺炎暴发、流行
B. 交通安全事故
C. 群体不明原因疾病
D. 重大食物中毒
E. 重大职业中毒

240. 突发公共卫生事件分级包括(　　)。
A. 蓝色、黄色、绿色、红色 4 级
B. 蓝色、黄色、红色 3 级
C. 重大、较大、一般 3 级
D. 特别重大、重大、较大、一般 4 级
E. 特别重大、重大、一般 3 级

241. 下列属于Ⅰ级突发公共卫生事件分级标准的事件为(　　)。
A. 一次发生急性职业中毒 50 人
B. 一次性食物中毒死亡 10 人
C. 一次食物中毒人数 120 人
D. 发生传染性非典型肺炎、人感染高致病性禽流感疑似病例
E. 发生传染性非典型肺炎、人感染高致病性禽流感疑似病例，并有扩散趋势

242. 突发公共卫生事件的主要危害不包括(　　)。
A. 人群健康和生命严重受损
B. 国家或地区形象受损及政治

影响
C. 造成心理伤害
D. 造成严重经济损失
E. 不会造成心理伤害

243. 某省发生一起疑似食物中毒事件，下列处理不正确的是（　　）。
A. 停止食用可疑中毒食品
B. 在用药前采集患者血液、尿液、吐泻物标本
C. 积极治疗患者
D. 积极隔离患者
E. 采集标本，以备送检

244. 某市发生一起放射性污染事件，在放射性污染控制的原则中，下列处理不正确的是（　　）。
A. 开启通风系统
B. 控制污染、保护好事故现场
C. 隔离污染区，禁止无关人员和车辆随意进入现场
D. 任何表面受到放射性污染，应及时采取综合去污措施
E. 进入污染区必须穿戴个人防护用具

245. 爆发调查时病例定义描述错误的是（　　）。
A. 病例定义是确定发现病例的统一标准
B. 病例定义一般可分为疑似病例、临床诊断病例（可能病例）和实验室确诊病例
C. 现场调查早期应使用较敏感病例定义，以便发现更多的病例
D. 完整的病例定义应包括临床信息和实验室检查信息，不包括流行病学信息
E. 定义病例时最好运用简单和客观的方法

246. 精神卫生测量工具评价的主要指标是（　　）。
A. 灵敏度和特异度
B. 信度和效度
C. 一致性和预测值
D. 可靠性和类比性
E. 危险度和灵敏性

247. 测量量表效度评价不包括（　　）。
A. 内容效度
B. 校标效度
C. 结构效度
D. 构想效度
E. 重测效度

248. 分子流行病学与传统流行病学的主要区别是（　　）。
A. 研究对象不同
B. 测量的结局不同
C. 研究目标不同
D. 群体调查方法不同
E. 设计思想不同

249. 分子流行病学的特点不包括（　　）。
A. 有助于解决传统流行病学“黑匣子”问题
B. 采用与传统流行病学不同的研究方法
C. 从分子和基因水平全面阐述疾病自然史
D. 传统流行病学与分子生物学技术相结合的产物
E. 将生物标志物的检测技术应用于常规的流行病学研究中

250. 在分子流行病学研究中，暴露标志和效应标志是结合疾病的阶段和研究需要确定的，根据研究目的不同，大多情况下一项生物标志物（　　）。
A. 作为效应标志就不能作为暴露

标志

B. 作为暴露标志就不能作为效应标志

C. 可以同时既是暴露标志又是效应标志

D. 有时作为效应标志，有时也可作为暴露标志

E. 只易作为暴露标志

251. 药物流行病学是将流行病的理论、知识、方法用于（　　）。

A. 研究新药在人群中的应用及效应

B. 研究药物在人群中的应用及效应

C. 研究药物在病人中的应用及效应

D. 研究药物不良反应

E. 研究药物的效应

252. 下列说法不正确的是（　　）。

A. 药品不良事件是指在药物治疗过程中由于药物原因出现的不利的临床实事件

B. 药物流行病学的研究对象除病人外也包括健康人

C. 药品不良反应是指合格药品在正常用法用量下出现的与用药目的无关的或意外的有害反应

D. 药物流行病学可以提高上市前临床试验的质量

E. 药物流行病学主要用于上市后研究

253. 慢性非传染性疾病最难改变的危险因素是（　　）。

A. 高血压

B. 血脂异常

C. 吸烟

D. 饮酒

E. 遗传

254. 目前肿瘤第一级预防最主要的措施是（　　）。

A. 提供高质量的医疗服务

B. 改变不良生活行为方式

C. 基因治疗

D. 防治近亲结婚

E. 肿瘤姑息治疗

255. 人群的预期寿命延长后，肿瘤发病指标肯定增加的指标是（　　）。

A. 儿童的粗发病率

B. 青壮年的粗发病率

C. 总人群年龄标化发病率

D. 总人群的粗发病率

E. 以上均不是

256. 在估计糖尿病患病率和发病率的流行病学研究中，对于糖尿病的诊断应该采用下列哪项标准？（　　）

A. 有典型糖尿病症状，且任何时候血糖≥11.1 mmol/L

B. 糖耐量试验≥11.1 mmol/L

C. 空腹血糖 FPG≥7.0 mmol/L

D. 糖耐量试验≥7.8 mmol/L 且<11.1 mmol/L

E. 空腹静脉血糖≥6.1 mmol/L 且<7.0 mmol/L

257. 有关糖尿病的分型以下正确的是（　　）。

A. 糖调节受损、空腹血糖受损、糖耐量减低、糖尿病

B. 空腹血糖受损、糖耐量减低、糖尿病

C. 1 型糖尿病、2 型糖尿病、妊娠糖尿病、其他特殊类型糖尿病

D. 1 型糖尿病、2 型糖尿病、营养不良性糖尿病

E. 1 型糖尿病、2 型糖尿病、空腹血糖受损、糖耐量减低

258. 有关糖尿病的说法不正确的是（　　）。

A. 1 型糖尿病的高发年龄为青春期

B. 肥胖是1型糖尿病最重要的易感因素之一
C. 2型糖尿病有很强的家族聚集性
D. 近几十年来,糖尿病的患病率呈增长趋势
E. 个体化治疗是糖尿病的第三级预防措施

259. 决定流感病毒型别的主要特异性抗原是(　　)。
A. NP和M1
B. HA和NA
C. NP和HA
D. M1和NA
E. NP和NA

260. 最易发生变异的流感病毒是(　　)。
A. 甲1型流感病毒
B. 新甲1型流感病毒
C. 甲型流感病毒
D. 乙型流感病毒
E. 丙型流感病毒

261. 以下哪项是禽流感的主要传染源(　　)。
A. 患禽流感或携带禽流感病毒的鸡、鸭、鹅等家禽
B. 禽流感病毒污染的鸡、鸭、鹅等家禽的羽毛
C. 携带禽流感病毒的鸡、鸭、鹅等家禽的粪便
D. 残留有禽流感病毒的病禽肉
E. 受禽流感病毒污染的水

262. 以下哪项是甲型H1N1流感最重要的传染源(　　)。
A. 受感染的动物
B. 甲型H1N1流感病人
C. 慢性病病人
D. 潜伏期感染者
E. 隐性感染者

263. 目前鉴定出的具有明确致病性的肝炎病毒主要有(　　)。
A. 甲肝、乙肝
B. 甲肝、乙肝、丙肝
C. 甲肝、乙肝、丙肝、丁肝
D. 甲肝、乙肝、丙肝、丁肝、戊肝
E. 甲肝、乙肝、丙肝、丁肝、戊肝、己肝

264. 主要经血液传播的肝炎病毒有(　　)。
A. 甲型、丙型肝炎病毒
B. 甲型、戊型肝炎病毒
C. 乙型、丙型肝炎病毒
D. 乙型、戊型肝炎病毒
E. 甲型、乙型肝炎病毒

265. 不属于我国计划免疫范畴的传染病是(　　)。
A. 麻疹
B. 风疹
C. 乙肝
D. 结核病
E. 脊髓灰质炎

266. 感染性腹泻要求对传染源做到"五早一就","五早"是(　　)。
A. 早发现、早治疗、早处理、早报告、早隔离
B. 早发现、早诊断、早治疗、早处理、早隔离
C. 早发现、早诊断、早报告、早隔离、早治疗
D. 早报告、早治疗、早隔离、早消毒、早处理
E. 早发现、早报告、早诊断、早治疗、早消毒

267. 关于霍乱弧菌说法不正确的是(　　)。
A. 霍乱弧菌都可以引起霍乱
B. 霍乱是由霍乱弧菌引起的
C. O1群霍乱弧菌可以引起霍乱

D. O139 群霍乱弧菌可以引起霍乱
E. O1 群和 O139 群霍乱弧菌均可以引起霍乱

268. 下列哪项不是艾滋病的传播途径(　　)。
A. 经血传播
B. 虫媒传播
C. 母婴传播
D. 性传播
E. 日常生活接触传播

269. 肺结核的主要传播途径(　　)。
A. 与肺结核病人共餐
B. 吸入含肺结核菌的尘埃
C. 与肺结核病人握手
D. 吸入含结核菌的飞沫核
E. 饮用患病动物的奶产品

270. 哪种疫苗可以预防肺结核(　　)。
A. 肺结杆菌灭活疫苗
B. 肺结核抗体
C. 流脑 A 群疫苗
D. 百白破疫苗
E. 卡介苗

271. 卡介苗的接种对象是(　　)。
A. 新生儿
B. 小学生
C. 青年人
D. 中年人
E. 老年人

272. 结核病人的管理重点内容是(　　)。
A. 隔离病人治疗
B. 督导病人休息
C. 督导病人复查
D. 督导化疗
E. 指导病人消毒

二、多选题

1. 关于流行病学的叙述,下列哪些正确?(　　)
A. 以人群为研究对象
B. 主要研究疾病的分布及病因
C. 只研究传染病
D. 研究控制和预防疾病的对策与措施
E. 只研究非病人

2. 分析流行病学方法包括(　　)。
A. 生态学研究
B. 病例报告
C. 现况研究
D. 队列研究
E. 病例对照研究

3. 实验流行病学方法包括(　　)。
A. 现况研究
B. 病例对照研究
C. 临床试验
D. 现场干预试验
E. 病例报告

4. 流行病学研究方法的类型包括(　　)。
A. 观察法
B. 统计法
C. 实验法
D. 检测法
E. 理论与方法的研究

5. 流行病学的研究对象包括(　　)。
A. 传染病
B. 非传染病
C. 健康状况
D. 疾病的物理诊断
E. 病床检查

6. 分析疾病年龄分布的方法有(　　)。
A. 横断面分析
B. 实验室检查
C. 出生队列分析
D. 临床试验
E. 盲法研究

7. 发病率可用来(　　)。

A. 描述疾病的分布
B. 探讨发病的因素
C. 评价预防措施的效果
D. 提出病因假设
E. 研究死亡的严重程度

8. 年平均人口数的计算方法有(　　)。
A. 采用该年 6 月 30 日 24 时的人口数
B. 采用该年 7 月 1 日 0 时的人口数
C. 年初人口数加年终人口数被 2 除
D. 采用年初人口数
E. 采用年终人口数

9. 影响疾病种族与民族分布的主要因素有(　　)。
A. 生活习惯与经济条件
B. 职业
C. 遗传因素
D. 文化水平
E. 年龄大小

10. 影响传染病年龄分布特点的因素有(　　)。
A. 病后免疫巩固的程度
B. 预防接种的有效执行
C. 人群的经济情况
D. 暴露机会和方式的差异
E. 季节性的变化

11. 散发是指(　　)。
A. 较大地区内病例之间无明显联系的发病
B. 发病呈历年一般水平
C. 较大地区内年发病率未显著超过该地区前 3 年该病发病的平均水平
D. 发病保持在历年一般水平的 3～10 倍
E. 较小范围内的发病未超过其历年一般水平

12. 研究疾病的地区分布时可按(　　)。
A. 自然因素的差异来分析
B. 社会因素的差异来分析
C. 行政区划的不同来分析
D. 国家间、国内和城乡间的不同分析
E. 地区面积的大小来分析

13. 常见有暴发的疾病是(　　)。
A. 病毒性甲型肝炎
B. 病毒性乙型肝炎
C. 食物中毒
D. 伤寒
E. 麻疹

14. 研究疾病分布的意义有(　　)。
A. 获得与病因假设有关的资料
B. 判断疾病的传染性
C. 获得与流行因素有关的资料
D. 掌握疾病流行规律和特点
E. 可为分析流行病学研究提供基础信息

15. 在研究设计时，掌握背景材料的途径有(　　)。
A. 自己经验的总结
B. 向有关专家请教
C. 查阅文献资料
D. 通过一次主题现场调查
E. 实验方法更新

16. 在暴发调查中，对假设进行检验，应当能证明(　　)。
A. 所有病例、实验室资料和流行病学证据与初步假设是一致的
B. 没有其他假设与该资料相符
C. 统计学有显著性差别
D. 采取干预措施后效果不佳
E. 暴露程度越大，疾病的发生率越高

17. 同源暴发的暴露时间推算方法有

(　　)。

A. 从位于中位数的病例的发病日期向前推一个平均潜伏期，即为暴露的近似日期

B. 最短潜伏期加最长潜伏期除以 2

C. 从第一例发病日期向前推一个最短潜伏期，再从最后一个病例发病日期向前推一个最长潜伏期，这两个时点之间即为暴露的近似日期

D. 第一个病例发病的一个潜伏期

E. 最后一个病例发病前的一个潜伏期

18. 现况调查的目的和用途有(　　)。

A. 描述疾病的分布特点

B. 早期发现病人

C. 直接验证病因假设

D. 评价疾病的防治效果

E. 治疗病人

19. 抽样调查的基本原则是(　　)。

A. 抽样必须随机化

B. 选好研究因素

C. 样本必须足够大

D. 尽量选择发病率低的疾病

E. 所选择的目标人群总人数不太多

20. 关于现况调查的叙述，下列哪些是正确的？(　　)

A. 整群抽样调查对于总体是抽查

B. 普查结果绝对比抽查可靠

C. 当样本量接近总体时宜用普查

D. 抽样调查的基本原则是抽样必须随机化，样本足够大

E. 抽查比普查更容易设计

21. 单纯随机抽样的方法有(　　)。

A. 随机数字表法

B. 分层法

C. 抽签法

D. 抓阄法

E. 机械法

22. 单纯随机抽样的特点是(　　)。

A. 方法简便易行

B. 样本代表性比整群抽样好

C. 每个抽样单位有同等的机会被抽中

D. 要求每隔一定数量单位抽一个样本

E. 不适于抽样范围及工作量大的研究

23. 病例对照研究时常采用匹配，匹配使(　　)。

A. 匹配的变量在病例和对照中的分布齐同

B. 匹配变量的影响可予以研究

C. 研究结果可能不归咎于匹配变量的影响

D. 研究结果能包括产生选择的匹配变量的影响

E. 使研究效率提高

24. 病例对照研究中需要对照是因为(　　)。

A. 就可疑的病因因素与病例进行配比

B. 追踪观察他们以确定其是否发生所调研的疾病

C. 增大了样本，易于达到统计学显著性

D. 可以对病例中某特征或既往暴露是不是不同于产生该病例的群体中那些具有可比性的无病者的特点或既往暴露进行评估

E. 通过对比，可估计暴露的效应

25. 关于病例对照研究，下列哪些是正确的？(　　)

A. 比较的是暴露与非暴露两组

B. 时间上是回顾性的，是从果求因的
C. 研究结果可靠，可用于验证病因
D. 研究可采用成组比较，亦可以采用匹配比较
E. 常用于对工作假设的初步验证

26. 关于病例对照研究中选择的病例，下列叙述哪些正确？（　　）
A. 应符合统一的明确的诊断标准
B. 为保证病例诊断一致，应从同一所医院选择全部对象
C. 最好是新发生的病例
D. 应尽量选择具有某种可疑危险因素的病例
E. 最好选择较典型的重病例

27. 在病例对照研究中，若从病例的配偶或亲属中选择对照，则（　　）。
A. 工作易于进行
B. 有利于研究生活习惯的影响
C. 不利于研究遗传因素的作用
D. 应答率较高
E. 配偶对照对控制成年期环境的影响有利

28. 在病例对照研究中，若从邻居或同事中选择对照，则（　　）。
A. 有利于控制社会经济地位的混淆作用
B. 工作易于进行
C. 与病例有较好的可比性
D. 有利于研究生活习惯和个人嗜好的作用
E. 有利于研究文化和职业等的作用

29. 在病例对照研究中，病例的来源有（　　）。
A. 从医院病人中选择
B. 从某特定人群中选择病例
C. 从横断面调查得到的病人中选择
D. 从在某医院住院的某种疾病的全部病例中选择
E. 从多个医院的住院病例中选择

30. 在病例对照研究中，影响样本含量的因素有（　　）。
A. 人群中暴露者的比例
B. 假定暴露造成的相对危险度
C. 要求的显著性水平
D. 样本来源的人群的大小
E. 要求的把握度

31. 病例对照研究资料分析的主要指标有（　　）。
A. 比值比
B. χ^2 值
C. 比值比的 95%可信区间
D. 人年发病率
E. 灵敏度

32. 关于队列研究的叙述，下列哪些是正确的？（　　）
A. 前瞻性队列研究的观察方向是从“因”到“果”
B. 回顾性队列研究的观察方向是从“果”到“因”
C. 回顾性队列研究的观察方向是从“因”到“果”
D. 前瞻性队列研究的观察方向是“因”与“果”同时出现
E. 回顾性队列研究的观察方向是“因”与“果”可能都已存在

33. 在队列研究中，随访结局可指（　　）。
A. 发病情况
B. 暴露情况
C. 死亡情况
D. 预期结果的事件
E. 随机分组

34. 造成失访的原因是（　　）。
A. 观察对象迁移
B. 对调查内容不感兴趣而不愿参与

C. 外出
D. 拒绝参加
E. 其他原因死亡

35. 回顾性队列研究具有下列哪些特点？（　　）
A. 原理上相似于病例对照研究
B. 具有研究期短、出结果快的特点
C. 必须具有完整可靠的研究对象，过去的暴露史或疾病史
D. 研究对象过去的暴露史或疾病史等资料能获得
E. 其应用较前瞻性队列研究更普遍

36. 在队列研究中，暴露资料的收集方法一般有（　　）。
A. 职业暴露的测定可以工种（暴露量）乘以暴露时间（工龄）作为暴露剂量的估计
B. 环境暴露因子应考虑工作、家庭、社会环境三方面的综合作用
C. 与个人生活习惯有关的因子可通过询问调查获得
D. 与性格有关的因子可通过生理检查获得
E. 属于生理、生化指标的因子可通过实验测定

37. 队列研究随访的目的主要有（　　）。
A. 确定哪些人尚在观察之中
B. 确定哪些人已死亡及其死亡原因
C. 确定发病者经过何种治疗
D. 确定终点事件是否发生
E. 确定研究对象的暴露情况是否有变化

38. 队列研究应用的指征包括（　　）。
A. 有明确的检验假设
B. 该病的发病率较低（5‰）
C. 明确规定了暴露因素，并可获得观察人群的暴露资料
D. 明确规定了结局因素，并可获得观察人群的结局资料
E. 可获得足够的观察人群

39. 队列研究中的发病密度具有下列哪些特征？（　　）
A. 适应于一个观察人数变动较大的动态人群
B. 是表示一定时期内的平均发病率
C. 没有时间单位
D. 分子为一个人群在期内新发生的病例数
E. 分母是研究人群中成员所提供的人时的总和

40. 在队列研究中，评价某种暴露与某种疾病的联系的指标包括（　　）。
A. 比值比（*OR*）
B. 相对危险度（*RR*）
C. 特异危险度（*AR*）
D. 人群归因危险度（*FAR*）
E. 标准化死亡比（*SMR*）

41. 人群归因危险度具有下列哪些特点？（　　）
A. 是评价暴露的社会效应的主要指标
B. 说明在一般人群中某病的发生率可归因于该暴露的部分
C. 与 *RR* 有关
D. 与某危险因子在人群中的暴露率有关
E. 受人群的年龄、性别构成的影响

42. 标准化死亡比（*SMR*）具有下列哪些特点？（　　）
A. 当对暴露组与非暴露组的死亡率进行比较时，可用 *SMR*
B. 当对暴露组的死亡率与全人群的死亡率进行比较时，可用 *SMR*
C. 为了排除混杂，可用 *SMR* 作为效

应测量指标
D. 当对 *SMR* 进行比较时，仍需进行年龄的标准化
E. 常用于职业病流行病学研究中

43. 在队列研究中，人年数的计算可采用下列哪些方法？（　　）
A. 对于固定人群，每一成员的观察年数是从观察开始直至终点事件出现或研究结束
B. 对于固定人群，总的观察人年数是每一成员的具体观察年数的总和
C. 对于小样本动态人群，亦可将每一成员的具体观察时间相加
D. 对于大样本动态人群，其总人时数等于观察人数乘以总的观察时间
E. 对于动态人群，当年加入或退出的均可按 1/2 人年计算

44. 关于病例对照研究中的匹配，下列叙述哪些是错误的？（　　）
A. 控制混杂因素作用的唯一方法
B. 匹配的混杂因子必须是已知的
C. 可采用未知的混杂因子
D. 可采用极为怀疑的混杂因子
E. 所有的研究因素作匹配

45. 关于队列研究的叙述，下列哪些是正确的？（　　）
A. 可分为前瞻性队列研究、历史性队列研究和双向队列研究
B. 是从因求果的研究
C. 在验证病因假设方面比病例对照研究更有说服力
D. 可适应于罕见病的研究
E. 只能用于病因研究

46. 是否进行筛检，应考虑下列哪些问题？（　　）
A. 对个人和社会是否是一个重要的健康问题
B. 是否有确切的筛检方法和有效的治疗方法
C. 早期治疗的效果比临床期治疗的效果是否好些
D. 是否有方法可查出临床前期病人以及这种病人所占比例的大小
E. 所要筛选的疾病的患病率的大小

47. 一般来说，有下列哪些特征的疾病可进行筛检？（　　）
A. 对该疾病可采用有效的第一级预防措施
B. 某人群有较高患病率
C. 易于诊断但无治疗方法的一些疾病
D. 借医学干预能改变其自然史的一些疾病
E. 在人群中有较低的患病率

48. 在一次糖尿病调查中，使用 A、B 两种筛选试验标准，若 A 标准的筛选分界水平高于 B 标准，则意味着（　　）。
A. 应用标准 A 的灵敏度高于标准 B
B. 应用标准 A 的特异度高于标准 B
C. 应用标准 A 的假阳性多于标准 B
D. 应用标准 A 的假阴性多于标准 B
E. 应用标准 A 的假阳性等于标准 B

49. 某一特定的筛检试验，当用于患病率较高的人群时，下列叙述哪些正确？（　　）
A. 阳性预测值升高
B. 阳性预测值降低
C. 阴性预测值降低
D. 阴性预测值升高
E. 阴性预测值不变

50. 筛选疾病时，所用试验方法的选择主要应考虑（　　）。

A. 经济效益及其诊断的正确性
B. 灵敏度
C. 结果的可靠性
D. 特异度
E. 先进性

51. 对漏诊后有一定危险的疾病要求诊断试验(　　)。
A. 灵敏度高些
B. 特异度高些
C. 假阴性率低些
D. 假阳性率低些
E. 灵敏度和特异度均高

52. 就一般的病例诊断标准而言,经常情况是(　　)。
A. 将所有的病人都能诊断出来
B. 有一小部分病人被判为非病人
C. 不会发生误诊
D. 有一小部分非病人被误诊为病人
E. 不会发生漏诊

53. 确定诊断标准的方法有(　　)。
A. 百分位数法
B. ROC 曲线法
C. 平均值加减两倍标准差
D. 按研究者的意愿规定的数值
E. 正态分布法

54. 目前在医学中,病因的研究方法有(　　)。
A. 实验医学
B. 临床医学
C. 病例发现
D. 流行病学
E. 健康状况研究

55. 病因与疾病之间存在统计学联系,则可能的关系为(　　)。
A. 虚假的联系
B. 间接的联系
C. 正确的联系
D. 因果的联系
E. 抽样误差大于 5%

56. 在病因研究中,常见的偏倚有(　　)。
A. 选择偏倚
B. 信息偏倚
C. 混杂偏倚
D. 测量偏倚
E. 文献偏倚

57. 关于混杂因素的叙述,下列正确的有(　　)。
A. 不是要研究的暴露因素
B. 是研究疾病的危险因素
C. 与所研究的暴露因素之间有统计学的联系
D. 是暴露因素与疾病之间的一个中间环节
E. 是一个外部变量

58. 疫源地消灭必须具备的条件是(　　)。
A. 传染源已被移走
B. 传染源已被消除排出病原体的状态
C. 用各种措施消灭了传染源排于外环境的病原体
D. 所有易感者经过该病最长潜伏期而无新病例或新感染者
E. 病人在现场得到治疗

59. 影响流行过程的因素有(　　)。
A. 气候因素
B. 地理因素
C. 社会制度
D. 宗教信仰与风俗习惯
E. 生产、生活及卫生条件

60. 消毒的种类包括(　　)。
A. 预防性消毒
B. 疫源地消毒
C. 饮食消毒
D. 食具消毒

E. 饮水消毒

61. 目前常用的免疫接种途径是(　　)。
A. 划痕
B. 皮下注射
C. 静脉注射
D. 口服
E. 肌肉注射

62. 预防接种的种类包括(　　)。
A. 局部免疫
B. 人工自动免疫
C. 被动自动免疫
D. 人工被动免疫
E. 随时免疫

63. 下列哪些疾病需要进行终末消毒?(　　)
A. 炭疽
B. 流行性乙型脑炎
C. 鼠疫
D. 流行性感冒
E. 新冠肺炎

64. 医院感染病原体的特性包括(　　)。
A. 多数为正常菌群或条件致病菌
B. 免疫力低下者易感染革兰阴性杆菌
C. 大多具有耐药性
D. 与储菌场所有关
E. 真菌感染最常见

65. 发生医院感染时的管理措施有(　　)。
A. 隔离病人
B. 检疫
C. 检查病原携带者
D. 设立检验科
E. 制定预防计划

66. 在医院感染的发生中,不合理使用抗生素的原因有(　　)。
A. 无明显指征用药
B. 用药配伍不当
C. 广谱抗生素局部应用
D. 大量使用青霉素
E. 使用抗病毒药物

67. 医院感染的传染来源有(　　)。
A. 各种病人
B. 病原携带者
C. 已感染的动物
D. 媒介物,如衣物、食品、医疗器械
E. 一般人群

68. 判定地方性疾病的主要依据(　　)。
A. 当地不同居民的发病率均高
B. 外地类似居民的发病率均低
C. 外地迁入该地的居民均不发病
D. 迁出该地的居民发病率下降
E. 当地对该病易感的动物可能发生类似疾病

69. 生态学研究的局限性主要有(　　)。
A. 常存在多重共线性问题
B. 生态学谬误
C. 难以控制混杂因素
D. 不适合对人群干预措施的评价
E. 难以确定两变量间的因果关系

70. Mill 准则包括(　　)。
A. 求同法
B. 求异法
C. 类推法
D. 排除法
E. 剩余法

71. 问卷设计的注意事项包括(　　)。
A. 尽量使用专业术语
B. 问题的提法应明确并具有客观性
C. 多个问题尽量在一个问题中提问
D,尽量避免敏感词汇
E. 避免断定性问题

72. 病例对照研究中为了控制混杂偏倚,在资料分析阶段可采用(　　)。
A. 校准仪器

B. 多因素分析
C. 分层分析
D. 限制
E. 随机化

73. 实验流行病学特点包括(　　)。
A. 属于前瞻性研究
B. 随机分组
C. 研究因素自然存在
D. 具有均衡可比的对照组
E. 有人为施加的干预措施

74. 关于样本量与相关参数间的关系，说法正确的是(　　)。
A. 双侧检验比单侧检验所需样本量大
B. 把握度越大所需样本量越大
C. 显著性水平越高所需样本量越大
D. 把握度越小所需样本量越大
E. 显著性水平越低所需样本量越大

75. 疾病监测的目的主要是(　　)。
A. 了解人群疾病发生现状，确定主要的公共卫生问题
B. 连续、系统的收集资料
C. 确定高危人群，预测疾病流行，估计卫生服务需求
D. 评价干预措施效果，制定科学、有效的公共卫生策略和措施
E. 发现异常情况，查明原因，采取干预措施

76. 属于疾病监测系统的质量评价指标的是(　　)。
A. 敏感性
B. 及时性
C. 代表性
D. 阳性预测值
E. 简便性

77. 疾病监测的基本程序包括(　　)。
A. 收集资料
B. 分析资料
C. 死因监测
D. 反馈信息
E. 利用信息

78. Meta 分析中常见的偏倚有(　　)。
A. 语言偏倚
B. 纳入标准偏倚
C. 文献库偏倚
D. 发表偏倚
E. 测量偏倚

79. Meta 分析识别偏倚的方法有(　　)。
A. 森林图
B. 敏感性分析
C. 漏斗图
D. 失效安全数
E. AMSTAR 评价清单

80. “5E”伤害预防综合策略包括(　　)。
A. 教育预防策略
B. 环境改善策略
C. 工程策略
D. 强化执法策略
E. 评估策略

81. 突发公共卫生事件的特征包括(　　)。
A. 特异性
B. 准备和预防的困难性
C. 群体性
D. 表现多样性
E. 突发性

82. 测量量表信度评价包括(　　)。
A. 受试者一致性
B. 量表内部一致性
C. 重测一致性
D. 评定者间一致性
E. 可行性

83. 分子流行病学中的生物标志主要包括(　　)。
A. 暴露标志

B. 基因标志
C. 效应标志
D. 病理标志
E. 易感标志

84. 药物流行病学的主要研究内容包括(　　)。
A. 药物有效性评价
B. 药物利用研究
C. 药代动力学
D. 药物安全性评价
E. 药物经济学评价

85. ADR 因果关系评价准则包括(　　)。
A. 时间方面的联系
B. 联系的普遍性
C. 联系的特异性
D. 是否存在再激发阳性
E. 是否其他原因或混杂因素

86. 流感病毒抗原变异的种类包括(　　)。
A. 抗原漂移
B. 抗原转换
C. 基因突变
D. 基因重配
E. 表面抗原变异

87. 乙肝的传播途径有(　　)。
A. 经血传播
B. 吸血昆虫传播
C. 母婴传播
D. 性传播
E. 日常生活接触传播

88. 感染性腹泻的病原体主要有(　　)。
A. 病毒
B. 寄生虫
C. 生物毒素
D. 真菌
E. 细菌

(安徽医科大学　张志华　张　勤
李　杰)
(皖南医学院　金岳龙)

复习思考题参考答案

一、单选题

1. E 2. B 3. C 4. B 5. A 6. C 7. B 8. C 9. D 10. A 11. B 12. C 13. A 14. E 15. C 16. A 17. D 18. B 19. C 20. C 21. D 22. C 23. E 24. A 25. B 26. A 27. A 28. D 29. C 30. D 31. D 32. D 33. A 34. E 35. E 36. D 37. D 38. C 39. B 40. D 41. C 42. D 43. C 44. D 45. A 46. B 47. C 48. A 49. D 50. C 51. C 52. B 53. D 54. C 55. E 56. A 57. C 58. A 59. B 60. C 61. E 62. E 63. E 64. D 65. B 66. B 67. B 68. D 69. A 70. B 71. C 72. D 73. B 74. B 75. B 76. C 77. D 78. C 79. B 80. B 81. D 82. D 83. A 84. C 85. E 86. B 87. C 88. B 89. C 90. C 91. D 92. B 93. C 94. B 95. A 96. E 97. D 98. C 99. C 100. B 101. E 102. E 103. C 104. D 105. A 106. B 107. B 108. B 109. A 110. D 111. A 112. B 113. D 114. A 115. B 116. B 117. E 118. A 119. B 120. E 121. C 122. C 123. C 124. D 125. B 1126. D 127. C 128. A 129. B 130. E 131. C 132. A 133. A 134. C 135. B 136. B 137. E 138. A 139. B 140. D 141. D 142. D 143. E 144. E 145. E 146. C 147. B 148. E 149. A 150. C 151. B 152. A 153. E 154. B 155. D 156. A 157. B 158. C 159. D 160. D 161. C 162. A 163. B 164. D 165. A 166. A 167. D 168. E 169. E 170. A 171. E 172. B 173. E 174. C 175. D 176. D 177. E 178. D 179. D 180. D 181. E 182. A 183. E 184. D 185. D 186 E 187. D 188. A 189. C 190. D 191. B 192. D 193. E 194. D 195. A 196. B 197. E 198. D 199. E 200. B 201. A 202. E 203. A 204. C 205. D 206. E 207. B 208. E 209. C 210. C 211. D 212. A 213. D 214. B 215. C 216. C 217. E 218. C 219. B 220. E 221. C 222. D 223. A 224. D 225. C 226. E 227. E 228. D 229. E 230. D 231. D 232. B 233. A 234. B 235. B 236. A 237. D 238. E 239. B 240. D 241. E 242. E 243. D 244. A 245. D 246. B 247. E 248. B 249. B 250. D 251. B 252. A 253. E 254. B 255. D 256. C 257. C 258. B 259. A 260. C 261. A 262. B 263. D 264. C 265. B 266. C 267. A 268. B 269. D 270. E 271. A 272. D

二、多选题

1. ABD 2. DE 3. CD 4. ACE 5. ABC 6. AC 7. ABCD 8. ABC 9. AC 10. ABD 11. ABC 12. ABCD 13. ACD 14. ABCDE 15. ABCD 16. ABE 17. AC 18. ABD 19. AC 20. ACD

21. ACD 22. ABCE 23. ACE 24. DE 25. BDE 26. AC 27. ACDE 28. ABC 29. ABCDE 30. ABCE 31. ABC 32. ACE 33. ACD 34. ABCDE 35. BCD 36. ABCE 37. ABDE 38. ACDE 39. ABDE 40. BCDE 41. ABCD 42. ABCE 43. ABCE 44. ACDE 45. ABC 46. ABCDE 47. BD 48. BD 49. AC 50. ABCD 51. AC 52. BD 53. ABCDE 54. ABD 55. ABD 56. ABCD 57. ABCE 58. ABCD 59. ABCDE 60. AB 61. ABDE 62. BCD 63. ACE 64. ABCD 65. ABC 66. ABC 67. ABD 68. ABDE 69. BCE 70. ABE 71. BDE 72. BC 73. ABDE 74. ABC 75. ACDE 76. ABCDE 77. ABDE 78. ABCD 79. BCD 80. ABCDE 81. BCDE 82. BCD 83. ACE 84. ABDE 85. ABCDE 86. AB 87. ACDE 88. ABE

参考文献

[1] 庄昉成，蒋器，龚岳平，等. 甲型肝炎减毒活疫苗(H_2 株)10 年流行病学效果观察[J]. 中华流行病学杂志，2001，22(3)：188-190.

[2] 卫生部，国家食品药品监督管理局. 全国疑似预防接种异常反应监测方案[S]. 2009-06-03.

[3] 武文娣，刘大卫，李克莉，等. 中国 2010 年疑似预防接种异常反应监测数据分析[J]. 中国疫苗和免疫，2012，18(5)：385-397.

[4] 顾宝柯，陈健，张涛，等. 2009 年上海市中小学生甲型 H1N1 流感疫苗大规模接种流行病学效果评价[J]. 中华疾病控制杂志，2011，15(9)：769-772.

[5] 张润官，王新华. 2010 年原平市流动儿童免疫规划疫苗接种率及其影响因素调查[J]. 预防医学论坛，2012，18(2)：116-118.

[6] 北京医科大学. 流行病学实习指导[M]. 北京：北京医科大学出版社，1988.

[7] Gross M B. Oswego County revisited[J]. Public Health Reports. 1976，91：160-170.

[8] Gregg M B. 现场流行病学[M]. 3 版. 张顺祥，译. 北京：人民卫生出版社，2011.

[9] 中华人民共和国卫生部. 消毒技术规范[M]. 3 版. 北京：人民卫生出版社，2002.

[10] 喻长友. 一起甲型流感密切接触者定点隔离消毒措施[J]. 中国消毒学杂志，2012，29(5)：431-432.

[11] 潘发明. 医用统计方法及其 SPSS 软件实现[M]. 合肥：中国科学技术大学出版社，2012.

[12]《中国高血压防治指南》修订委员会. 中国高血压防治指南[J]. 2018 年修订版. 中国心血管杂志，2019，24(1)：24-56.

[13] 胡盛寿，高润霖，刘力生，等. 中国心血管病报告：2018 概要[J]. 中国循环杂志，2019，34(3)：209-220.

[14] 刘晓迪，修璟威，李欣阳，等. 中国中老年人群高血压患病影响因素分析[J]. 中国公共卫生，2018，34(6)：795-797.

[15] 任亚萍,彭毅,费怡,等. 3 例麻疹住院患儿医院感染暴发流行病学调查[J]. 中国生物制品学杂志,2017,30(3):290-292.

[16] 陈建东,袁俊,杨智聪,等. 国内首起甲型 H1N1 流感医院感染暴发调查分析[J]. 中华医院感染学杂志,2010,20(2):177-179.

[17] 王君,顾彬,叶军,等. 脑卒中相关性感染预测标志物的临床研究[J]. 中华临床感染病杂志,2017,10(6):440-443.

[18] 方积乾. 医学统计学与电脑实验[M]. 2 版. 上海:上海科学技术出版社,2001.

[19] RevMan 手册. http://ims. cochrane. org/revman/documentation.

[20] Zhu FC, Meng FY, Li JX, et al. Efficacy, safety, and immunology of an inactivated alum-adjuvant enterovirus 71 vaccine in children in China: a multicentre, randomised, double-blind, placebo-controlled, phase 3 trial [J]. Lancet, 2013,381(9882):2024-2032.

[21] 刘继海,韩雅玲,张抒扬,等. 小剂量硝苯地平滴丸舌下含服治疗中、重度高血压的随机、双盲、阳性药物平行对照、多中心研究[J]. 中华心血管病杂志,2019,47(5):374-380.

[22] 李立明. 大型人群队列研究调查适宜技术[M]. 北京:人民卫生出版社,2014.